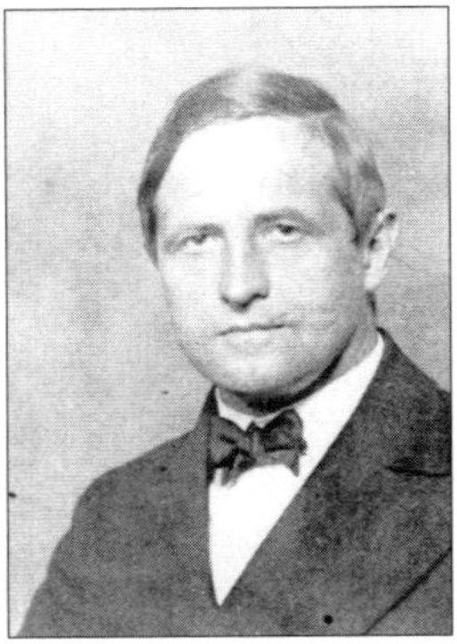

Franz Jung, 1888 in Neiße, Oberschlesien, geboren. Börsenjournalist, Bohemien, Expressionist, Wirtschaftsanalytiker und revolutionärer Aktivist. Mitinitiator der Dada-Bewegung, Teilnahme an den revolutionären Kämpfen nach 1918.
In der frühen Sowjetunion als Organisator der Hungerhilfe sowie im Wirtschaftssektor tätig. Nach 1933 von den Nazis verhaftet, illegale Tätigkeit in Genf, Wien und Budapest. 1944 Flucht nach Italien. 1947 Emigration in die USA. 1961 erschien erstmalig seine Autobiografie **Der Weg nach unten**. Jung starb am 21. Januar 1963 in Stuttgart.

FRANZ JUNG

DAS JAHR OHNE GNADE

NAUTILUS

MIT EINEM VORWORT VON ANNETT GRÖSCHNER

Das Jahr ohne Gnade verfasste Franz Jung 1946 in Italien.
Es ist zu seinen Lebzeiten nicht erschienen,
sondern wurde dem Manuskript folgend erstmals 1990
im Rahmen der Franz Jung Werkausgabe, Band 12
(herausgegeben von Lutz Schulenburg), veröffentlicht.

Edition Nautilus Verlag Lutz Schulenburg
Schützenstraße 49 a · D-22761 Hamburg
www.edition-nautilus.de

Erstausgabe des vorliegenden Buches Februar 2014
Umschlaggestaltung: Maja Bechert, Hamburg
www.majabechert.de
Porträt Seite 2: Franz Jung um 1925
Druck und Bindung: Freiburger Graphische Betriebe
1. Auflage
ISBN 978-3-89401-782-8

Die Wunde Dagny

Vorwort von
Annett Gröschner

Bei allem, was Franz Jung in seinem langen Leben getan hat, woran und wodurch auch immer er gescheitert ist, die Geschichte seiner Tochter Dagny beschreibt das Fremdeste, das Unglaublichste.
Das Unverzeihliche.
Spätestens mit Dagnys Schicksal kam seine »Technik des Glücks« an ihre Grenzen – der Versuch, das bürgerliche Familiensystem und mit ihm moralische Abhängigkeiten zu unterlaufen. Geheiratet wurde aus pragmatischen Gründen, für Leben und Arbeit gab es den Klan, über alle Grenzen und Gefühle hinweg. Man könnte auch sagen, es gab das Unternehmen Franz Jung & Co. KG, wobei meist nicht Franz Jung der unbeschränkt haftende Komplementär war. Die Erwachsenen, die Frauen und Ex-Frauen, Weggefährten und nahen Freunde, hatten die, wenn auch durch die Zeitumstände beschränkte, Wahl – sie konnten das Unternehmen verlassen. Seine Kinder Franz und Dagny aber, die Sicherheit und Geborgenheit benötigten, wurden mal ausgeschieden, mal wieder hineingeholt, ohne je ein stabiles Zuhause zu haben. Peter, der fast eine Generation später geborene Sohn von Harriet Scherret, der dritten Ehefrau, hatte mehr Glück als seine Geschwister – paradoxerweise durch die Verhältnisse. Die Machtübernahme der Nationalsozialisten durchkreuzte geplante Unternehmungen, Franz Jung tauchte als Hausmann und Vater im Grunewald unter. Die emotionale Nähe zu seinem jüngsten Sohn blieb, über alle Trennungen hinweg, bis zu seinem Tod. Anders bei Franz und Dagny.

Die Ehe mit Margot

Franz und Dagny waren die Kinder aus der ersten Ehe Franz Jungs mit der Tänzerin Margot Hader (oder Heider), die er im August 1909 kurz vor seinem 21. Geburtstag heiratete. Zwei Jahre später wird der Sohn Franz geboren, der seine frühe Kindheit vorwiegend bei den Eltern väterlicherseits in Neiße verbringt, während Franz und Margot mal in Berlin, mal in München wohnen und dort in Bohemekreisen verkehren. In dieser Zeit entsteht das von expressionistischen und psychoanalytischen Einflüssen geprägte Frühwerk Franz Jungs. 1915 erwirkt der Vater Franz Jungs die Vormundschaft für seinen Enkel.

1913 lernt Jung auf dem Revolutionsball der *Aktion* Cläre Otto kennen, die 1915 erst einmal Richard Oehring heiratet, ehe sie 1916 mit Franz Jung zusammenzieht.

Schon einen Tag nach Kriegsbeginn, am 2. August 1914, meldet Jung sich als Kriegsfreiwilliger. Im November 1914 wird er leicht verwundet und nach der Genesung in ein Ersatzbataillon nach Berlin geschickt. Dort desertiert er. Nach einer Flucht ins Riesengebirge geht er über München und Stuttgart nach Wien, wo er in der Wohnung von Otto Groß als Deserteur verhaftet und nach Berlin ins Festungsgefängnis Spandau gebracht wird. Nach einer mehrwöchigen Beobachtung in der Psychiatrischen Anstalt Dalldorf in Berlin-Wittenau sitzt Jung bis Juni 1915 wieder in Spandau ein. Die Beziehung zu Margot ist schon lange in der Krise, durch die Abwesenheit Jungs allerdings abgeschwächt. Man versucht es noch einmal miteinander. In seiner Autobiografie *Der Weg nach unten* schreibt Franz Jung vier Jahrzehnte später: »Wir hatten wieder eine neue Wohnung genommen, und ein zweites Kind war bereits unterwegs – die Tochter Dagny, die geboren wurde, als ich Margot bereits verlassen hatte und zu Cläre gezogen war, der Frau von Richard Öhring.«

Die doppelte Dagny

Dagny Jung, in den zahlreichen Briefen, die im Klan herumgeschickt wurden, oft auch Dagne genannt, war benannt nach der schönen wie exzentrischen, klugen wie begabten Dagny Juel, selbst Schriftstellerin und als junge Frau Muse von Strindberg und Munch, verheiratet mit dem Dichter Stanislaw Przybyszewski und Mutter zweier kleiner Kinder, die 1901 mit 34 Jahren im georgischen Tiflis von ihrem jungen Liebhaber erschossen wurde. 1913 veröffentlichte Jung in der Zeitschrift *Aktion* die Erzählung *Dagne,* über Dagny Juel, die die Bühne betrat, »da man sich anschickte, den neuen Menschen zu suchen. Sie hatte die Erkenntnis, die Gewissheit, den siegjubelnden Erfolg, sie kam mit ihrem singenden, spielenden, brausenden, heulenden Blut, und jubelte zu denen, die den neuen Menschen suchten.« Woraufhin Stanislaw Przybyszewski drei Wochen später in derselben Zeitschrift eine wütende Gegenrede startete, in der er sowohl seine Ex-Frau Dagny als auch Jung beschimpfte. Jung antwortete, »dass alle Biografien, Dokumente, Briefwechsel nicht imstande sind, den tieferen Inhalt menschlicher Beziehungen zu verwischen«. Ein Satz des 25-Jährigen, der auch mehr als dreißig Jahre später noch galt, als er wieder eine Dagny-Geschichte aufschrieb, die seiner toten Tochter.

Um sich vor einer Nachmusterung zu verstecken, mietet Franz Jung 1916 in Falkenberg bei Grünau ein Haus in einer sozialdemokratischen Siedlungsgenossenschaft, in dem Margot, Margots Mutter Pauline Scholz, Dagny und bald auch Cläre Jung wohnen. Das geht nicht gut, wie Franz Jung im *Weg nach unten* über die auf offener Straße ausgetragenen Streitigkeiten zwischen Margot und ihrer Mutter schreibt: »Dagny fing an zu schreien, lauter und lauter, wenn Margot sie dann aus dem Wagen gerissen hatte, hochhob und schüttelte. Die Alte mischte sich ein, die beiden Frauen rissen sich um das schreiende Bündel Mensch. Dann bekam Dagny die Krämpfe. Die Alte lief mit dem Kind ins Haus. Margot schimpfte hinter der Mutter her. (...) Solche Szenen wurden zur täglichen Routine.« Der Siedlungsbeirat kündigt den Mietvertrag auf, der Klan in seiner frühesten Ausprägung verstreut sich, Margot und Dagny ziehen nach Hellerau bei Dresden in eine ähnliche Siedlung, Cläre und Franz gehen nach Berlin zurück. Der Kontakt bricht ab.

Dagne zwitschert wie ein Vogel

Im September 1921, Franz Jung ist nach einem bewegten Jahr (Untersuchungshaft in Hamburg und Cuxhaven wegen Schiffsraubs auf hoher See, Teilnahme an den Kämpfen in Mitteldeutschland, Verhaftung im holländischen Breda und Ausweisung nach Sowjetrussland) gerade in Moskau angekommen, schreibt Jungs Mutter Clara an ihren Sohn, dass Pauline Scholz mit Dagny nach Neiße gekommen sei, um sie auf Geheiß von Margot bei ihnen »zur Erziehung« abzugeben. »Die kleine Dagne ist ein süßes Geschöpf und zwitschert wie ein Vogel, aber es ist doch ausgeschlossen, erstens sind wir alt und brauchen Ruhe, dann kostet es auch viel Geld und bei den Zeiten kommen wir nicht aus und müssen fortwährend zusetzen. Sie fuhr nach Breslau, sagte, sie darf das Kind nicht zurückbringen, Margot werfe es in die Spree oder bringt es anders um, so eine Mutter steht doch unterm Vieh.« Kurze Zeit später stirbt Clara Jung. Drei Jahre gibt es keinen Kontakt Jungs zu Dagny oder Margot, dann meldet seine Ex-Frau sich aus Löwenberg in Niederschlesien, wo sie mit ihrer Mutter Pauline und Dagny wohnt. »Sie ist gut entwickelt, freudig und da ich ausschließlich nur für sie lebe, sehr anhänglich«, schreibt Margot über ihre gemeinsame Tochter. Weihnachten 1924 verbringt Dagny in Berlin bei ihrem Vater und Cläre. Im folgenden Jahr geht es hin und her. Zuerst ist Dagny bei Margot, die dann aber plötzlich verschwindet, eine Weile bei Großvater und Bruder in Neiße, dann wieder bei Großmutter Pauline oder auf Reisen mit Franz und Cläre, bis Ende 1925 der Klan beschließt, dass Dagny fortan mit ihrem Bruder beim Großvater in Neiße

wohnen soll. Personenfürsorgerechte und -pflichten liegen seit Dagnys achtem Lebensjahr bei Franz Jung. Als der Großvater schon zwei Monate später in Neiße stirbt, kommen die Kinder zu Cläre Jungs Mutter Emilie Otto nach Berlin. Dagny fühlt sich nicht wohl dort. Für ihren Bruder ist sie eine Fremde.
1928 ziehen Cläre und Franz Jung im Berliner Vorort Lankwitz in eine Villa mit Garten und betreiben den *Deutschen Feuilleton-Dienst*. Das Paar lebt in einer für seine bisherigen Verhältnisse nahezu bürgerlichen Idylle, sie können Franz und Dagny dauerhaft zu sich nehmen und ein offenes Haus pflegen, in dem Hanns Eisler zeitweise wohnt und Erwin Piscator und Erich Mühsam häufig zu Gast sind. Das Idyll ist vorbei, als Franz Jung im Herbst 1931 die Journalistin Harriet Scherret kennenlernt und fortan mit ihr zusammenlebt. Im Herbst 1932 zieht Cläre Jung in einer Nacht-und-Nebel-Aktion, in Lankwitz haben sich die Nazis breitgemacht, nach Charlottenburg in die Ringbahnstraße. Bald ist auch Franz Jung wieder da. Mit seiner hochschwangeren Freundin Harriet und aufgrund der wirtschaftlichen und politischen Lage fast mittellos und unter falschem Namen lebend, findet er keine Wohnung mehr und wird von Cläre Jung aufgenommen, die inzwischen mit Harriets Ehemann Felix Scherret zusammenlebt. Der prägt den Begriff des Klans.
Dagny Jung, inzwischen fast 16, muss in dieser Zeit der Unübersichtlichkeit das Weite gesucht haben. Ihr Bruder Franz ist schon lange eigene Wege gegangen, er studiert Musik und wird 1952 mit seiner Familie nach Amerika gehen, wo er als Frank Young eine bescheidene Karriere als Unterhaltungsmusiker machen wird. Überliefert ist ein Briefentwurf aus dem Jahr 1932 von Franz Jung an Margot, auf Anraten eines Rechtsanwalts: »Im Auftrage meines Mandanten und seiner Frau teile ich Ihnen mit, dass Frl. D.J. sich ohne Wissen und Einverständnis ihres Vaters entfernt hat und erst nachträglich schriftlich mitgeteilt hat, dass sie zu Ihnen gezogen ist.« Cläre und Franz sind der Meinung, dass Dagny alt genug sei, selbst zu entscheiden, wo sie wohnen will. Eine Wahl zwischen Scylla und Charybdis. Dagny wählt Margot. Ihre

Mutter heiratet noch einmal, den Maler Peter Rhein, der nicht viel älter ist als Dagnys Bruder. Sie wohnen zu dritt unter einem Dach. Die Ehe ist nicht von Dauer.
Als Franz Jung mit Harriet und Peter nach seiner Freilassung aus der Gestapohaft 1937 ins Exil geht, hat er lange nichts von seiner Tochter gehört. Erst der in Berlin zurückgebliebenen Cläre gelingt es, wieder Kontakt zu Dagny aufzunehmen und die Informationen an Franz weiterzuleiten. Anfang der vierziger Jahre besucht Dagny ihren Vater in Budapest und lernt ihren Halbbruder Peter kennen. Sie ist erwachsen, arbeitet als Stenotypistin und hat einen Freund, Hansjörg von Meißner, und eine eigene Wohnung in der Nürnberger Straße in Berlin. Trotz der ungünstigen politischen Lage scheint alles im Lot.
Obwohl es kaum eine Beziehung zwischen Vater und Tochter gab, übte Franz Jung eine große Anziehungskraft auf Dagny aus. Sie interessierte sich schon als sehr junge Frau für seine Wirtschaftskorrespondenzen und wurde schließlich von ihm, der ihr Talent erkannte, in seine halb- bis illegalen Geschäftsverbindungen eingeweiht. Auch beging sie auf eigene Faust nach Jungs Vorbild Nachrichtensabotage, wurde verhaftet und verhört, aber unter Auflagen wieder freigelassen.
Im Januar 1944 erleidet sie einen Zusammenbruch in Bergen auf Rügen. Franz Jung reist unter der Gefahr, dass er von der Gestapo verhaftet wird, von Budapest über Wien und Berlin nach Greifswald in die Klinik, um seiner Tochter auf Anraten des Arztes beizustehen. Zum ersten Mal haben sie Zeit, miteinander zu reden. Jung wird bewusst, wie bedingungslos seine Tochter an ihm hängt.
Dagnys Verlobter Hansjörg von Meißner, im *Jahr ohne Gnade* Georg genannt, arbeitet zu dieser Zeit in Budapest. Es ist nur schwer zu erklären, was dann passiert. »Noch die Nachgeborenen schaudert es bei manchem Akt von Jungs ›Unternehmungsfähigkeit‹«, hat Fritz Mierau in seiner Biografie *Das Verschwinden von Franz Jung* geschrieben. »Budapest war der Schauplatz einer Urheberschaft Jungs, die alle Züge eines bösen Schicksalspielens trägt. Den Tiefpunkt seines Abstur-

zes wird Jung sie einmal nennen.« Auch für Peter Jung war die Geschichte mit seiner Halbschwester Dagny selbst im Alter noch kompliziert und schrecklich zugleich: »Erst hat sich mein Vater jahrelang nicht um Dagny gekümmert, und als sie dann langsam Vertrauen zu ihm gewann, nahm er ihr den Bräutigam weg, um Sylvia mit ihm zu verheiraten. Wenn man das so in drei Sätzen versucht zusammenzufassen, kann man schon der Meinung sein, dass er ein ziemlicher Scheißkerl war.«

Sylvia ist Anna Radnóti, Franz Jungs Geliebte. Für Peter Jung, der zwölf Jahre relativ gut behütet in einer bürgerlichen Familienkonstellation aufwuchs, ändert sich nun alles: »Im Laufe des Jahres 1944 verschwand mein Vater, der ja schon vorher oft ein abwesender Vater gewesen war, und mit ihm auch das gute Leben. In den letzten sechs Monaten war er kaum mehr zu Hause. Ab und an stand er plötzlich in der Tür, und dann gab es Streit. Meine Mutter war ziemlich verzweifelt, und sie hat es auch nicht vor mir verborgen. Sie beschimpfte meinen Vater und verwünschte eine andere Frau, die sie offen als Hure Anna und Animiermädchen bezeichnete, das habe ich alles mitbekommen. Mein Vater ging nachts oft in zwielichtige Lokale. Das bekannteste war der Nachtclub *Arizona*. Dort traf sich diese ganze Budapester Geheimgesellschaft, und da tanzte diese Dame, die er Sylvia nannte.« Die Ehe mit Harriet ist nicht mehr zu retten. Sie heiratet kurze Zeit später den Hauptmann der Deutschen Wehrmacht, Hans Wisser, den Franz Jung ihr als Beschützer an seiner Statt auserkoren hat. Kurzerhand verheiratet er auch den Verlobten seiner Tochter, Hansjörg von Meißner, mit seiner Freundin Anna-Sylvia in Budapest, einschließlich Fotografen, Trauzeugen und Essen im *Gellert*. Eine Scheinheirat, um seiner neuen Frau einen Namen zu geben, mit dem es ihr gelingen soll, aus dem Bar-Milieu zu entkommen. Anna von Schnehen-Meiszner nennt sie sich fortan, ein Name als Türöffner.

Aus Dagnys Sicht muss es ausgesehen haben, als verschachere der Vater ihren Freund. Franz Jung versuchte sich später damit zu beruhigen, dass die Beziehung zwischen Dagny und Meißner damals schon problematisch gewesen sei, was aber nach den besorgten Briefen, die Meißner schrieb, zu bezweifeln ist. »Ich wusste, dass die Tochter die intime Freundschaft längst gelöst hatte, der Mann bot zu wenig Halt, Blatt im Wind, sehr gutmütig, sehr anständig, sehr weich und Dagny sehr zugetan. Der Junge war sogleich bereit, mir den Gefallen zu tun, Sylvia zu heiraten«, schrieb Franz Jung in der Erzählung *Sylvia,* die zur gleichen Zeit entstand wie *Das Jahr ohne Gnade*. Meißner, der vergeblich versuchte, die Ehe zu annullieren, ist im Kriegsgeschehen der letzten Monate verschollen. Dagny wurde bei einem Fluchtversuch in Wien von der Polizei aufgegriffen, in ein Arbeitskommando in der Steiermark zwangsverpflichtet und kam nach einem Selbstmordversuch in die geschlossene psychiatrische Abteilung des Wiener Allgemeinen Krankenhauses.

Peter Jung erinnert sich fast sechzig Jahre später: »Das Eigenartige ist, zu dieser Zeit war in Wien die halbe Familie versammelt, ohne dass wir voneinander wussten. Mein Vater wurde im November in Budapest vom Sicherheitsdienst verhaftet und nach Wien gebracht. Er konnte entkommen, tauchte unter und wurde Anfang des Jahres im St.-Elisabeth-Spital in Baden bei Wien behandelt, wo Wisser sich aufhielt, den mein Vater ja kannte, wahrscheinlich sogar in die Familie eingeführt hatte. Auch Dagny hielt sich zur gleichen Zeit in Wien in der Psychiatrischen Klinik des Allgemeinen Krankenhauses auf. Jeden Tag bin ich mit der Straßenbahn nur wenige hundert Meter an ihr vorbeigefahren. Sie starb am 22. März 1945 [andere Quellen: 20.3.45, A.G.]. Mein Vater war bis zuletzt der Meinung, sie sei bei der Evakuierung des Krankenhauses durch eine Injektion getötet worden.«

Offizielle Todesursache war eine schwere Lungenentzündung. So hat es eine Bekannte Dagnys 1946 in einem Brief an Margot geschrieben: »Wie mir dort mitgeteilt wurde, litt Fräulein Dagny infolge der schweren Grippe an Schreikrämpfen, schweren geistigen Störungen und drohte mit Selbstmord. Dazu kam dann noch eine schwere Lungenentzündung, an der Fräulein Dagny leider am 20. III. 1945 gestorben ist.« Dass Franz Jung so vehement meinte, sie sei bei der Evakuierung des Krankenhauses durch eine Injektion getötet worden, scheint wie ein Versuch, die eigenen Schuldgefühle etwas abzumildern. Laut der Wiener Historikerin Elisabeth Draxler war das Krankenhaus aber im März 1945 noch voll in Betrieb. Hier befanden sich Anfang April 1945, als Einheiten der Waffen-SS sich anschickten, große Gebäude der Stadt in Festungen zu verwandeln, »noch rund 4000 Patienten, darunter viele verwundete Soldaten, auch Hunderte Frauen, Kinder und politisch gefährdete Menschen, die Unterschlupf gesucht hatten. Durch den mutigen Einsatz der Ärzte blieb das Allgemeine Krankenhaus jedoch vom Krieg verschont.« Die genauen Umstände des Todes Dagny Jungs werden wohl immer im Dunkeln bleiben.

Varianten

1946, Franz Jung hat sich mit Anna von Meißner in Italien niedergelassen, zieht er noch unter dem Schock der Dagny-Katastrophe schreibend Bilanz. Es entstehen in schneller Abfolge die Texte *Sylvia* und *Das Jahr ohne Gnade*. Keiner von beiden wird zu Lebzeiten gedruckt. Teile von *Sylvia* übernimmt Jung in das Manuskript seiner Erinnerungen *Der Weg nach unten*, die 1961 nach etlichen Vorarbeiten in Deutschland erscheinen. Auch von Dagnys Ende ist dort die Rede, allerdings ohne die Geschichte der Verheiratung Hansjörg von Meißners mit Sylvia.

Im Mai 1953 schickt Franz Jung das Manuskript von *Das Jahr ohne Gnade* – in einem Brief an Ruth Fischer spricht Jung im Dezember 1946 von einer Novelle – von New York nach Berlin an Margot Jung-Rhein zur weiteren Verwendung. Er ist auf dem Sprung nach San Francisco und entledigt sich offenbar der Manuskripte, die er nicht mehr weiterverfolgen zu können glaubt. Im Begleitbrief heißt es: »In der Sache selbst möchte ich Folgendes sagen: Ich habe über dieses Thema 1946 ein Buch von etwa 180 Schreibmaschinenseiten – cirka 50.000 Worte – geschrieben und zwar auf Anraten und Veranlassung der Büchergilde Gutenberg in Zürich. Ich habe das Manuskript seinerzeit unter dem Drängen der Leute in drei Monaten heruntergeschrieben und musste unter äußerlich äußerst ungünstigen Verhältnissen kapitelweise das Buch abliefern, so dass, vom rein technischen Standpunkt gesehen, das Manuskript nicht druckreif ist. Ich erhielt damals aus Zürich nach Ablieferung des Restes einen derartig überheblichen Brief, der auf die besonderen Bedingungen, unter denen die Arbeit durchgeführt worden ist, so wenig Rücksicht nahm, dass ich die Beziehung zu dem Verlag abgebrochen habe, unter ziemlich groben Formen, und wenn ich heute die Arbeit überblicke, so ist es für mich unmöglich, irgend etwas daran heute noch zu verbessern. Sie müsste vollkommen neu umgeschrieben werden und das hat für mich keinen Zweck. (...) Ich selber bin von der Literatur in der Form der fortlaufenden Erzählung und der darin hineinverflochtenen psychologischen Zusammenhänge völlig abgekommen.« Margot soll das Manuskript zu Geld machen, Jung verzichtet auf die Nennung seines Namens als Herausgeber. Daraus wird nichts.

Das Thema aber lässt Jung nicht los. Nur ein halbes Jahr später, im Oktober 1953, erscheint die kurze Erzählung *Dagny*, in der die Rahmenerzählung des *Jahrs ohne Gnade* enthalten ist, in der *Neuen Zeitung*. »Ich beklage mich nicht. Nichts hat sich ereignet, was ich nicht selbst hervorgerufen habe«, heißt es dort. Es sind elf Seiten Kurzfassung der Geschichte aus der Ich-Perspektive.

Auch *Das Jahr ohne Gnade* beginnt in einem Prolog als Ich-Erzählung: »Ich will nichts weiter als die Wahrheit finden. So wie ich sie aus den Mitteilungen vermute, die mir über die letzten Vorgänge dieses Lebens, das zu schildern mir als Aufgabe gestellt ist, gemacht worden sind, Verpflichtung aus tiefstem Leid und Mitverantwortlicher in der Schuld.« Aber so ganz gnadenlos gegen sich selbst, wie oft behauptet, ist Franz Jung nicht im *Jahr ohne Gnade*. Der Standpunkt ist ein auktorialer. Der Schriftsteller schaut auf seine Tochter als Unbeteiligter, ein allwissender Erzähler, der sich über das vergitterte Krankenbett beugt, wie ein Arzt oder Wissenschaftler, gelegentlich auch wie ein Gefängniswärter im

Foucault'schen Sinne, und das Leben der Patientin rekapituliert. Jung seziert die Verhältnisse, durch die die junge Frau taumelt, aber seine eigene Schuld wird mehr behauptet als erzählt. Der Vater wird aus großer Distanz als mehr oder weniger Abwesender beschrieben. Auch wird behauptet, Dagnys Beziehung zu Georg sei längst zerrüttet gewesen. Sie, die im Buch neben vielem anderen als gescheiterte Schriftstellerin vorgestellt wird, kann sich gegen diese Variante ihrer Lebenserzählung nicht wehren. Vielleicht ist ja alles in Wirklichkeit ganz anders gewesen. Franz Jung schreibt Dagny im *Jahr ohne Gnade* zu, was eher aus seinem Mund hätte kommen können: »Im Grunde genommen weiß sie heute, hat die schriftstellerische Tätigkeit bereits keinen Zweck mehr. Wenn die Leser fehlen, sind dem persönlichen Ehrgeiz Schranken gesetzt; der Leser, dem sie von sich etwas würde erzählen wollen, hätte dafür keine Zeit.« Später wird Jung über die Parallelen in ihrer beider Lebensläufe nachdenken.

Ausgelöst durch die Dagny-Katastrophe berichtet Franz Jung Cläre in Berlin 1947 zum ersten Mal von seinen autobiografischen Versuchen, die er damals noch »33 Stufen abwärts« nennt. »Zwei Teile. Erster leicht, ironisch, in Abenteuern und Grotesken schwelgend. Zweiter ernst und düster, (...) Selbstanalyse bis zur bohrenden Tendenz zur Selbstzerstörung.« Das Projekt verfolgt er noch bis 1958, Fritz Mierau beschreibt es ausführlich in seiner Biografie *Das Verschwinden von Franz Jung*. In dem Buch sollte u. a. auch das *Jahr ohne Gnade* vorkommen, verwoben mit einem Teil seiner *Technik des Glücks* von 1923. Jung schwebte die Analyse einer »Gesellschaftserwartung« vor, »emotionell durchaus kühl gehalten, eher Collage als durchgehende Erzählung«. Der Goverts-Verlag in Stuttgart, dem er das Projekt vorschlug, war mehr am im engeren Sinne Autobiografischen interessiert. Schließlich erscheint *Der Weg nach unten* 1961 im Luchterhand Verlag in Form einer »Deutschen Chronik«, in der Franz Jung sein Leben als Geschichte eines exemplarischen Scheiterns im 20. Jahrhundert erzählt. Das *Jahr ohne Gnade* wandert in den Nachlass.

»Wäre das Buch 1947 erschienen«, schrieb Franz Jung in dem oben erwähnten Brief an Margot im Mai 1953 über *Das Jahr ohne Gnade*, »so hätte es sich von der damaligen Welle der Anti-Nazi- und Konzentrationslager-Literatur wesentlich abgehoben, als es viel stärker auf die eigentlichen Ursprünge der damaligen Verhältnisse und der Situation der Gesellschaft eingeht und die Dinge auch ganz anders darstellt, als dies in der Routine-Anti-Nazi-Literatur geschehen ist.« Genau das ist es, was das *Jahr ohne Gnade* heute noch so aufregend macht. Es ist auch eine Geschichte über den Alltag im Nationalsozialismus, ohne dass das System als solches explizit herausgearbeitet wird oder seine Protagonisten sich unversöhnlich gegenüberstehen, hier Nazis, dort Oppositionelle. Das System ist längst von innen verfault. Seine Existenz wird nur durch Zynismus und Gewalt zusammengehalten. »Zwielichtatmosphäre« hat das Franz Jung 1947 in seinem ersten Brief an Cläre Jung nach dem Ende des Krieges genannt. Einen Monat später spricht er darüber, dass das Schicksal seiner Tochter »typisch und charakteristisch für das Schicksal einer Generation, die eigentlich noch gar nicht angefangen hatte zu leben«, ist. Das zu verknüpfen, habe er in seiner Arbeit versucht. Die Auflösung Dagnys geht mit dem Ende des Nationalsozialismus einher. Eine ungewöhnliche Perspektive. Es ist die Erzählung einer unendlich langen, sich hinziehenden Zeit, in der jeder Widerstand sinnlos scheint oder in Zynismus oder bleierner Müdigkeit endet. Man wartet das Ende ab. Dagny geht daran zugrunde.
Eigentlich ist Dagny die Außenseiterin, die wie der im *Weg nach unten* beschriebene Torpedokäfer mit der größtmöglichen Geschwindigkeit gegen eine Wand knallt. Immer und immer wieder.

Ein letztes Mal noch wird Franz Jung seine Tochter verleugnen. Als er 1947 für die Einreisepapiere in die USA seine Familienverhältnisse darlegen muss und die ihm für amerikanische Verhältnisse zu unübersichtlich scheinen, ordnet er sie um. Danach war er von 1924 bis 1937 mit Clara Otto verheiratet, nachweisbar an der Heiratsurkunde. Er sei nicht

wieder verheiratet und habe einen Sohn, Peter, mit seiner geschiedenen Frau. Harriet, Margot und ihre Kinder werden kurzerhand aus dem Leben gestrichen. Nur kurz nachdem er wegen des Todes seiner Tochter literarische Selbstzerfleischung betreibt, ist Dagny aus rein pragmatischen Gründen – Technik des Glücks – auf dem Papier schon nicht mehr existent. Sohn Peter, der mit seinem Vater Franz Jung von 1949 bis 1953 allein in New York leben wird, beschreibt in seinen Erinnerungen, dass Dagny sich so einfach nicht abschütteln ließ, ähnlich dem »tieferen Inhalt menschlicher Beziehungen«, der sich durch Dokumente oder Briefe nicht verwischen ließe, wie Jung es hellsichtig schon 1913 in dem Brief an Stanislaw Przybyszewski beschrieben hatte.
»Ich hatte das Glück, dass er an mir wieder gutzumachen hoffte, was er seinen beiden anderen Kindern, vor allem Dagny, angetan hat. Das war sehr stark, das ging nie weg, nie, das arbeitete in seinem Kopf, auch wenn er nicht darüber sprach.«
Kurz vor seinem Tod 1963 vertraut Franz Jung Karl Otten an, noch etwas für seine Dagny-Novelle tun zu wollen. »Vielleicht werden Sie sich aus dem Weg nach unten, wo ich die Dagny-Katastrophe nur streife, erinnern, wie sehr ich davor zurückgeschreckt bin, mehr darüber zu sagen. Ich glaube allerdings heute, dass ich mich nicht davor drücken sollte. Ich selbst bin im Grunde an der Katastrophe mit schuldig, gleich was für mildernde Argumente man anführen könnte. Ich werde das diesmal stärker herausbringen.«

Quellen:

Dagny, in: Franz Jung *Feinde ringsum.* Werke 1 / Zweiter Halbband, Hamburg 1982

Franz Jung *Das Erbe. Sylvia. Das Jahr ohne Gnade.* Werke 12, Hamburg 1990, mit einem Nachwort von Rembert Baumann

Franz Jung Briefe *1913–1963.* Werke 9/1, Hamburg 1996

Franz Jung *Der Weg nach unten. Aufzeichnungen aus einer großen Zeit,* Leipzig 1991

Franz Jung *Torpedokäfer. Ein Theaterbuch,* Berlin 1995, dort besonders das Kapitel *Last Minute, Fräulein Dagny.* Ein Stück von Judith Kuckart und Jörg Aufenanger, mit einer Chronik zu Dagny Jung von Susanne Feldmann

Elisabeth Draxler *Wien im April 1945. Die letzte Phase des Zweiten Weltkrieges und die Anfänge des Wiederaufbaus im zivilen und politischen Leben.* Diplomarbeit, Wien 1994

Annett Gröschner / Peter Jung *Ein Koffer aus Eselshaut. Berlin, Budapest, New York,* Hamburg 2004

Judith Kuckart und Jörg Aufenanger *Last Minute, Fräulein Dagny,* Programmheft Tanztheater Skoronel, Premiere am 28. April 1995, Freie Kammerspiele Magdeburg

Fritz Mierau *Das Verschwinden von Franz Jung,* Hamburg 1998

Lutz Schulenburg (Hg.) *Hommage à Franz Jung. Der Torpedokäfer,* Hamburg 1988, dort neben der Chronik *Leben und Schriften des Franz Jung* von Fritz Mierau besonders Michael Rohrwasser *Dagny Juel. Collage mit Rahmen.*

FRANZ JUNG

DAS JAHR OHNE GNADE

Ich will nichts weiter als die Wahrheit finden. So wie ich sie aus den Mitteilungen vermute, die mir über die letzten Vorgänge dieses Lebens, das zu schildern mir als Aufgabe gestellt ist, gemacht worden sind, Verpflichtung aus tiefstem Leid und Mitverantwortlicher in der Schuld.

Ich klage nicht an. Ich will einer umfassenderen Erkenntnis dienen, als dies ein Aufruf zur Anklage erreichen könnte. Ich glaube daran, dass dem Menschen seine Bestimmung mitgegeben ist, in deren Rahmen er dem Schicksal anheimfällt, sei es dass er es sich selbst gestaltet, sei es dass es ihm von außen bereitet wird. In dem Streben nach Vereinigung von Bestimmung und Schicksal, in dem Widerspiel der oft gegeneinander strebenden Kräfte vollzieht sich, vermute ich, der Ablauf unseres Daseins.

Die äußeren Umstände sind vielleicht, verglichen mit den Prüfungen, unter denen die Allgemeinheit zu leben genötigt ist, geringfügig. Ich wiederhole: Dasjenige, was den Menschen in die Gemeinschaft hebt, ist in seinem innersten Wesen begründet, im Erlebnis der Persönlichkeit, in seiner Stellung zur Umwelt. Dazu bedarf es keiner besonderen Bemühungen um Allgemeingültigkeit.

Indem ich die Niederschrift beginne, lasse ich die Begebnisse betrachtend noch einmal vorüberziehen, auch die Gedanken und die Vielfalt der inneren Vorstellungswelt. Die lichten wie die dunklen Tage, Freude oder Leid, und die Unzulänglichkeit, ins Gleichgewicht zu finden – alles das unterliegt einer höheren Ordnung. Wir vermögen sie zu erkennen, aber wir folgen ihr nicht.

Wien, Allgemeines Krankenhaus, Station VI, Geschlossene Abteilung, Einzelzelle

Es ist im zweiten Drittel des März 1945, genau gesagt am 22. März.

Die Kranke liegt auf der Bettstelle, die dünne Decke an den Füßen zu einem Knäuel verwickelt. Sie hat den Oberkörper aufgerichtet und klammert sich mit einem Arm um den eisernen Pfosten des Gitters. Nebenan im größeren Saal ist alles still, kein Laut – soll sie rufen, dass die Schwester kommt, um ihr das Bett zu öffnen? Die Schwester ist grob, die Kranke wird mehrmals und immer lauter rufen müssen, und dann werden die anderen aufwachen und schimpfen. Auch die Schwester wird den Arm heben, als wolle sie zuschlagen. Warum – die Kranke kann doch von selbst nicht aus dem Bett heraus. Sie wird das Bedürfnis unterdrücken. Besser, allein zu bleiben. Sie ist eben aufgewacht und fühlt sich wunderbar beruhigt; etwas ist von ihr abgefallen, das sie gequält und bedrückt hat. Sie fühlt sich, ist man versucht zu sagen, frei. So war das also bisher, möchte sie sich erinnern, so ist es.

In der Zelle herrscht völliges Dunkel. Es ist noch Nacht, vielleicht ist es früh am Morgen – denn die Fensterläden sind geschlossen und verdunkelt. Gestern war im Saal nebenan große Unruhe. Es scheint, dass man Kranke weggebracht hat. Dagny glaubt so etwas gehört zu haben. Der Arzt ist da gewesen, möglicherweise hat er untersuchen wollen, ist aber mit der Schwester sogleich wieder hinausgegangen; gesagt hat er nichts.

Sie ist gesund, also doch noch einmal, nur ein wenig schwach. Heute wird sie mit der Schwester darüber sprechen. Die Flieger sind nicht gekommen, auch gestern am Tage nicht. Jedenfalls hat sich niemand mehr um sie gekümmert.

Von draußen dringt ein leiser Vogelruf, ein schüchternes Pfeifen, und klingt beinahe wie ein meckerndes Lachen – also muss es schon in der Früh sein.

Ein Jahr ist vergangen, ein furchtbares Jahr. Es ist wirklich wie eine große Überraschung, es wird ihr jetzt eigentlich erst bewusst, nachdem diese entsetzliche Anspannung nachgelassen hat, dass um dieselbe Zeit vor einem Jahr ihr das Leben neu geschenkt worden ist. Wie war das schön!

Diese Anspannung, in der sie die letzten Wochen hier zugebracht hat, war mehr wie nur eine Empörung. Was wollten die Leute von ihr, die Ärzte, die Pfleger und diese grobe Person, die ihr das Essen bringt – die Wände sind kahl, es ist kalt, sie friert unter der dünnen Decke. Sie kann sich nicht bewegen – zu Hause hat sie Decken, Heizkissen, Wäsche, einen Pullover, sie hat sich das alles zusammengespart, das Wenige, das sie durch alle Unglücksfälle gerettet hat, und warum gibt man es ihr nicht und lässt es holen? Sie ist zu schwach, um mit den Fäusten gegen diese kahlen Wände zu schlagen, den Kopf gegen das Eisengitter des Bettes zu stoßen. Sie hört sich bitten, schreien, tierisch brüllen, aber sie ist zu schwach, niemand hört, niemand versteht; ihr Schrei ist in der Luft, hüllt sie ein und wird sie ersticken – mein Gott! Dagny hat nicht beten gelernt.

Und mit einem Mal ist es vorbei. Es ist von ihr abgefallen. Sie erinnert sich und spinnt an diesen Gedanken weiter. Und es tut so wohl. Wieder ist ihr das Leben neu geschenkt.

Vor einem Jahr war sie in Greifswald in der Universitätsklinik, mit drei beinahe gleichaltrigen Mädchen, sie waren alle ein wenig jünger, im gleichen Zimmer. Lustig und immer bemüht, über ihre eigenen Schwierigkeiten hinwegzukommen, hatten diese Mädchen sie gesund gemacht; und der gute und feinfühlige Professor. »Fräulein Dagny«, hatte er gesagt, »Ihr Herr Vater hat mir geschrieben, er würde es möglich machen, zu uns auf Besuch zu kommen. Sie müssen sich aber recht schön Mühe geben und uns helfen, und ein wenig mehr Vertrauen haben, dass er sehen kann, wie bald Sie wieder auf die Beine kommen.« Sie hat sich Mühe gegeben, es war eine wundervolle Zeit, vielleicht die schönste Zeit in ihrem Leben; wie war das nur möglich – alle waren so gut zu ihr. Von dem Besuch des Vaters gar nicht zu sprechen. Damals hatte sie den großen Willen. »Du musst nur den Willen haben«, hatte der Vater beim Abschied gesagt – sie beide gingen den langen Korridor in der Station auf und ab, draußen war schon Frühling, Sonnenschein; in diesem Augenblick kam gerade Fliegeralarm, aber auf Greifswald wurden keine Bomben geworfen; das wusste der Vater nicht, der zwischendurch unruhig geworden war; sie hatte auch vergessen, es ihm zu erzählen. Mit einem fremden Pass war er aus Ungarn gekommen, durch ganz Deutschland hindurch, später war ihr erst eingefallen, wie gefährlich diese Reise gewesen sein musste, und wie leicht er hätte verhaftet werden können – »den Willen und ein wenig Vertrauen zu dir selbst und Geduld, dann wird alles besser werden.« »Es ist ja schon besser.« »Ich muss sehen, dass du zu mir kommst. Dass wir endlich zusammenbleiben.« Wird er sie streicheln, wird er eine zärtliche Geste, irgendeine – so sehr hat sie darauf gewartet, dass sie etwas zurückbehalten würde, aber er hat sie nur lange und prüfend angesehen, besorgt. Ihretwegen oder seinetwegen – »ja«, hatte sie ihm geantwortet, mehr nicht, sie konnte nicht. Es hat ihr das Herz zusammengepresst, sie hätte ihm noch so vieles zu sagen gehabt, zu fragen, zu sprechen, zu plaudern – von sich, nur von sich, immer nur wieder von sich. Dann ist er gegangen. Es war furchtbar, aber doch irgendwie anders wie früher; durch mancherlei Schatten, durch viele Schleier schillerte bereits ein unvorstellbares Glück. Ja, sie hatte den Willen und das Vertrauen und den Mut und die Geduld, wieder gesund zu werden. »Unsere Dagny ist wie umgewandelt«, hatte am gleichen Abend eines der Mädchen gesagt, »jetzt hat sie uns nicht mehr nötig.« So war es. Ein großer Schritt im Lebensablauf ist getan, sie wird wieder gesund werden – davon hat sie damals gelebt, in jenen Wochen, in diesem Jahr. Die Kranke hat sich wieder auf die Lagerstatt gleiten lassen, völlig entspannt. Sie sieht ins Dunkel, und der Ablauf dieser schweren Wochen ihrer Krankheit formt sich zum Bild.

Mit den Drüsen hatte es angefangen. Erst ist alles angeschwollen, im Gesicht, um die Hüften in die Breite gegangen, und dann ist sie rasch abgemagert, dass sie sich nicht mehr auf den Beinen halten konnte. Dann sind die Schmerzen hinzugekommen, Magen, Leber, Unterleib, Krämpfe. Eine klare Vorstellung dieser Schmerzen ist ihr eigentlich nie gelungen. Grimassen – von sich zu stoßen die Leute, die sich damit befassen wollen, die Zunge hinausstecken, anspucken, schreien – nein, stöhnen, gurgeln in regelmäßiger Folge, auf und ab, und sich die geballte Faust ins Gesicht schlagen, die Haare reißen. Die Ärzte haben nichts finden können. In Berlin, wo sie zuerst nach langer Behandlung zu Hause von den Wirtsleuten ins Krankenhaus eingeliefert worden ist, wurde sie für eine Simulantin gehalten. Drückeberger vom Arbeitsdienst, von der Arbeit. Der Arzt, den sie in den Finger gebissen, als er den runden Körper abzutasten begann, hat sie hochgehoben und an die Wand geworfen wie einen Haufen Dreck; es hat nicht mal wehgetan, der Schmerz, die Feuerglut im Leib war größer – ein Bündel Knochen. Von dort in eine geschlossene Abteilung, Ansteckungsgefahr, Kinderlähmung, oder eine noch unbekannte Krankheit, ausgelöst durch Arbeitsunlust, Bosheit und Simulation, geringe Ernährung, mangelnde Moral und allgemeine Schwäche; erblich belastet; möglicherweise Nervenschock, zu viel Zigaretten, Überarbeitung, Bombenschaden. Die Firma, bei der sie in Arbeit steht als Stenotypistin, vierzehn Arbeitsstunden, eingerechnet die Vertretungen, ohne die sie bei dem, was sie sich anschaffen möchte, nicht auskommen würde – nachts keine Fahrverbindung nach Hause, meist keine Möglichkeit, sich auf die Karten in den Geschäften etwas zu besorgen – zu Hause wartet Georg, der junge Mann, der zu ungeschickt ist, ihr das abzunehmen; mit dem sie zusammenlebt, um ihm das Essen zu kochen, die Wäsche zu waschen und die Wohnung ein wenig aufzuräumen; der junge Mann, unbeholfen und eigensinnig, aber gutmütig – hat wenig Halt, nur an ihr findet er anscheinend den Halt, über die Zeit durchzukommen, sonst bedeutet er ihr wenig, vielleicht später einmal, wenn er mehr sein wird als das Kind – ja, die Firma, eine der größeren Nachrichtenagenturen des Regimes, hatte damals einen Boten geschickt, zum Arzt, um sich zu erkundigen, das Krankenjournal einzusehen, um etwa beim Arbeitsamt Schritte einzuleiten, Strafverfahren, wenn es erwiesen ist, der Verdacht gerechtfertigt auf böswilliges Verlassen des Arbeitsplatzes. Seit Monaten hat sie um einen Urlaub gebettelt, der ihr zwar von Rechts wegen noch nicht zusteht, aber andere haben ihn auch bekommen, überhaupt besteht Urlaubssperre ... Auf diesem Klavier spielt sie die Tasten unentwegt, rauf und runter die Tonleiter.

Damals hatte sie aus dieser Lage die Mutter befreit. Sie ist mit einem anderen Arzt im Haus erschienen, hat im Büro der Abteilung getobt, und wird nicht mit Worten gespart haben. Die Leute hören das nicht gerne, wenn sie auch die Macht haben, diese Art von Argumenten zu unterdrücken; manchmal neigt man dazu, die Dinge laufen zu lassen, statt einen Untersuchungsfall zu konstruieren. Die Mutter hatte nur einen Schein zu unterschreiben, dass sie die Tochter bei sich aufnimmt und selbst pflegen wird – eine komische Vorstellung, wenn man diese Mutter kennt; jedenfalls wurde für die nächstfolgende Patientin ein Bett frei, für die Verwaltung auch schon ein Gewinn.

Der Freund hat sie abgeholt und mit der Mutter zur Bahn begleitet. Auf der Fahrt an die Ostsee, die Mutter wohnt auf einer Insel bei Stralsund in einem Kahn, der zur Wohnung umgebaut ist, hat Dagny nur der eine Gedanke beschäftigt, der Junge hat sie bei der Abfahrt damit überrascht – er würde jetzt ins Ausland gehen. Er hat das erreicht, woran sie an ihm die beiden Jahre gearbeitet hat, er ist einem Büro der Firma im Ausland zugeteilt worden, und sie hätte vielleicht mitfahren können, wenn sie nicht zusammengebrochen wäre, kurz vor dem Ziel – jetzt fährt er allein. Von dieser Fahrt erinnert sie sich sonst an nichts; beim Umsteigen musste die Mutter fremde Leute bitten, die Kranke tragen zu helfen; auf der Fahrt wird sie den Mitreisenden genug zu schaffen gemacht haben. Nachdem sie noch versucht hatte, auf dem Kahn zu bleiben, später in einer Pension, dann im Krankenhaus in Bergen, ist sie in der Klinik in Greifswald untergekommen. Dort hat der große Umschwung eingesetzt.

Die Kranke versucht sich wieder aufzurichten. Dass sie sich jetzt wieder daran erinnert, so klar steht ihr diese Zeit vor Augen, es ist fast zu viel. Wie war das schön!

Dagny kann nicht weinen, vielleicht hat sie es verlernt, sie fühlt, wie die Hemmungen sich lösen, Schicht um Schicht. Im Garten des Krankenhauses, auf dem freien Platz vor der Station wenig Rasen und keine Bäume aus irgendeinem Grunde, an der Außenwand des Gebäudes entlang ist sie auf und ab geschritten. Es ging schwer, aber es musste gehen – der Professor hatte es gesagt, auf und ab und nicht müde werden, sich weiterzuschleppen. Die Sonne ist da, Frühlingssonne, Wind von der See her, er meint es gut, der Professor und der Wind und der Sonnenstrahl. Niemals mehr wird sie es dahin kommen lassen, sich dahintreiben zu lassen, allein zu sein, in der Grausamkeit, in der tödlichen Versuchung der Einsamkeit. Sie wird es versprechen. Eine Flut von Gedanken und Gefühlen drängt aus dieser Erschütterung empor. Wem soll sie es danken, wem sich darbringen – im Gebet; Dagny hat nicht beten gelernt. Wem soll sie es versprechen – sich selbst? Mit Entsetzen, inmitten dieser Beschwingtheit und Freude, hatte sie es damals empfunden, dass sie allein ist; vieles ist in ihrem Leben versäumt. Mutig war Dagny auch schon früher, aber geduldig – bauen und warten können, das Heim schaffen und warten auf das Glück, ausgeglichen, bescheiden und dankbar. Es hört sie niemand, dem sie es versprechen wird, verspricht, vielleicht dem Vater? – Sie hat ihm zugleich einen langen, viele Seiten langen Brief geschrieben: Sie wird an sich arbeiten, verstehen lernen, aufschreiben ihre Gedanken, überhaupt anfangen zu schreiben; das hat ihr schon mancher geraten, sich die Unruhe von der Seele zu schreiben, die innere Stimme dessen will sie finden, zu dem sie gehört, und der ihr antworten wird. Alles erscheint leicht. Nicht gerade leicht, aber möglich, erreichbar und hoffnungsvoll. Später wird sie fragen, wovon der Mensch im Innern lebt, dass er sich hält. Der Professor hatte gesagt: »Liebes Kind, versuchen wir es, Sie wieder hinauszuschicken. Ich kann Sie auch nicht länger hierhalten. Aber schön aufpassen. Und wenn es nicht geht, schreiben Sie. Man soll sich mit mir in Verbindung setzen. Ich glaube, das Schlimmste haben wir überwunden, die Krise – meine ich.« Ja, es war eine Krise, und die hat sie überwunden, so schön war die Welt, so herrlich der Frühling, so gut die Menschen, und so stark wird sie sein.

Wohltuend die Müdigkeit nach den Traumverwirrungen des Schlafes. Es ist vorüber, es ist geschafft. Nebenan ist jemand durch den Saal gegangen, ein einzelner Mensch, vorübergegangen. Es wird gegen Morgen sein. Auskosten die Überraschung, dass sie gesund ist. Der Gedanke ist nicht ohne Wehmut.

Denn sie hat nicht zum Besten gewirtschaftet mit dem, was ihr damals geschenkt worden ist. Nicht alles gehalten, was sie versprochen hat. Vieles versäumt und manches falsch gemacht. Sie hätte sollen zum Vater fahren, wie es abgesprochen war. Sie hatte den Urlaubsschein vom Arzt, sie brauchte die Entlassung von der Firma, den Schein vom Arbeitsamt, Pass und Visum. Beschwingt, wie sie sich fühlte und neu geboren, war ihr das alles nebensächlich erschienen; die Freunde des Vaters werden ihr helfen. Erstens, sie trifft sie nicht an. Zweitens, es waren keine Freunde – Geschäftsleute, die vom Krieg und der undurchsichtigen Haltung zueinander leben, zufällige Bekannte; alles andere als hilfsbereit, und alles andere als dem Vater wohlgesinnt. Sie wollen sie ausforschen, erfahren, warum sie zu dem Vater fahren will. Sie schrickt zurück, ist die Welt anders geworden? Ach nein – der Personalchef fährt sie grob an, will den Urlaubsschein nicht gelten lassen, spricht von Betrug und Fälschung und Drückebergerei – gar nicht daran zu denken, dass ein Gesuch um Ausreise von der Firma unterstützt wird, geschweige denn, dass die Firma selbst sie schicken würde, wie sie gehofft hatte. Sie hört, dass der Freund von der Firma inzwischen entlassen worden ist. Weiß nicht, dass er sich geweigert hat, aus Budapest zurückzukehren, weil er sie dort erwarten wollte. Ihre Wohnung in Berlin besteht nicht mehr, im Fußboden des Wohnzimmers ist ein Loch von zwei

Meter Durchmesser, das Schlafzimmer ist ausgebrannt, die Küche ist heil, aber ohne Licht und Gas, das Geschirr ist gestohlen, im Keller liegen ihre Koffer, nicht viel mehr als alte Fetzen drinnen. Das war ihre Wohnung, das Heim, das sie sich in den letzten Jahren erarbeitet und erspart hatte; sie hört später, dass ihre Mutter sich einen Teil der Sachen abgeholt hat. Überhaupt hätte sie sogleich nach Wien fahren sollen, ohne sich um die ganzen Sachen zu kümmern, und von dort versuchen, schwarz über die Grenze; so war es vorgesehen. Sie aber fährt, obwohl der Arzt, der Vater und alle anderen gebeten hatten, das nicht zu tun, wieder zurück und zur Mutter. »Ihre Mutter«, hatte der Professor gesagt, »übt nicht den besten Einfluss auf Sie aus. Sie sollten vorläufig ein Zusammenleben vermeiden. Später, wenn Sie gekräftigt genug sind –« Aber Unsinn, sie wird sich nicht hineinreden lassen. Umso mehr, wo sie erst ihre Sachen holen muss ... Schade, es war nicht richtig. Inwieweit kann der Mensch sein bisheriges Leben überschauen – als Ganzes mit einem Satz, der das Wesentliche und Charakteristische ausdrückt. Man fühlt es mehr, es ist wie ein Zeichen, das dem Einzelnen eingebrannt ist. Tiefer wie jedes Gefühl, heller wie jeder Gedanke. So sieht sie sich jetzt. Jenseits von Schuld und Bedauern, ohne Scham, ohne Freude und ohne Befriedigung, voller Gleichgültigkeit, und nicht ohne Hoffnung; ruhig und still. Es hätte nicht anders sein können, selbst wenn Einzelnes anders gewesen wäre. Die Aufzeichnung kann diesem Gefühl nicht folgen. Was in dem Wunder der Hellsicht im Gemüt in einem Atemzug enthalten ist, muss auseinandergefaltet werden.

Draußen ist noch völlige Stille, ein wenig beunruhigend, der Gedanke huscht vorüber, es muss gewiss schon licht sein. Auch im Garten keine Schritte, niemand unterwegs. Einmal war es wie ein Husten, von fern im Korridor.

Achtung! Visite

Sie dämmert dahin. Spinnt sich die Gedanken.

Und hat nicht gehört, dass draußen Leute gegangen sind. Die Tür wird geöffnet, die Wärterin kommt und nimmt die Verdunkelungsrahmen vom Fenster, herein treten die Ärzte – der Chefarzt, die beiden Ärztinnen und ein Mann in Zivil, ein junger Mann mit kalten, gelangweilten Augen. Große Visite. Aber der Mann sieht wie ein Polizeibeamter aus; meinetwegen.

»Können Sie aufstehen?«

Dagny lächelt schwach. »Ich kann schon, aber –« Sie weist auf das Gitterdach. Die Wärterin klappt das Dach herunter.

»Sie sollen aufstehen!«, herrscht sie der Mann in Zivil an.

Dagny wundert sich selbst, es gleitet vorüber; noch gestern hätte sie sich in Wut aufgebäumt. Sie hebt gehorchsam die Beine über den Rand und sieht sich flüchtig in der Runde um, den Chefarzt, die Wärterin, die beiden Ärztinnen. Beide haben sich darin übertroffen, sie durch Verachtung, durch Hohn und Grobheit zu beleidigen – ob ihr nicht jemand helfen würde? Die Gesichter sind gläsern, mehr wie aus Kreide, die Augen sind nicht drin.

Dagny ist etwas verwirrt, der Traum zittert noch nach – sie richtet sich auf und steht. Die Beine rutschen weg – abgemagert in diesen Wochen auf knapp über dreißig Kilo – Schwindel zieht sie in den schwarzen Abgrund. Sie schlägt auf den Steinboden auf.

Die Wärterin nimmt den Körper und wirft ihn wieder auf das Bett, sieht den Herrn in Zivil bedeutsam an; auch sie hat ihre Arbeit getan.

Der Herr beugt sich vor und betrachtet das Stück Mensch, das gekrümmt unter ihm auf der Matratze liegt, prüfend, interessiert – nein, sachlich und abschätzend, durchaus nicht interessiert. Dagny hat die Augen offen.

»Was fehlt Ihnen?«, fragt er, mehr nebenbei; er wartet nicht auf Antwort.

Dagny möchte sprechen. Noch immer die Lähmung – man soll nach Greifswald schreiben, dort hat sie der Professor gesund gemacht, hier hat sie niemand angehört, sie ist falsch behandelt worden, sie ist überhaupt nicht behandelt worden, und es ist jetzt vorüber, es geht ihr besser, nur noch schwach, ausruhen eine Zeit noch draußen bei Freunden, die Frau des Vaters, der Vater von Georg ... Anfall, wie sie ihn schon einmal durchgemacht hat, vor einem Jahr. Die Sprache des Menschen ist in die Zeit gezwängt, jedes Wort bedingt seinen Platz, nur in der Folge und hintereinander können sich die Worte bilden. Sie bringt nur ein Stottern heraus, aber die Augen sprechen, die Stirn, die sich rötet. Das versteht niemand, es hört auch niemand hin.

Der Herr tritt zurück und nickt zu dem Chefarzt hin. Dieser geht ans Bett, legt die Beine der Kranken grade, richtet die Decke über den Körper, streicht über das Kissen, nimmt die Arme hoch, fühlt den Puls. Inzwischen sieht sich der Herr gelangweilt in der Zelle um. Es ist alles vorschriftsmäßig, völlig kahl, das Bett ohne Laken, keine weiteren Gegenstände, er selbst fasst jetzt unter das Kissen, auch unter dem Kissen nichts – Briefe, Papier oder Bleistift – nichts.

Der Chefarzt murmelt etwas zu den beiden Figuren, Fräulein Doktor A., Frau Doktor B. Beide bewegen die Lippen, verneigen sich im Blick. Dagny hat jetzt die Augen geschlossen.

Der Arzt hat den Arm fallen lassen, legt ihn unter die Decke, sieht nochmals die Kranke an und fragt: »Hören Sie mich?« Als Dagny mit schwacher Bewegung des Kopfes nickt – »Ich werde Ihnen ein Stärkungsmittel verschreiben, zur Beruhigung. Und dann – wir müssen sehen. Sie müssen verstehen, wir haben sehr viele Kranke.« Dagny hat es verstanden, sie ist im Augenblick zu schwach, um zu sprechen, und ihm zu danken. Ein erster Lichtblick, sie wird entlassen werden, sie wird sich selber weiterhelfen, endlich. Sie macht die Augen wieder auf, vertrauensvoll, gehorsam, Kind.

Die Visite ist schon im Gehen, der Herr hat Zeichen von

Ungeduld erkennen lassen. Der Chefarzt beeilt sich die Tür zu öffnen, sie sieht nur den Rücken. Dem Herrn in Zivil gebührt der Vortritt. Dagny hört nicht mehr, dass die Visite schon gegangen ist.

Aber Lisa ist dageblieben. Die Wärterin hat nach der Anstaltsordnung sich noch um die Bedürfnisse der Kranken zu kümmern und die Zelle in Ordnung zu bringen. Sechs solche Zellen sind an der Längsseite des großen Krankensaales, in dem die Ruhigen untergebracht sind. Die Ruhigen sind gestern in den Abendstunden weggebracht worden, und Lisa hat daher heute etwas mehr Zeit. Wahrscheinlich ist die Station aufgelöst worden und man hat die Kranken nach Hause geschickt. Sie selbst wird man auch bald auf die Straße setzen; sie hat nichts davon gehört, dass sie mit dem Krankenhaus, das in den einzelnen Abteilungen schon seit Tagen geräumt wird, mitgehen soll.

Die Oberin ist bereits heute nicht mehr zum Dienst gekommen. Die hat es geschafft, so wie sie sich bei den Ärzten immer angeschmiert hat. Sie selbst, als die einfache Wärterin, kommt an die Kranken nicht ran, wenn diese nach ihrem Abgang, mit den Füßen nach vorne, herausgerollt werden. Die Oberin nimmt die Sachen, die zurückgeblieben sind, in Empfang, die Geschenke der Angehörigen und die Trinkgelder. Davon kann sie natürlich auch etwas für die beiden Ärztinnen erübrigen, die sich vorn im Büro breit machen.

Lisa zweifelt überhaupt, ob es richtige Studierte sind, getan haben sie nicht viel und in den letzten Wochen nicht einmal das Journal mehr geführt. Sie weiß es ganz genau, denn früher hat sie um die Mittagsstunde das Journal in die Verwaltung hinübertragen müssen. Die Oberin hat mit den beiden zusammen paktiert. Was es mit den grünen Zetteln auf sich hat, weiß sie nicht. Wer mit einem solchen Zettel eingeliefert wurde, kam in die Einzelzelle. Wie hätte sie sich, bei zwölf Stunden Dienst im großen Saal, auch noch um die Zellen kümmern sollen. Genug, wenn sie ihnen früh und abends den Topf brachte und die Suppe. Gegessen haben die mit dem Zettel meistens sowieso nichts; manchmal haben sie auch das Bett beschmutzt. Es heißt, sie hätte nicht gehört, wenn sie nach ihr rufen; wie soll sie das auch – den ganzen Tag den langen Korridor auf und ab, und jeder hat seine Wünsche und hält sie auf.

Denn seit sie hier auf der Station ist – ein ständiger Strom, rein und raus. Frauen, die ihre Kinder verloren haben, oder die Wohnung ist vor ihren Augen abgebrannt, und sie haben unten auf der Straße gestanden und nichts mehr retten können, der Mann ist draußen bei der Wehrmacht oder sonst einer Organisation und frisst sich den Bauch voll, während die Frauen um das Trinkwasser in der Reihe stehen und die ganze Zeit unterwegs sind, im Luftschutzraum, oder auf der Jagd nach dem Wenigen, was man auf die Karten bekommt; und ohne Feuer kann man nicht kochen. Wenn dann so eine umkippt und zu schreien und zu schimpfen anfängt, dann kommt sie hierher, um sich nachher auszuruhen. Schreiben können die Leute vieles in der Zeitung, wenn sie dafür bezahlt werden. Sie drücken sich damit herum, auf der Jagd nach einem ruhigen Posten. Lisa aber kann die Arbeit machen, denn arbeiten wollen diese Menschen nicht, und gewaschen möchten sie auch werden. Sie hat ihre Erfahrungen.

Sie selbst hat sich damals nach einem Aufruf nach hier gemeldet, denn es schien immer noch besser als Fabrikarbeit, wo man stundenlang fahren oder laufen muss, um überhaupt an die Stelle zu kommen. Zu essen hat man dort auch nichts.

Der Mann ist schon das fünfte Jahr weg, gearbeitet hat er nicht gerade gern, und es ist besser, er bleibt überhaupt draußen; sie hat keinen Bedarf nach ihm.

Lisa hat früher als Köchin gearbeitet, Herrschaftsköchin. Dann ist der Mann gekommen und hat die Ersparnisse aufgefressen, Bauarbeiter. Die drei Kinder sind irgendwo auf dem Lande. Erst hat sie sich sogar bemüht darum beim Wohlfahrtsamt, später sind Klagen gekommen, nachher hat sie nichts mehr von ihnen gehört. Die Ältere wird wohl schon beim Arbeitsdienst sein, die beiden Jungen sollen in die Lehre gegeben werden. Aber dazu, dass sie ihr einmal helfen werden, wird es nicht kommen. Sie sind nach der Art des Vaters geschlagen, nehmen und immer wieder nur nehmen und den Mund aufsperren, dass sie etwas hineinschiebt.

Krankenschwester – das ist nicht ihr Beruf. So etwas hat sie sich nicht vorgestellt. Mit diesen Menschen hier, denen sie ihren Dreck wegräumen muss, wird sie nicht fertig. Sie möchte auch manchmal zu schreien anfangen; das würde ein schönes Bild geben, ihr liegt das nicht. Aber wer ihr unter die Hände gerät, der soll das büßen. Sie braucht keine Geschenke und keine Zigaretten, die ihr manchmal einer, der auf Besuch kommt, anbieten will – auch so einer, der sich nur herumdrückt, wie von dieser Kranken hier anscheinend ein Bekannter oder Verwandter, der auf sie hat Eindruck machen wollen. Sie hat ihm einfach den Rücken zugedreht.

Lisa steht jetzt am Fenster und hat die Holzverschalung herausgenommen. Der Kranke braucht Luft, steht in ihrem Reglement. Sie setzt sie wieder ein und geht zur Bettstelle. Jetzt wird sie die Gitter hochziehen, denkt Dagny. Aber sie lässt sie heruntergeklappt.

Lisa wird früher eine robuste Person gewesen sein, untersetzt, breite Brust, dicken stämmigen Hals, das Haar hängt ihr in Zotteln und Strähnen um den Kopf, Gesicht eingefallen und zerknittert, die grauen Augen unter der vorspringenden Stirnwölbung wie erloschen. Sie trägt einen kurzen Rock, von unbestimmter dunkler Farbe, dazu an den Füßen Schlappen, die einmal Schuhe gewesen sein mögen, zwei Nummern zu groß; keine Strümpfe.

Dagny hat sie Woche für Woche so gesehen, ihre Beschimpfungen, die sie bald mal mehr vor sich hin, bald an sie direkt gerichtet hat, über sich ergehen lassen, zitternd und unfähig, sich zu wehren, auch nur der Frau in die Augen zu sehen. Heute fühlt sie, dass diese Frau sehr unglücklich ist; man müsste ihr irgendwie helfen; damit sie sich erleichtern kann.

Ein Funken springt über. Die Kranke liegt ruhig und gespannt, nicht so verkrampft und mit verzerrtem Gesicht wie sonst. Blonde Haarsträhnen fallen ihr über die Stirn, wie zum

Schutz, als wären die Hände zu schwach, das Gesicht zu schützen. Das stimmt, erinnert sich Lisa, einmal hat sie das Mädchen ins Gesicht geschlagen, als sie absolut nicht hören wollte. Aber das macht so einer nichts, sie fühlt es gar nicht, dabei hätte diese es sicher besser haben können im Leben. Ein Gesicht wie aus dem Film, breit und sehr hohe Stirn, hinter der sich manches verbergen mag. Irgendetwas wird sie angestellt haben, vielleicht eine von diesen Liebesgeschichten, wo der Mann dann nachher nichts mehr wissen will. Sie könnte einem leidtun, wenn man es selbst nicht so schwer hätte.

Als Dagny die Augen noch weitet und die Lider ein wenig zu zittern beginnen, sagt die Wärterin Lisa: »Sie weinen doch nicht etwa. Das hat jetzt keinen Zweck.«

Und siehe, Dagny antwortet: »Ich bin nur noch sehr müde und ein wenig schwach, aber ich fühle mich schon viel besser.«

Lisa nickt. Das Mädchen hat eine helle klingende Stimme, nicht mehr so krächzend und grob – das hat Lisa gerade oft gegen die Kranke aufgebracht. »Wenn Sie meinen, dass Sie sich besser fühlen, dann müssen Sie das dem Doktor sagen«, und von selbst wird der Ton, der nachdenklich und zurückhaltend und ins Dunkle geschwankt hatte, wieder gröber. »Sie können ja aber noch nicht auf den Beinen stehen.«

Dagny versucht ein Lächeln: »Das kommt langsam. Damals vor einem Jahr ist es rasch gegangen, wenn erst einmal der Körper wieder zu arbeiten beginnt.«

Die Lisa denkt darüber nach. »Was glauben Sie denn – wo wir jedes Bett brauchen! Wie viele haben überhaupt kein Bett.«

Dagny nickt, aber es wird bald sein, dass sie aus dieser Zelle herauskommen wird; noch einmal wird ihr das Leben geschenkt.

Die Andere spinnt den Gedanken weiter und wundert sich im Stillen, dass sie überhaupt spricht. »Wenn es erst so weit ist, dass einer ganz am Boden liegt, und alles zu Ende ist, dann heißt es auf einmal Rücksicht nehmen. Vorher hat ja auch niemand Rücksicht auf uns genommen.« Es ist ganz verständlich, und Dagny versteht das.

»Ich bin nicht freiwillig hierher gekommen. Man hat mich einfach abgesetzt. Ich wollte zu meinem Vater, und dass der Vater mich in Pflege gibt. Ich hätte auch wieder zu meinem alten Professor gehen können.«

»Sie müssen es aber auch schlimm getrieben haben. So mir nichts dir nichts kommt doch niemand hier herein.«

»Ich habe nichts getan, es ist doch keine Strafe, ich bin krank geworden, und dort, wo ich beschäftigt war, konnten sie mich nicht behalten.«

»Das sagen sie alle – nachher.«

Dagny lächelt schwach. »Vielleicht liegt ein Irrtum vor. Ich habe immer gesagt, dass ein Missverständnis vorliegen muss.«

»Wenn Sie solche Verwandte haben, die alles durchsetzen können, so wären Sie gar nicht hereingekommen« – nach einer kleinen Pause: »Den Brief, den Ihr Vater für Sie hinterlassen hat, durfte ich Ihnen nicht aushändigen, natürlich auch die Zigaretten nicht.«

»Aber warum denn nicht?« Kein Erstaunen, kein Bedauern; das ist jetzt, wobei alles wieder besser werden wird, auch gleichgültig.

»Weil Besuchssperre für Sie angeordnet worden ist.«

»Aber der Vater war doch am Anfang noch bei mir –«

»Das ist damals so durchgerutscht. Wahrscheinlich hat die Oberin, die das gestattet hat, noch ihren Teil darüber zu hören bekommen.« Wieder nach einer Pause, in der Lisa die Kranke prüfend und man könnte sagen zum ersten Male interessierter ansieht: »Na, genützt hat es Ihnen auch nichts.«

»Und einen Brief hat er für mich hinterlassen?«

»Den wird die Ärztin bekommen haben.«

Dagny ist völlig beruhigt: »Dann wird es schon gut sein.«

Aber Lisa ereifert sich. »Denken Sie, wir haben Zeit heute, das alles zu lesen? – etwa zwischen den Alarmen oder im Luftschutzkeller, das ist vorbei. Jeder muss heute an sich selber denken.« Und mit einem weicheren Untergrund: »Sie müssen sehr verwöhnt gewesen sein – so wie Sie sich hier angestellt haben –«

»War auch Geld dabei –?«, fragt Dagny.

»Wahrscheinlich –« Der Ton wird schroffer. »Ich habe es nicht gesehen, aber es kann sein, ich erinnere mich. Da müssen Sie die Oberin fragen. Sie hätten sich doch hier sowieso nichts kaufen können.«

»Ich dachte nur ...«

»Was möchten Sie? Sie scheinen gar nicht mehr zu wissen, was Sie alles angestellt haben. So führt sich doch nicht ein Mensch auf, der halbwegs gebildet sein will. Das wissen Sie doch, wie einmal der Chefarzt gekommen ist, haben Sie sich zur Wand gedreht. Sehen Sie, das wird Ihnen nicht vergessen.«

Dagny schweigt. Der Wärterin ist merkwürdig zumute, ein wenig weh im Herz.

»Beim Arbeitsdienst waren Sie auch?« Und als Dagny weiterhin schweigt: »Meine Tochter wird jetzt gerade dran sein, sie ist jetzt im Siebzehnten.«

»Ich bin ja viel älter.« Es hätte sicher scherzhaft klingen sollen, freundlich gemeint, aber Lisa ist nicht zufrieden.

»Wenn schon –« Mit dieser Kranken vergeudet sie überflüssig ihre Zeit. Zu tun ist zwar weiter nichts, aber sie kann inzwischen in den Hof gehen und versuchen, ob sie etwas hört, was die Verwaltung ausgeklügelt hat.

Dagny denkt nach. Sie hat immer gearbeitet, manchmal an zwei Stellen zugleich, um sich eine eigene Wohnung zu schaffen, und zuletzt diese Sklavenarbeit – sie war nicht im Arbeitsdienst. Sie schüttelt den Kopf.

»Das dachte ich mir schon«, knurrt die Lisa; alles Böse ist wieder aufgestiegen.

Die Kranke bemerkt es nicht; erst jetzt beginnt das Mitteilungsbedürfnis der anderen, die sie so gepeinigt hat, Wurzeln zu schlagen. Sie löst sich im Sprechen – das erste Wesen hier, bei dem sie um Verständnis werben kann. »Ich dachte nur, wenn Geld für mich hinterlegt ist, dann könnte ich doch auch schreiben um meine Sachen.«

Höhnisch, in auflodernder Wut, gibt die Lisa zurück, die

Zeit ist jetzt knapp geworden: »Ja, mein feines Fräulein, solche Wünsche können wir hier nicht berücksichtigen. Eine warme Decke oder zwei, ein weiches Federbett, vielleicht auch Bücher und etwas zum Schönmachen, nicht wahr?«

Dagny hat noch nicht verstanden, sie ruft und will überzeugen: »Aber ich habe doch alles zu Hause ... von der Dienststelle kann ich es mir besorgen lassen.«

»Genau so haben Sie die erste Zeit auch geredet.« Natürlich, sie selbst hat das nicht, hat das alles schon längst nicht mehr. Wäre so etwas hergeschickt worden, ihr hätte man es nicht gelassen, obwohl sie gerade Wäsche und Decken dringend benötigen würde, und wenn es nur gewesen wäre, um es gegen etwas anderes, vielleicht noch Dringenderes, einzutauschen.

Nein, denkt Lisa erbittert, für sie kam das sowieso nicht infrage. »Ja –«, sagt sie, »aber gebracht haben Sie es auch zu nichts, wenn Sie sich auch für etwas Besseres halten. Denken Sie, es ist für mich ein Vergnügen, den Dreck Ihnen wegzuräumen – ich habe auch nichts, und die meisten haben nichts mehr. Auf so eine wie Sie haben wir gerade gewartet. Da sind Sie bei mir an der richtigen Stelle.«

Diesmal hat Dagny verstanden, aber sie versteht nicht – was habe ich denn dieser Frau getan? Stöhnend dreht sie sich zur Wand, werden die Schmerzen wiederkommen, oder ist es nur die allgemeine Schwäche – sie möchte allein sein, lasst mich doch allein. Die Worte stoßen sich von der Zunge, es wird ein gurgelnder Laut.

»Ich will nichts. Ich möchte nur nach Hause.«

Die Wärterin: Das kann ich mir denken – die Worte schießen geradezu nach vorn, aber sie spricht sie nicht aus; sie bleiben plötzlich stecken. Sie zuckt nur die Achseln. War sie noch eben voller Verachtung, voller Hass – so möchte sie nun etwas anderes herausholen, eine Erklärung, aber alles ist schon gesagt. Sie weiß auch nicht. Mit ihr hat auch niemand Mitleid gehabt. Es läutet. Sie wird vom Korridor aus gerufen, und sie wird öffnen gehen; geradezu eine Befreiung.

Inzwischen ist die Visite bei den in der Station noch zurückgebliebenen Kranken beendet. Es sind 17 Personen in der geschlossenen und 9 in der offenen Abteilung, 3 über sechzig Jahre und 8 unter sechzehn. Weitere 65 sind bereits einem Sammeltransport zugeführt, rund 30 sind entlassen worden. Die letzte Ziffer ist nur schätzungsweise, weil sich einige bei der Aufstellung zum Transport einfach entfernt haben; möglicherweise ihre Rettung, denn auch der Sammeltransport wird sein Ziel nicht erreichen, genauer gesagt, er hat überhaupt kein bestimmtes Ziel.

»Sie müssen aber doch einen genauen Überblick haben, mit wie viel Personen die Station belegt gewesen ist, zum Beispiel gestern früh –«, sagt der Herr in Zivil, der an einem breiten Tisch an der Längsseite des Ärztezimmers Platz genommen hat; Stühle sind nicht mehr vorhanden, nur zwei grob gezimmerte Hocker. An diesem Tisch pflegte die Oberin früher ihre Rapporte zu schreiben.

Der Chefarzt blättert in Papieren, die auf einem kleinen Tisch in der Mitte des Raumes verstreut herumliegen, und ist sichtlich nervös.

»Nein, das kann ich Ihnen nicht sagen, das heißt, ich weiß es natürlich, aber nur ein Teil der Eingänge wird noch registriert. Darunter sind Flüchtlinge, die von der Bahnhofsmission hergeschickt werden, und Leute mit Bombenschein, die noch am Spätnachmittag eintreffen, um hier unterzukommen. Bei voller Ausnutzung jeder Möglichkeit kann ich an 400 Personen hier unterbringen.«

»Ja – und die eine bleibt da, und die andere geht wieder weg?«

»Im Allgemeinen werden dann die Eingelieferten am nächsten Tage von meinen beiden Assistentinnen untersucht.«

Die Ärztinnen haben sich an dem Schrank an der gegenüberliegenden Wand zu schaffen gemacht, dem einzigen Möbelstück, das noch im Zimmer steht. Der Schrank ist ein alter Kleiderschrank. Es ist erstaunlich – der Weg, den dieses Möbel aus einem Trödlerladen nach hier gefunden hat. Die eine Tür hängt nur noch lose in den Angeln, die andere ist durch dazwischengeschobenes Papier an den Schrank gepresst. In der offenen Halbseite sind eine Reihe Bretter, darauf Medizinflaschen und Glasschalen, das meiste zerbrochen und angeschlagen. Vermutlich werden in der geschlossenen Seite die Kittel der Ärzte, Garderobe des Personals aufbewahrt.

»Wieso im Allgemeinen?«, beharrt der Beamte zu wissen. Nur eine Routinefrage, denn schließlich ist ihm das ganz gleichgültig. Er ist hergekommen, um bei der Aufstellung der Liste der Zurückbleibenden die Behörde zu vertreten.

Der Chefarzt ist aber durchaus nicht von der Harmlosigkeit des Auftrages überzeugt. Die geringste Abweichung von der Regel, alle Verordnungen kann er sich unmöglich immer vor Augen halten, wird ihm Schwierigkeiten bereiten, und so einem Menschen wie diesem Gestapobeamten macht dies dann einen besonderen Spaß. Er hat auch nichts, zu bedauerlich – keine Zigaretten, keinen Schnaps anzubieten, um den Mann bei guter Laune zu erhalten. Die beiden Ärztinnen sind vom Schrank zurückgetreten, ins Zimmer hinein, neben ihren Chef. Sie stehen bereit, in Kampfesstellung – sozusagen aufgebaut. Die eine, Fräulein Dr. A., Norddeutsche, grobknochig, fanatischer Zug im Gesicht, verdankt ihre Stellung dem Bruder bei der Wehrmacht. Man weiß nichts weiter von ihm als diese Tatsache, die sie bei jeder Gelegenheit vorbringt. Es ist ihr jedenfalls gelungen, auch die elterliche Familie nach der Ostmark nachzuziehen. Ob Fräulein Dr. A. etwas von ihrem Beruf versteht, vermag niemand zu entscheiden; sicher ist, dass sie mit dem Beruf höchst unzufrieden ist – anmaßend und abweisend gegenüber dem Personal, um die Kranken kümmert sie sich überhaupt nicht.

Dagegen ist die andere, Frau Dr. B., eher zufrieden. Aus dem Ausland gekommen, irgendwo aus dem Südosten, Volksdeutsche – zum Mindesten gibt sie sich als solche aus, der Mann verschwunden; um diese Zeit kann man sich darunter Verschiedenes vorstellen, gefallen oder verschleppt, im Konzentrationslager oder als Jude totgeschlagen – es herrscht die Übereinkunft, nicht mehr danach zu fragen. In solch einem Fall ist jeder auf den anderen angewiesen. Die beiden

Assistentinnen verstehen sich soweit ganz gut, und teilen sich die Mühe, in den Vormittagsstunden bis zum Beginn des Luftalarms für irgendwelche Rapporte der Oberin zugegen zu sein. Auch der Professor ist zufrieden. Diese Station nimmt ihn wenig in Anspruch, Beschwerden und Wünsche könnte er auch nicht gebrauchen.

Denn neben dieser Station, die in sein Spezialgebiet fällt, über das er, kommen erst wieder ruhigere Zeiten, hofft an der Universität dozieren zu können, hat er noch andere Abteilungen zu betreuen, seit die Primarärzte herausgezogen worden sind, abgesehen von der allgemeinen Verwaltung, die ihn auch in Anspruch nimmt. Er stellt ein, was ihm von der Kammer zugewiesen wird, und liebt es nicht, seine Mitarbeiter auszusuchen. Das würde nämlich zur Folge haben, dass sich ein persönlicher Kontakt entwickelt, der sogar vielleicht zu politischen Gesprächen eines Tages führen könnte. Nichts würde ihm unerwünschter sein.

Die Autorität nach außen war durch seine Stellung in der Partei gut gefestigt. Durch seine Frau, die früher viel in Künstlerkreisen verkehrt hat, von denen man niemals weiß, wie weit sie oben durch zweifelhafte Abstammung oder sonst wie in Misskredit geraten sind – ist eine Möglichkeit geboten, sich dort eine Art Rückendeckung zu schaffen; es ist ziemlich viel Missstimmung ringsum zu bemerken.

Er selbst hat schon Gelegenheit gefunden, in engstem Kollegenkreis die Bemerkung anzubringen, er sei nicht in Politik interessiert, und mit einem leichten Augenzwinkern, nicht mehr interessiert; nur seinem Beruf, intensiv seinem Beruf zu leben, das hat er sich als weitere Aufgabe gestellt.

Unlängst erst hat er der Frau zu verstehen gegeben, es wäre ganz ratsam, das heißt er würde es nicht ungern sehen, wenn sie, unverbindlich und zunächst ganz in der Stille, den Verkehr mit einigen früheren Bekanntschaften wieder aufnehmen würde. Die Frau hat ihm darauf sehr kühl geantwortet: »Mein Lieber, dazu ist es wohl schon zu spät.« Das hat ihm durchaus nicht gefallen; eine jener groben und taktlosen Bemerkungen, mit denen ihn die Frau von Zeit zu Zeit zu überraschen pflegt. Und wenn er heute darüber nachdenkt, im Grunde hat ihn die Frau in diese Stellung hineingehetzt; so ungeheuer groß war eigentlich damals sein Ehrgeiz nicht.

Jetzt hat ihn die Frau wieder mit dem Brief eines ihrer früheren Bekannten gequält, anscheinend noch immer oder wieder geduldet, der an ihn das Ansinnen richtet, sich besonders um diese Kranke in der Zelle 4 der Station VI zu bekümmern und notfalls zu intervenieren. Als ob er in dieser Zeit sich überhaupt mit einem Einzelfall beschäftigen könnte. Ein Brief des Vaters, der Verbindungen zu diesem Bekannten hat, wird erwähnt. Er erinnert sich dunkel, er hat einmal so einen Brief, ob an ihn gerichtet oder an sonst wen, weiß er nicht, gesehen. Es ist zu bezweifeln, ob er bei den Akten liegt. Ja, und maliziös hat ihn die Frau dabei angesehen, als er das Schreiben beiseite gelegt hat, maliziös ist das richtige Wort. Aber er muss das jetzt beenden, der Gestapobeamte, der vor ihm sitzt, muss abgefertigt werden. Seltsam, dass ihm der Gedanke an den Brief gerade jetzt in der Erinnerung aufstoßen muss.

»Sehen Sie –«, so wird er später dozieren, ruhig, überlegen, weit ausholend und nicht ohne innere Anteilnahme, Humor. »Wir haben ja nicht immer die Mittel, es fehlt an allen Enden. Im Allgemeinen, das heißt, wenn wir in der Lage sind, auch die entsprechende Therapie durchzuführen. Wie auch anderwärts in gewissen Zweigen der Betreuung, wie auch bei Ihnen, sind uns die Hände gebunden – an den Möglichkeiten, möchte ich sagen.«

»Das kann ich mir denken. Ja, das habe ich auch gedacht.«

Das Fräulein Doktor glaubt, dem Chef beispringen zu sollen. »Es ist nicht nur, dass es uns an den entsprechenden Medikamenten fehlt, wir können sie auch nicht verabreichen, da wir eine sorgfältige Krankengeschichte nicht aufbauen können. Wir haben keine Unterlagen, Vererbung und so weiter. Meist werden uns die Kranken nur mit einem Zettel eingeliefert, mit dem wir nichts anfangen können. Wir müssen uns darauf beschränken: Isolierung und Ruhe. Übrigens wird das heute in der klinischen Behandlung allgemein empfohlen.«

»Auch das Personal ist weniger geeignet«, wirft etwas schüchtern die Frau Dr. B. ein.

»Aber der klinische Befund liegt vor«, führt der Herr die Befragung weiter. Die Leute sollen nicht annehmen, er verstünde von den Dingen nichts – stellt er befriedigt bei sich fest.

Jetzt ist es wieder an dem Professor, zu Wort zu kommen. »Klinischer Befund, das setzt gerade bei diesen Fällen hier auf der Station eine längere Beobachtung voraus. Wie das Fräulein Doktor schon darauf hinwies, ist dies unter den gegenwärtigen Verhältnissen nicht immer durchzuführen. Heilen, wirklich heilen, wenn Sie diesen therapeutischen Ausdruck richtig deuten wollen, können wir hier nicht.«

»Ich meine nur, Herr Professor, Sie müssen meine Aufgabe verstehen ...«

»Ich verstehe vollkommen.«

»Schließlich ist es ja eine Frage der Verantwortung.«

»Nun, Herr – (räuspernd) die Verantwortung tragen *wir* nicht, können wir gar nicht tragen.«

»Wieso? Sie stellen doch die Personen zusammen. Die Verordnung legt ausdrücklich die tatsächliche Verantwortung in Ihre Hände. Wer denn sonst?«

»Nein, mein Herr. Die Verantwortung trägt die Behörde. *Sie* sind es, der bestimmt, nicht ich.«

»Ich weiß nicht, ob Sie sich nicht täuschen. Die Verordnung lässt Ihnen bei der Auswahl freie Hand. Sie schreibt sie Ihnen sogar vor, wenn ich recht unterrichtet bin.«

»Ja, es liegt ein solcher Befehl vor, das stimmt. Aber ich muss das abgrenzen, das hat mit den rein medizinischen Dingen, der Behandlung und so weiter nichts zu tun.« Bei dem Hin- und Herrücken der Blätter auf dem Tisch sind einige heruntergefallen; sie bleiben liegen. Der Professor wünscht sich weit weg. Vielleicht hat er sich schon zu sehr vorgewagt. Wer weiß, was noch kommen wird.

»An und für sich ist das keine Streitfrage. Sie geben mir die Liste, und damit geht mich das Weitere gar nichts an.«

Der Mann lenkt ein, spürt der andere. Nicht Sie sollten

das sagen, möchte er ihm klar machen – *mich* nämlich geht das gar nichts an, ich habe ja meinen Befehl – mit diesen Menschen weiß man niemals, wie man dran ist. Besser, an solchen Dingen nicht allzu viel zu rühren. Zur Geheimhaltung vorgeschrieben – aber wo sind die Grenzen? Seine beiden Assistentinnen, fällt ihm plötzlich ein, sind noch nicht vereidigt. Er hat keine Ahnung, wie ihm diese Menschen ins Haus gekommen sind. Er wendet sich jetzt an die beiden, die noch hinter ihm stehen wie die Salzsäulen, furchtbar, mit wem man heute alles zusammenarbeiten muss: »Sie haben doch die Fälle geprüft?«

Das Fräulein Doktor, die sich zuerst angeredet fühlt, nickt. »Und sie sind hier in den Laufzetteln beschrieben, nicht wahr?«

»Ja. Namen und der Einlieferungsbefund, soweit es angängig Diagnose, je nachdem, was die Eingelieferte an Papieren mitbekommen hat. Das ist dann hier auf dem Bogen vermerkt.«

Frau Dr. B. zieht einen der Bogen aus dem Stoß und reicht ihn dem Chef. »Es sind übrigens einige heruntergefallen.« Der Herr fischt das Papier zu sich heran und reicht es hinüber der Frau Doktor, die zu ordnen beginnt.

Der Professor blättert. Zu dem Beamten: »Da haben Sie das, was Sie wünschen. Wollen Sie, dass wir jeden einzelnen Fall näher durchgehen?«

»Ach« – eine unbestimmte Geste. Der Professor glaubt ihm anscheinend nicht. Ihm ist es wirklich ganz gleichgültig.

»Sehen Sie hier«, fährt dieser unbeirrt fort, »Krüger Franziska, 16 Jahre. Zur Beobachtung. Da liegt ein Schein vom Landgericht 11 bei. Rückfalldiebstahl, fällt auch unter die Paragrafen zum Schutz der Landesverteidigung. Eine Akte der Sicherheitspolizei, auf der Straße mit Männerbekanntschaften aufgegriffen, ausländische Arbeiter, Franzosen und Belgier, die Anzeige eines Feldwebels – ja, medizinisch kann ich daraus nichts entnehmen. Keine Familie, keine feste Wohnung – sehe ich hier, allerdings eine Mutter –« Der Herr nickt.

Die Frau Doktor ist an der Reihe. »Die Mutter war mehrere Male hier. Und hat gebeten, sie will das Mädchen zu sich nehmen.«

»Die Mutter ist in Arbeit?«

»Ja, ich glaube wohl. Aber ein Haufen Kinder. Das Mädchen ist die Älteste und nichts Besonderes zu finden. Eine gewisse natürliche Veranlagung zum Schwachsinn, willensschwach, schlechtes Erbgut, obwohl wir den Vater nicht kennen.«

»Also dieser Fall ist typisch für Absatz 3 der Verordnung: Personen, die unter Strafverfolgung fallen und zur Beobachtung eingeliefert sind.«

Der Professor sieht den Beamten bedeutsam an.

»Wir konnten sie auch nicht weggeben, ohne vorher bei der Behörde anzufragen«, fügt die Frau Doktor noch etwas zögernd hinzu.

Der Beamte fühlt sich angesprochen. Etwas weiß er auch über die Gesetze Bescheid. »Aber diese ... Krüger muss vorher der Strafvollzugsbehörde übergeben werden. Sonst kommt da eine Rückfrage.«

Hier kommen keine Rückfragen mehr, denkt der Professor, und mit weit ausholender Geste, einstudiert für das Katheder, kann er zur Antwort geben: »Aber bitte sehr, nehmen Sie die Person mit.«

»Ich? – Ich kann sie nicht mitnehmen.«

»Wir bestehen nicht darauf. Ich bin froh, wenn ich sie los bin.«

»Nein, nein.« Der Herr ist entschlossen, auf dem Boden der Tatsachen zu bleiben. Das Landgericht ist schon weg. »Ich weiß auch nicht, wo ich sie hinbringen soll.« Vorsicht heißt es jetzt, der Professor will ihm etwas aufladen.

»Wie Sie wünschen – und dann ist, wenn ich so gerade nach der Liste fortfahren darf, dieses Mädchen aus der Strafzelle 4. Sie erinnern sich, ein ziemlich unklarer Fall.«

Das Fräulein Doktor tritt jetzt vor und sucht einen Doppelbogen aus den Papieren heraus, den sie dem Chef überreicht. Sie wendet sich an den Professor unter betonter Beiseiteschiebung des Beamten in diesem vertraut abgrenzenden Ton, wie er unter Kollegen und engeren Mitarbeitern üblich ist: »Auch hier ist aus den beigelegten Schreiben eigentlich nichts ersichtlich. Hier ist die Einweisung der Dienststelle, daneben ein Befund des dortigen Arztes, aus dem hervorgeht, dass die Betreffende der Simulation verdächtig ist, immerhin wird aber auf einen Selbstmordversuch verwiesen. Die Kollegin hat zunächst auf rauschgiftsüchtig behandelt und eine entsprechende Entziehungsmethode angewandt. Aber ich habe das später nicht feststellen können, allgemeiner Verfall, sehr unruhig, das habe ich denn auch hier geschrieben.«

»Das war, weil die Kranke immer nach schmerzstillenden Mitteln verlangt hat«, wirft die Frau Doktor ein, »so hat es mir wenigstens die Oberschwester berichtet.«

Dieser Brief, denkt der Professor, wenn ich nur wüsste, um was es sich da im Einzelnen gehandelt hat – ich hatte sogleich das Gefühl, dass es mit diesem Brief noch Unannehmlichkeiten geben würde. »Ein Brief des Vaters, glaube ich, muss doch bei den Akten liegen«, wendet er sich an Frau B.

Diese zuckt die Achseln. »Wir haben hier keinen gesehen.«

»Doch –« Das Fräulein A. zieht die Behandlung des Falles jetzt auf sich.

»Der Vater ist einmal hier gewesen. Und er wollte Sie auch aufsuchen, Herr Professor. Er hat einen Brief dagelassen für die Tochter, der muss Ihnen in die Verwaltung hinübergebracht worden sein. Ich erinnere mich sehr gut. Primär scheint eine Leberaffektion vorzuliegen, Nervenüberreizung, vielleicht durch Überarbeitung – so etwas deutete auch der Vater an, aber wir haben uns noch nicht damit beschäftigen können. Nach den Berichten aus der Station zu urteilen, ist in den letzten Tagen eine Erschöpfung eingetreten, die möglicherweise eine Wendung zum Besseren verspricht.«

»Sie sehen«, greift der Professor den Faden auf, »wir tun, was wir können.« Dabei quält ihn der Gedanke an den Brief; was für ein Vater, Brief des Vaters, er weiß von einem Brief, den so ein Schriftsteller seiner Frau hat zustecken lassen, ein

Bekannter – eine verworrene Geschichte, sehr unzeitgemäß für diese Situation.

Wozu drehen sich diese sonderbaren Leute hier im Kreise – der Herr nickt dem Chefarzt zu, Ärzte – der eine sagt das, der andere jenes, und alle wissen sie nichts. Er hat keine Lust mehr, er verliert nur seine Zeit.

Der Professor lässt nicht nach. »Ich schlage vor, wir hören noch einmal die Schwester. Sie hat schließlich den unmittelbarsten Eindruck.« Er hat es sich zur Regel gemacht, an der Bezeichnung »Schwester« festzuhalten, obwohl es sich längst nur mehr um Aufwartefrauen handelt. Der Beamte kommt nicht dazu, den Vorschlag als überflüssig abzulehnen. Die Frau B. ist bereits an die Tür zu der Klingel gegangen und hat den Knopf gedrückt. »Das funktioniert also noch«, lenkt der Professor ab. Das Fräulein lächelt schwach. Der Sache muss ein Ende gemacht werden, fühlt der Beamte.

Er ist von seinem Hocker aufgestanden und tritt an den Tisch heran, hinter dem sich anscheinend der Professor verschanzen will. »Wissen Sie«, der Ton ist unwillkürlich gröber geworden, »das führt ja zu nichts. Geben Sie mir Ihre Papiere hier mit. Sie werden ja eine Sammelliste haben. Ich bin nicht der Fachmann. Ich verstehe davon nichts.«

»Es könnte doch sein – es gibt eben solche Grenzfälle, bei denen die Entscheidung schwieriger ist. Zum Beispiel ...«

»Ach was!« Die Unterbrechung ist jetzt reichlich grob geworden. Die Berufung des Arztes, einem dem Tode bereits Verfallenen wieder ins Leben zu verhelfen, ist ins Gegenteil verkehrt. Es wird notwendig sein, dem ärztlichen Stande wieder seine ursprünglichen Bedingungen zu gewinnen, später – zu erkämpfen, wenn dies erforderlich sein sollte. Darüber hat der Professor schon sprechen wollen im Kreise der Kollegen, andeuten wenigstens, dass man auch auf ihn wird zählen können, wenn erst einmal die Zeit wieder reifer sein wird. Sich aber jetzt anfahren lassen von so einem Menschen, sich in diese schiefe Situation noch hineinbringen lassen, hat er das nötig? Er ist sehr unzufrieden mit den beiden Assistentinnen, Weiberwirtschaft! Nichts ist präzise!

»Machen Sie weiter!«, herrscht er die Frau Doktor an, die in den Blättern gesucht und gesammelt und damit einen Augenblick aufgehört hat, den Professor fragend anzusehen. »Wir haben nur die eine Sammelliste.«

»Macht nichts«, stellt der Beamte fest. »Quittieren kann ich Ihnen auf jedem Fetzen Papier, oder?« Die Stimmung braucht nicht überspitzt zu werden. Mit einem Grinsen versucht er, in ein freundliches Fahrwasser zu lenken.

Die Wärterin Lisa ist eingetreten.

Das Fräulein Doktor fährt auf sie los: »Wie fühlt sich die Kranke auf 4?« Die Stimme hat einen schrillen Unterton. Nanu, denkt der Chefarzt und blickt überrascht auf.

Lisa sieht, sie soll vernommen werden. Das hat noch gefehlt. Sie hat ihre Arbeit zu machen, das andere ist nicht ihre Sache, geht sie nichts an. Sie schweigt und zuckt die Achseln.

»Ich meine«, bohrt das Fräulein weiter, »Sie müssen doch Ihre Beobachtungen gemacht haben. Haben Sie mit ihr gesprochen, hat sie zu Ihnen etwas gesagt, was haben Sie für einen allgemeinen Eindruck – so reden Sie doch!«

»Ich weiß nicht« – und nach einer längeren Pause: »wie immer ebent.« Der Professor wendet sich unwillig an die Assistentin: »Lassen wir die Frau.« Vollständig ungebildet, stellt er fest. Noch schöner, das so hinzustellen, als ob wir angewiesen wären auf die Beobachtungen von so einer Person.

»Natürlich hat sie gesprochen«, sagt Lisa. »Wie immer – sie will hinaus. Will bald das und jenes. Nichts Besonderes.« Sie möchte jetzt noch mehr sagen, es quillt und drängt, aber sie weiß, sie bringt es nicht heraus. Vor allem über den ganzen Betrieb, und was mit ihr werden soll – sie sieht sich wütend im Kreise um. Soll jeder sehen, wie er sich heute durchbringt.

Der Professor gibt ihr einen Wink. »Sie können wieder gehen. Das heißt, warten Sie auf mich, vorn an der Station. Ich komme noch durch, und Sie werden mir assistieren.«

Lisa geht geräuschvoll, sie schlägt die Tür hinter sich zu? – Nein, wie ein Schemen ist sie verschwunden.

»Wegen dieser Sammelliste«, wendet sich der Professor an

den Beamten, »leider haben wir nur dieses eine Exemplar«, er überreicht es ihm, »aber es sind nur die Zurückgebliebenen, andere sind nicht hier und kommen ja auch nicht infrage.«

»Eben.« Der Herr nimmt sich einen Zettel vom Tisch und schreibt darauf die Quittung.

Die beiden Assistentinnen geben sich einen Blick, einander abschätzend. Die Jüngere hat sich zu einem Entschluss durchgerungen, von der Anstrengung ist das Gesicht gerötet und ein wenig verzerrt – eine unschöne Person, fühlt der Chef, abstoßend –, sie wendet sich direkt an den Beamten, spricht ihn an. »Ich bin bereit, noch eine genauere Untersuchung zu machen. Ich denke, wir sollten nichts unversucht lassen in diesem Falle?«

Aber diesem ist längst die Geduld gerissen; wollen die hier mit ihm spielen – was soll das? »Schluss damit! Ich erinnere mich. Nicht transportfähig.«

»Nicht transportfähig –«, nickt der Professor. »Na also.«

»Ich meine aber doch ...«

»Was Sie meinen –«, ironisch schneidet ihr der Professor das Wort ab. Das Fräulein lächelt spitz, jedenfalls sieht es so aus; vielleicht verlegen und zugleich anmaßend. Die andere ist zum Schrank getreten und hat einen Kasten herausgezerrt. »Na, gehen Sie schon!« – als sie noch zögert. Der Professor gibt sich keine Mühe mehr, die wahre Meinung über seine Helferinnen zu verbergen. Auch auf den Abgang muss er bedacht sein. Und liebenswürdig fügt er zu dem Beamten hinzu, ganz Weltmann: »Also wollen wir gehen? Sie haben es sicher eilig. Ich begleite Sie bis zur äußeren Tür, die möglicherweise schon geschlossen ist.«

»Gehen wir«, nickt der Herr.

»Und dann noch rasch an die Arbeit. Ich habe auch noch drüben zu tun und bin etwas in Zeitnot –« Zufrieden nimmt er den Kasten unter den Arm.

»Tun Sie das, mein lieber Professor« – das sollte hell und kameradschaftlich klingen. Der Herr in Zivil versteht sich auf feine Lebensart. Der Herr schreitet voran, der Professor folgt – zur Tür hinaus.

Die beiden Assistentinnen stehen noch unschlüssig. Die Ältere ist dabei, sich den Kittel auszuziehen. Die andere will das Gleiche tun, sie hat die klemmende Schranktür aufgemacht, es gibt einen hässlichen knarrenden Laut; es wird, so still es ist, bis über den Hof zu hören sein.

Brüsk fährt sie die Kollegin an: »Gehen Sie weg?«, als diese den Kittel nicht in den Schrank hängt, sondern zusammenfaltet und einzuwickeln beginnt; so viel Papier ist noch auf dem Tisch übrig geblieben. »Genauso wie Sie«, gibt diese zur Antwort, »oder haben Sie andere Nachricht? Irgendetwas wird man uns doch mitteilen müssen.«

»Ich gehe jetzt rüber zur Verwaltung – wenn da überhaupt noch jemand ist.«

»Sicher.«

»Der gewillt ist, mit einem zu sprechen.«

»Ich gehe mit – die Abteilung 3 soll gestern nach Mariazell gegangen sein.«

»Die Unseren sind noch nicht verladen.«

»Verladen –? Was denken Sie – vielleicht sind sie bis zum Bahnhof gekommen, aber weiter nicht. Wenn sie Hunger spüren, werden sie sich schon verlaufen – und wenn sie Glück haben. Der Professor, höre ich, will nach Salzburg gehen mit der Universität.«

»Möglich.«

»Na, tun Sie nicht so geheimnisvoll. Haben Sie Pläne?«

»Nein.«

»Übrigens ganz vernünftig, dass Sie den Kittel gleich mitnehmen.«

»Soll ich das Zeug etwa hier lassen – das kann man gut gebrauchen, später einmal.« Sie ist jetzt fertig mit dem Einwickeln.

»Ich komme mit«, sagte die andere, »so warten Sie doch. Aber eigentlich möchte ich doch den Kittel noch anbehalten. Ich habe diesen Nachmittag noch Dienst, beinahe hätte ich es vergessen.«

»Sehen Sie – aber beeilen Sie sich.«

»Ich komme doch lieber vielleicht nicht mit. Der Chef

muss noch durchkommen, das heißt – nur auf einen Sprung mit hinüber …«

Die Frau Doktor steht schon an der Tür.

Jede von ihnen hatte das Schicksal dieser armen gequälten Menschenwesen für einen Augenblick in der Hand. Es bedurfte keines Entschlusses, keiner Verantwortung, keines Opfers – ein einfacher Strich, niemand kümmert sich darum, niemand wird je danach fragen. Der Augenblick ging vorüber, war vorübergegangen.

Unterwegs: »Aber, Fräulein Doktor, das war vorhin nicht schön, wie Sie mich vor dem Beamten blamiert haben.«

»Wieso denn –« Sie ist wieder rot angelaufen.

»Das wissen Sie doch ebenso gut wie ich. Aber auf was haben *Sie* denn behandelt?«

»Frau Doktor, ich habe ja überhaupt nicht behandelt.«

»Eben – das wollte ich nur sagen.«

»Soll das ein Vorwurf sein?«

»Nein – uns wird man nichts vorwerfen.«

Ist das Bosheit, denkt die andere, offener Hohn – dieses stille gedrückte Wesen, sie hat der Kollegin viel zu wenig auf die Finger gesehen.

Die Frau Doktor ist gegangen; ohne Gruß. Sie möchte ihr noch etwas nachrufen, das sie treffen wird – aber das bleibt noch vorbehalten, für später; so eine verrückte Person, einfach die Nerven zu verlieren und davonzulaufen. Wenn der Chef nicht so zugeknöpft wäre, könnte sie mit ihm darüber sprechen … So aber tritt Sie ans Fenster und macht die Verschalung auf, beugt sich hinaus – heute, bis jetzt, noch kein Fliegeralarm.

Auch der Beamte, der den Professor an der Tür endlich abgeschüttelt hat, ist jetzt nicht empfänglich für die Mitteilungsbedürfnisse eines andern, beschäftigt sich mit dem Ausbleiben des Alarms. Sind die Russen schon so nahe? Politische Gedanken hat er sich abgewöhnt. Auf der versprochenen Wohnungszuteilung wird er allerdings bestehen, es sind noch genug Kandidaten in der Stadt, die man hinaussetzen kann. Vorerst wird er dem großen Auszug folgen, die Dienststelle ist inzwischen auf mehrere Stellen weiter ins

Innere aufgeteilt. Die Frau mit den drei kleinsten Kindern muss in Marsch gesetzt werden. Es ist Zeit – er muss sich den Mut nehmen, noch heute mit dem Inspektor zu sprechen. Dessen Frau ist schon seit Wochen weg – zu Besuch bei Verwandten. Spindler – gut, dass er sich dem Professor nicht erst vorgestellt hat, nur den Ausweis hingehalten – muss unwillkürlich grinsen, ganz unvorschriftsmäßig.

Auf dem freien Gelände außerhalb des Krankenhausareals sind die Schuttmassen der dort zusammengestürzten Häuser von den ungarischen Juden bereits weggeräumt. Vor dem Eingang zum öffentlichen Luftschutzbunker drängt sich dort das Volk herum, obwohl es verboten ist. Frauen stehen mit kleinen Kindern auf dem Arm, zerlumpte alte Männer, junge Burschen lümmeln am Eingang – Spindler schüttelt den Kopf. Ein Erfolg versprechendes Arbeitsfeld – aber aus dem Straßendienst ist er glücklicherweise herausgezogen; nur keine überflüssige Arbeit.

In die Maschine hineingeraten –

Dagny, wie ist denn das so weit gekommen?

Es ist eben – ich konnte mich nicht länger mehr halten. Ich war immer allein, mit wem hätte ich sprechen, an wen mich halten sollen ... Die Kranke hat sich aufgerichtet, in Zelle 4 Station VI des Allgemeinen Krankenhauses in Wien und scheucht eine Wolke schwerer und drohender Gedanken von sich.

»Es ist ja auch nichts weiter. Ein Rückfall, im Abklingen.« Wäre jemand anwesend, der ihr zuhören würde, dem würde sie sagen, nicht in diesem Jahr, vorher schon ist die Krise gewesen. Und diese hat sie schließlich glücklich überwunden.

Vor Monaten noch hat es ihr geradezu Spaß gemacht, die einzelnen Stufen zu skizzieren. Sie hat es aufgeschrieben und, wahr oder nicht, sie hat manchmal laut dabei herauslachen müssen.

»Als der Krieg sich in die Länge zu ziehen begann, ist mir eine Stelle in einem der großen Nachrichtenbüros zugewiesen worden, als Stenotypistin. Ursprünglich hatte diese Beschäftigung als Vertrauensstellung gegolten. Im Laufe der Jahre aber waren die Arbeitskräfte knapper geworden. Es wurde rasche Auffassungsgabe und eine vollkommene Beherrschung der Stenografie zur Aufnahme der Telefonate verlangt, sodass auf die politische Einstellung, Herkunft und Familie kein Gewicht mehr gelegt wurde; durch die Fliegeralarme und die schlechten Verkehrsverbindungen war die Arbeitszeit praktisch unbegrenzt. Die Mädchen, die zum Stammpersonal gehört hatten, sind zu Sekretärinnen der Arbeitsleitung aufgerückt oder versetzt auf einige ruhigere Ausweichstellen. Schon sehr früh hatte der Zug aufs Land, in die Berge eingesetzt. Die Auslandsposten sind doppelt und dreifach beschickt, die Korrespondenten nahmen ihre Sekretärinnen mit, verheiratet aus Zweckmäßigkeitsgründen und auf Zeit.

Das hinderte nicht, dass trotzdem der Betrieb im Zentralbüro immer größere Ausmaße angenommen hatte, jeder Dienst wurde in mehrfachen Varianten geliefert, es kamen die Sonderdienste auf für die Wirtschaftsinteressenten, einzeln und in Gruppen, für die Behörden, für die Führungsstäbe und die Polizei, parteibetont, politisch farblos und oppositionell gefärbt. Daneben die Dienste ins Ausland, in die besetzten Gebiete, ebenfalls verschieden gegliedert und serviert, auch ins feindliche Ausland über eigene Zwischenstellen und Gesellschaften, oft nur eine Nummer des Telefonapparates – eine außerordentlich komplizierte Maschinerie für den ersten Blick – im Wesentlichen aber nur für die Expedition, denn das Material floss aus einer Quelle und wurde nur verschieden dosiert.

Kompliziert – das ist verwickelt und in unzählige durcheinanderlaufende Nebenaufgaben gespalten wie das Amt, das die Arbeitskräfte zu schaffen hatte; aber nicht undurchsichtig. Wer sich auskennt, kann sich der Drohung, in die Fabrik gesteckt zu werden, entziehen. Für so viele ist es eine Drohung, am Fließband oder am Säurebottich zu stehen, sie haben keine richtige Vorstellung davon, schmutzige Arbeit, keine Pflege, die Mädchen in Baracken untergebracht. Lieber im Beruf bleiben, denn die Drohung gilt nur für die Widerspenstigen. Es braucht nicht betont zu werden, dass alle Posten mit leichteren Arbeitsbedingungen besetzt und in festen Händen waren. Eine Schicht von Tausenden und Hunderttausenden – und doch wie ein geschlossener Kreis, der nicht so leicht zu durchbrechen war. Manchmal, wie die Luftblase im gärenden Teig, öffnete sich ein Loch; man musste Glück haben und Beziehung, um hineinzuschlüpfen.«

»Dagny schien das gelungen zu sein. Sie war bei einer Filmgesellschaft beschäftigt gewesen, in der Vertriebsabteilung. Die Gesellschaft hatte einen leitenden Mann abgeben müssen, der die Beziehungen zum Propagandaministerium vielseitig zu betreuen verstand, Geld, Manuskripte, Darsteller und das Atelier. Ohne diesen Mann – bisher glaubten die Hintermänner im Schatten zu bleiben, vielseitiger Schatten, kriegswichtig und mächtiger Gewinn – sahen sie sich plötzlich vor der Notwendigkeit, ins Helle zu rücken; die Gesellschaft trat in die Liquidation. Sie zerstreuten sich in bessere Deckung. Dagny kam vors Arbeitsamt. Damals hatten sie gerade ein Mädchen kennengelernt, eine Kollegin – Dagny und ihr Freund, mit dem sie im gemeinsamen Haushalt lebte.

Der Freund – früher in einem Reisebüro beschäftigt, war bisher von Nutzen gewesen, Besitzer einer Segeljolle. Allerdings der einzige Wert, sonst gut aussehend. Sie kamen gut miteinander aus. Sonntags gingen sie auf Segelfahrt. Dort hatte sich das Mädchen ihnen angeschlossen. Und dem Mädchen gefiel der Freund ausnehmend gut.

Sie hatte in dem vorerwähnten Nachrichtenbüro eine Stelle. Es traf sich, sie wusste für Dagnys Schwierigkeiten sofort Rat. Dem Personal war gerade mitgeteilt worden, dass dieses Jahr auf Urlaub nicht zu rechnen sei, es fehlt die Ersatzkraft. Wenn sie Dagny hineinbringt, wird sie selbst Urlaub bekommen, oder außerdem die beiden enger an sich binden. Dagny war damit zufrieden, die eigenen Beziehungen zu dem Freund sind schon manchmal recht lästig geworden. So wechselt sie in das Nachrichtenbüro ohne Schwierigkeiten.

Die Erfassung über das Arbeitsamt regelte sich von selbst, Angelegenheit des Personalchefs.

Die Darstellung ist etwas grob, nicht wahr?

Es war eine Zeit, die keine Bedenken kennt. Dagny war zudem hereingefallen. Wochenweise wechselnd Tages- oder Nachtdienst, wobei es sich ergibt, dass sie meist sowieso gezwungen ist, im Luftschutzkeller des Bürohauses zu schlafen; die Angestellten haben dort ihre besondere Ecke. Wird sie so viel Geld verdienen, sich ein eigenes Heim zu schaffen, das ist ihre Sorge; sehr zur Unzeit, wo ringsum die Heime zerstört werden. Der Freund ist völlig auf ihren Verdienst angewiesen. Solange er sich drehen kann, ohne unter die Lupe der Behörde zu geraten, scheint er gesichert. Die Kolleginnen von Dagny machen sich einen Spaß daraus, die Sache in die Hand zu nehmen, und tatsächlich – der junge Mann wird als Volontär in den Betrieb aufgenommen. Er hat Zeitungen zu lesen, auszuschneiden, mit Hinweisen zu versehen, die tägliche Propagandaliteratur des befreundeten und feindlichen Auslandes, in Sprachen, die er nur im Erraten versteht, das ist die Aufgabe eines Anwärters. Man nimmt bereits ohne Weiteres an, dass er mehrere Sprachen spricht, der Mann hat es auch nicht ohne Weiteres verneint. Jetzt kann er sich üben. Es herrscht eine stille Übereinkunft im Hause, ihm zu helfen, wo es nur geht – eine Abwechselung, hat auch seine komischen Seiten, über die man lachen kann, die untere Schicht wenigstens.

Darin liegt etwas, schreibt Dagny, von einem Protest nach oben. Es ist billig, und man setzt sich nicht einer Gefährdung aus. Wäre ein Fremder in den Maschinensaal eingetreten, an dessen Längswänden die Telefonkojen aufgebaut sind, auf einem Podium der Tisch mit dem Dienstleiter, dahinter die Tafel mit den Telefonzeichen, nach Ländern, Städten und Abonnenten, Empfang und Sendung geordnet – natürlich ein völlig Fremder, einer aus der anderen sagenhaften Zeit, er hätte über die Organisation, das zweckmäßige Erfassen und Verteilen, den Arbeitseifer, die umfassende Intelligenz nicht genug in Verwunderung geraten können. Ein Einheimischer, nicht nur etwa aus der gleichen

Branche – er brauchte nur mit etwas zu tun zu haben, was statistisch erfasst und als kriegswichtig klassifiziert ist, wusste Bescheid. Es war alles Leerlauf, eine ungeheure Seifenblase und ein grotesk anmutendes Meisterwerk von Selbstbetrug. Berichtet wurde von Ost und West, Norden und Süden und allen den Apparat erreichbaren Plätzen der Welt, was schon vorher auf dem Kurierwege in bestimmten Anweisungen nach drüben gegeben worden war. Alle Ereignisse sind schon vorher geschehen und zum Geschehen gebracht worden in der Nachrichtenstelle eines Führungsstabes, am Schreibtisch in Paragrafen gebracht und nach den besonderen Umständen abgestuft. Mit Buchstaben und Ziffern in Anweisungen niedergelegt. Dann kamen sie in das Verteilersystem – die Vorverteilung, das ist die Nachrichtenagentur. Sie werden auseinandergezogen wie die durchgeknetete Teigmasse, bis sich der Hohlraum bildet, das Ereignis, die Kritik, der Stoß, der die Welt aus den Angeln heben soll. Um diesen gruppiert sich die Meldung, der Bericht und die öffentliche Meinung. Unvorhergesehenes war ausgeschlossen, nicht nur überflüssig, sondern schädlich, es hätte für den Berichterstatter schlimme Folgen haben können. Gegen Ablauf des Krieges waren daher die Agenturen auch hinreichend verdächtig. So sind die Organisationsfehler im Apparat entstanden. Die Maschine lief sehr bald mit Nebengeräuschen. Nur wer die Hände in den Schoß legte, war einigermaßen sicher. So erklärt sich auch das pomphafte Auftreten der deutschen Auslandskorrespondenten. Sie hatten ihre vorgeschriebene Bedeutung, und je geringer diese war, umso mehr Geld; sie hatten nichts zu tun.«

Ich will mich aber nicht in Einzelheiten einlassen. Ich brauche die Aufzeichnung des Apparates nur für die Schilderung der Atmosphäre, in der die Arbeit vonstatten ging.

»Der Sache nach; das Persönliche ist davon beeindruckt und abhängig. Es wäre ein Irrtum, aus dem Verhalten gegen den sprachenunkundigen Anwärter etwa schließen zu wollen, die Angestellten hätten untereinander sich einer besonderen Kameradschaftlichkeit befleißigt; im Gegenteil – es diente dazu, die Unkameradschaftlichkeit zu verdecken.

Jeder trug seinen eigenen der Anlage entsprechenden Selbstbetrug mit sich herum. Jeder war vor dem anderen abgeschlossen. Die persönlichen Gespräche waren von einer brutalen Uninteressiertheit. Lief mal eine persönliche Note unter, so war sie lauernd und abschätzend, mit Sicherheit falsch. Keiner kannte den anderen, keiner wollte den anderen kennenlernen, und jeder hätte es sich verbeten, nach seinen persönlichen Lebensverhältnissen gefragt und angesprochen zu werden. Es gab trotzdem so etwas wie Vermutungen und Kombinationen, aus dem Mosaik gelegentlicher unbeherrschter Äußerungen zusammengesetzt, die genauestens registriert wurden. Sie werden aber nur herangezogen, um dem Betreffenden zu schaden, falls er den eigenen Interessen im Wege stehen würde – ihn zu verdächtigen, nicht das zu sein, was er vorgibt, mit dem zynischen Unterton, schließlich ist dies auch sein gutes Recht. Erreicht wurde, dass tatsächlich die Leute außerhalb des Büros einander mieden, keiner kümmerte sich um die privaten Verhältnisse des anderen, bestimmt nicht darum, was der andere tut, sobald er das Haus verlässt. Einig waren sie sich darin, dem anderen keinen Vorsprung zu lassen, keine Erleichterung zu gönnen, keine Bevorzugung zuzulassen. Dafür war jedes Mittel recht. Einig waren sie sich darin, sich über ihre Arbeit, über den nächsten Vorgesetzten, über die leitende Schicht lustig zu machen.

Auch Leute mit langjähriger Vorbereitung und Schulung auf dem Gebiete des Korrespondenzwesens hätten Zweck und Inhalt des so aufgeblasenen Nachrichtenapparates nicht mehr verstanden. Ich glaube nicht, dass es auch nur eine einzige Angestellte gegeben hat, die sich für den unaufhörlich anschwellenden Strom von Berichten und Richtlinien, Telefonogrammen und Blitzmeldungen interessiert, die sich auch nur einen Gedanken darüber gemacht hätte. Es sollte wohl so etwas geben, eine herrschende Partei, den Nationalsozialismus im öffentlichen und privaten Leben, denn die Zeitungen schreiben davon; aber es wäre vergebliche Mühe gewesen, nach einem zu suchen, der sich nun wirklich dazu bekennt; wenigstens in dieser Schicht. Dabei gab es sicherlich welche, die bei der Partei als Mitglieder eingeschrieben waren; manche, die es von sich behaupteten, waren es nicht. Natürlich, es gab Fragebogen beim Personalchef, die auszufüllen waren. Es gab auch eine Organisationszelle, die ständigen Verschiebungen aber, durch Einziehungen und drohende Auskämmungen bedingt, hatten diese Form von Erfassung längst unwirksam gemacht. Es war wie mit den kleinen bunten Lampen auf dem Brett hinter dem Tisch des Dienstleiters – sie leuchteten auf, aber sie stimmten nicht mehr, weder nach der Zeit noch nach Person und Ort.

Wo waren denn die Anhänger der Partei, die dem äußeren Leben ihren Stempel aufdrückte – ? Es gehörte zum guten Ton, darüber nicht zu sprechen. Sie waren überall und nirgends. Da war z. B. der Luftschutzwart des großen Bürohauses, der nebenbei mir, als meine Stadtwohnung ausgebombt worden war, ein Zimmer am Rande der Stadt in einer der Arbeitersiedlungen verschafft hatte. Er trieb die Leute unerbittlich in den Keller, er denunzierte die Säumigen, er duldete keine die Partei herabsetzenden Gespräche. Es ging in dem Keller zu wie in der Schule, wenn die ungezogenen Kinder geduckt werden und vor dem gestrengen Herrn Lehrer zittern; keiner war ausgenommen, auch der Direktor mit den guten Beziehungen nicht. Der Mann führte ein reines Schreckensregiment, alle hatten Angst vor ihm – der echte Nationalsozialist, vom Scheitel bis zur Sohle. Eines Tages war er verschwunden; verhaftet, er hatte kommunistische Flugblätter verteilt. Sein wahres Arbeitsfeld war in einem anderen Stadtviertel gelegen.

Den zynischen Bemerkungen nach zu urteilen über die Amtswalter der Bewegung vom Blockwart bis zu den Spitzen, musste ein Missverständnis vorgelegen haben, dass die Partei ans Ruder kam, Gleichgültigkeit und ein Gutteil Schadenfreude, soweit man überhaupt bei dem einzelnen politisches Verständnis voraussetzen konnte. Die meisten von den Zwanzigern aufwärts hatten weder politische Erziehung noch Verständnis und noch weniger den ernsten Willen, sich darum zu bemühen.

Stellung und Einschätzung regelte sich nach dem Nachbarn, nach dem Nebenmann im Glied, nach Launen für oder gegen, je nachdem, was man von dem anderen erwartete. Was sonst noch geschieht, das ist mehr eine Marotte von einigen wenigen, die es besser wissen wollen meinetwegen, solange der Einzelne nicht direkt davon betroffen wird. Es wurde zu einem für alle verbindlichen Lebensgesetz, draußen zu bleiben, nicht davon betroffen zu werden. Wen es dann erwischte, der hatte es scheinbar verdient, helfen konnte man so einem Menschen dann sowieso nicht. Von der Rassenfrage z. B. hatte diese Schicht der Bevölkerung, die bei Weitem überwiegende, kaum bisher etwas gehört. Jetzt, wo die Frage zu einem politischen Problem geworden war, rechnete es sich jeder als persönliches Verdienst an, nicht zu derjenigen Rasse oder Weltanschauung zu gehören, die verfolgt wurde und anscheinend zur Ausrottung bestimmt war. Die persönliche Leistung, nicht dazuzugehören, war eigentlich schon genug.«

War von diesen Menschen ein Widerstand gegen das Regime zu erwarten? Jeder Mensch lebt nach seiner eigenen Zeit, außen wie nach innen. Die Anpassung hat das Bewusstsein getrügt und das Gefühl der Selbstverantwortung zu einer Konvention herabgesetzt. Nichts gelernt und nichts behalten von dem Wert der Person und dem des eigenen Ich, lebten diese Menschen nach eigenen Bedingungen, kaum erfassbar für das Gesetz der Partei, ohne ein anderes Ziel als dieses, sich im Dasein zu behaupten. –

Dagny – mittelgroß, blond

Breitflächiges Gesicht, veränderlich, unsicher im Auftreten, schüchtern, wenn die andern nicht hinsehen – eher schlank.

Das junge Mädchen, von dem ich erzähle, ist gegen Mitte des Ersten Weltkrieges geboren. Nicht gerade mit freudigen Erwartungen von den Eltern aufgenommen. Die Eltern standen nicht gut miteinander. Beide sehr unduldsam, der Vater wirtschaftlich und beruflich ohne festen Boden, die Mutter einer damals in Mode gekommenen Anschauung huldigend, der Mann bediene sich der Familie zur Zerstörung der Individualität – daher frei von dem Zwang der Ehe und los vom Mann, ohne indessen etwas aufzugeben, weder die Ehe noch die Bemühungen ein Heim zu schaffen. Es reichte nur insoweit, dass immer wieder in Ausbrüchen von hysterischer Leidenschaftlichkeit, der jedes tiefere Verständnis füreinander zu fehlen schien, dasjenige zerstört wurde, was soeben aufgebaut worden war, und dann fingen sie wieder von vorne an.

Der Mann war dieser Theorie eher abgeneigt. Trotzdem war er es indessen, der die praktischen Auswirkungen ruhiger hinnahm, aus Bequemlichkeit und aus Trotz. Der Ausbruch des ersten Krieges war eine erwünschte Gelegenheit, das bisherige Zusammenleben, das Zusammengekettetsein, zu lösen. Der Mann meldete sich freiwillig, um bald zu erkennen, dass er, um einer Belastung zu entgehen, nur eine noch größere eingetauscht hatte. An der Front draußen angekommen, war der Trotz bald zusammengebrochen. Der Mann wurde krank oder ließ sich krankschreiben, entfernte sich aus dem Lazarett und fuhr nach Hause – die Flucht, im Wesentlichen die Flucht vor sich selbst, zur politischen Heldentat umgemünzt.

Für die Frau war das eine harte Belastungsprobe. Sollte sie den Mann halten, sollte sie ihn irgendwo unterbringen, so würde dies das Ende ihrer vermeintlichen Unabhängigkeit bedeuten. Sie hatte es auf sich genommen, mehr aus Instinkt als in berechnender Vorausschau. Indessen wurde der Mann verhaftet und vor ein Kriegsgericht gestellt. Durch Intervention literarischer Freunde – so etwas gab es damals noch – entkam er einem Urteilsspruch und wurde entlassen, geistige Verwirrung, Anlage zur manischen Melancholie; entlassen nach Hause. Die Frau, in ihrer Überzeugung ein Opfer zu bringen, sah sich enttäuscht und beschämt. Sie hatte bereits einen anderen Mann ins Haus genommen, in Anlage ähnlich wie der erste, aber weicher und gebildeter, mehr ausgeglichen und zudem als feindlicher Ausländer verfolgt. Dieser hielt es für seine Aufgabe, die Eheleute wieder zusammenzubringen. Es hatte auch nicht schwer gehalten. Die mehrmonatige Einzelhaft im militärischen Untersuchungsgefängnis war ein günstiger Boden gewesen für romantische Vorstellungen von Wiedervereinigung, Entgegenkommen und einer gewissen Zärtlichkeit. Als Ergebnis dieser Wiedervereinigung, in der Atmosphäre von Hoffnung und guten Vorsätzen, erblickte Dagny das Licht der Welt.

Sie war bereits zu spät gekommen. Längst waren diese Vorsätze verlassen und hatten einer tiefen Verstimmung und Gleichgültigkeit Platz gemacht. Die knappen materiellen Verhältnisse, die früher oftmals Grund für Streitigkeiten gewesen waren, hatten sich im Kriege rasch verbessert. Die beiden waren bereits so weit, sich nachtragend ihre gegenseitigen Beleidigungen vorzurechnen, sie hatten sich manchmal nicht verstanden, und der Mann wollte auch jetzt nicht mehr verstehen, hochmütig, eitel und gekränkt, im Bewusstsein einer gewissen Minderwertigkeit. Beide hatten wie schon gesagt keine Geduld, geringe Achtung voreinander und sehr wenig Einsicht in die Bestimmung zur gegenseitigen Verantwortung! Als das Kind geboren wurde, hatte es der Vater nicht für nötig gefunden, zur Klinik zu gehen; telefonische Verständigung genügte. Er bereitete auch nichts für das neue Heim vor. Unter dem Arm das Paket, in dem das Kind eingewickelt war, fuhr die Mutter aus der Klinik mit der Straßenbahn in die Vorstadt, wo noch zu guter Letzt eine Wohnung gefunden worden war.

Die Zärtlichkeit einer Mutter kann man nicht nach den äußeren Formen messen. Wenn das Flaschenkind schreit, so wird die Mutter unruhig. Sicherlich fehlt etwas der Kleinen, tut weh – und zu der Ungeduld gesellt sich die Angst, etwas zu versäumen, falsch zu machen, und die Gewissheit, den Bedürfnissen des Kindes nicht gewachsen zu sein.

In der Wiege ist der Mensch noch so winzig, der Kopf ist einmal zu groß, dann wieder zu klein, und die Form der Nase entspricht nicht dem Bild einer verschwommenen Vorstellung von Ebenmaß und Schönheit; und immer ist das Kind nass, es gehorcht nicht, es hat die Augen offen und sieht nicht, es schreit. Die Jahre, die noch darüber hingehen werden, scheinen kaum zu tragen. Die Mutter war grob zu dem Kind, weil sie auch grob und böse zu sich selbst war. Der Blick aus verschütteter Sorge heraus, mit dem sie das Kind betrachtet, wird lauernd und zornig und lässt das Kindwesen erschrecken. Es schreit noch mehr. Das Kind wird hochgehoben und hin- und hergetragen, geschüttelt, der Mund wird zugestopft. Die Weiterfolge: Sie will es erzwingen, dass die Kleine still wird. Die Mutter ist schon am Ende der Kraft, sie kann sich kaum mehr beherrschen, dass sie dem Kind nicht ein Leid antut. Es würgt in der Kehle, sie wird selbst anfangen zu schreien, lässt alles stehen und liegen und stürzt aus dem Zimmer; nur weg, ehe ein Unglück geschieht. Sie erinnert sich jetzt, dass man sie genauso behandelt hat, ohne behutsame Liebe. Auch ihre Mutter wird grob gewesen sein, auch diese musste mit dem Kind nichts anzufangen gewusst haben, eine Last, und nebenher die Scham, sich das einzugestehen.

Der Mann steht und spricht nicht mit ihr. Er ist auf der Lauer. Er wird den Hut nehmen, weggehen und sie allein lassen. In der aufsteigenden Wut beginnt sie zu schimpfen, das Kind schreit.

Mag es wohl allenthalben so sein, bei Dagny war es besonders schlimm. Sie bekam Krämpfe. Sie begann zu schreien, die Glieder verzerrten sich und wurden steif, das Gesicht lief blau an, sobald die Mutter sich nur näherte. Die Großmutter wurde zu Hilfe gerufen. Sie brachte den ganzen Hausstand mit, aus einer kleinen Stadt in der Provinz, wohin sie die Frau abgeschoben hatte. »Ich kann dieses Weib nicht mehr sehen. Ich habe gehofft, dass sie mir nie mehr unter die Augen kommt.« Die Atmosphäre dieser Familie war nicht günstig.

Um keine Einzelheit in dem Netzwerk dieser Atmosphäre wegzulassen, in die das Kind mit seinen ersten Eindrücken hineinwachsen sollte, muss erwähnt werden, dass der Mann, wenn auch gelegentlich empfindsam berührt, teilnahmslos dieser Entwicklung zusah. Er suchte sich zu beweisen, dass ihre Ehe bereits zerstört, der Zusammenhang nur noch ein künstlicher war, und dass die Frau entsprechend ihrer Lebensauffassung aufhören sollte, von ihm mehr zu erwarten als den notwendigsten materiellen Rückhalt für das Kind. Denn inzwischen hatte er den Werbungen einer anderen Frau nachgegeben, jetzt sich erst bewusst geworden, seiner gekränkten Eitelkeit etwas zugutehalten zu sollen. Die Frau dagegen glaubte darüber hinwegsehen zu können, enttäuscht, verängstigt und erschreckt – jetzt würden sie doch erst zueinander gehören! Man hätte sich früher aussprechen sollen, sie wird sich die Mühe geben, sie hat vieles gelernt. Der Mann will nicht und täuscht eine Überlegenheit vor, die nichts anderes ist als Rache, Erfassung der günstigsten Situation, die Frau zu treffen. So zog sich das einige Wochen hin. Der Mann nahm die andere Frau ins Haus. Nach außen schien alles glatt zu verlaufen, in Wirklichkeit schwelte die Auseinandersetzung unter der Oberfläche, die Loslösung – der Mann bereit, jedes Mittel anzuwenden, gestützt auf das Entscheidende, das Geld. Es gab Streit, Beschimpfungen, kalt berechnend und böse. Die Liebe einer Frau ist in der Sprache nur ungenau zu erfassen. Sie legt weniger Wert auf die Bedeutung der Worte, sie wechselt die Formen – nur wer die gleiche Liebe entgegenbringt, spricht die gleiche Sprache. Der Mann wollte nicht mehr. Der Schock für die Frau war von dem Ausmaß einer Katastrophe, über Nacht stürzte eine Welt zusammen. Die Erkenntnis, allein zu sein, ist ein Gift, das sich einfrisst, und von dem diese Frau sich nicht mehr erholt hat. Obwohl – und gilt für den Durchschnitt, das Ende nicht unerwartet hätte sein dürfen.

Andere Kinder werden behutsam betreut, Streitigkeiten lösen sich auf, Gegensätze glätten sich. Über diesem Kind aber wurde der Streit, die Loslösung in allen diesen vergifteten Begleiterscheinungen ausgetragen. Dagny wuchs nicht nur hinein, sondern sie lebte damit zusammen; es wurde der Gegenstand des sich bildenden Bewusstseins. Vater und Mutter – sie sind vorhanden, die Großmutter spricht davon, und sie selbst kann danach fragen, aber sie sieht sie nicht, sie sieht sie auch nicht zusammen. Sie lernt bald, dass sie

Fremde und sich selbst auch fremd sind. Das Kind lebt bei der Großmutter. Mit einer gewaltigen Kraftanstrengung hatte die Mutter das Kind halten wollen, dem Manne ihre Liebe beweisen. Wie bei allem, was gequält für sich allein im Raum steht, war diese seelische Reaktion in das Gegenteil umgeschlagen – die Nachbarn haben sich eingemischt, sie hätte das Kind geschlagen, in der unflätigsten Weise einen harmlosen Postboten beschimpft, der gerade vorbeigekommen –, hat gut zureden wollen, überhaupt die unklaren und zweideutigen Verhältnisse in dieser Familie ... genug, die Beteiligten waren mehr fluchtartig auseinandergestoben, jeder für sich; die Großmutter nahm das Kind mit. Wieder zurück in ihre Heimat. Der Vater wird Geld schicken. Die Mutter vorläufig noch, irrt in der Welt, begleitet von Abenteurern, die ersten Jahre der Nachkriegszeit.

Dagny war bei der Großmutter aufgewachsen. Wann ist ein Kind dem Erwachsenen eine Last –? Die Grenzen verwischen sich, die zärtlichste Betreuung kann in der Wandlung eines Augenblicks der betreuenden Person zur unerträglichen Last werden, den Launen der Unzufriedenheit unterworfen. Und die alte Frau war sehr wandelbar. Sie hatte selbst ein Kind in die Welt gesetzt, das unerwünscht gekommen war, ohne Vater. Mit geringen Abweichungen wiederholt sich alles. Wie hat sie sich um die Heranwachsende gemüht und gesorgt, und diese ist bald ihre eigenen Wege gegangen, und sie selbst – Dank hat sie nicht geerntet. Einem Mann hat sie damals die Wirtschaft geführt, der den Vater nicht hat ersetzen können. Es war nur natürlich, dass sie die Tochter früh aus dem Hause geben musste, ein Heim konnte sie nicht bieten. Wieder ist es so gekommen. Die Tochter hat es jetzt am eigenen Leibe erlebt, und sie hätte es besser haben können – ist sie der Meinung, und sie selbst auch. Auf die Mutter hat sie nicht gehört. Wenn es mit diesem Manne nicht gegangen wäre, findet sich ein anderer, sie würde den beiden die Wirtschaft geführt haben, eine alte Frau, die nichts mehr zu erwarten hat im Leben; kümmerlich von dem lebt, was man ihr gnädig zuschickt. Hochfahrend ist sie geblieben, die Tochter, und auch der Mann, der es nicht verdient hätte, dass die Tochter sich ihm an den Hals geworfen hat...

Andere Kinder werden in den Schlaf gesungen. Die Großmutter weiß Märchen zu erzählen. Was dann die Erinnerung formt, ist eine süße Begleitmusik im Unterton des ganzen Lebens. Dagny bekam nur die Klagen zu hören, die Beschuldigungen. Sie nahm Teil an den Ängsten zu jeder Monatswende, ob die Unterstützung auch rechtzeitig eintreffen würde. Die Großmutter bewohnte Stube und Küche im Dachgeschoss eines kleinen Hauses, das einem Schuster gehörte, der mit der Familie die unteren Räume innehatte. Der Schuster, die Frau und ein größerer Junge, der beim Vater die Lehre durchmachen sollte, aber immer weglief – das war ihre Welt. Dann waren noch der Bäcker und der Fleischer in derselben Straße, bei denen die Großmutter meist in Schulden war, und die es oft besser war, nicht aufzusuchen. Überhaupt durfte sie nicht auf die Straße – die Leute sind neugierig und fragen dich aus, was brauchen sie alles zu wissen. Mit der Schusterfamilie war es etwas anderes. Dort hatte man Verständnis für die Verhältnisse. Die Großmutter konnte auch die Miete schuldig bleiben und hier und da auch mal Geld borgen, wenn gerade die Eltern in großer Sorge waren um den Jungen; in solchen Tagen pflegen die Menschen dem fremden Unglück gegenüber weichherziger zu sein.

In diesem Jahre, bis das Kind reifer zu werden beginnt, ereignet sich nichts, was des Erinnerns wert wäre. Der wahre Inhalt eines Erlebnisses, die Form, in der die Umwelt sichtbar wird und aufgenommen werden muss, ist bei allen Kindern ungefähr die gleiche. Der Unterschied liegt nur darin, welche Umwelt, das Behutsam-Ausgleichende oder das Unausgeglichene in brutaler Schärfe, die Mängel und das Fehlende. Und doch hatte sich ein Ereignis zugetragen, das in seiner vollen Bedeutung erst viel später erkennbar sein würde. Die Mutter war schon früher hin und wieder als Besuch aufgetaucht. Sie hatte den Eindruck hinterlassen einer feinen Dame, einer großen und unabhängigen Persönlichkeit, nach Meinung der einen, im Verkehr mit künstlerischen Kreisen, andere hielten sie selbst für eine Künstlerin, der Mann soll eine Rolle in der Politik spielen; wieder andere wussten, dass sie vom Theater war, der Mann soll Schriftsteller sein – und alles, was sich in einer kleinen Stadt von dem Bedeutenden und Geheimnisvollen der Welt draußen in der Vorstellung bildet, hatte seinen Teil daran. Der Apotheker, der Schullehrer, bei dem die Mutter persönlich das Kind zur Schule angemeldet hatte, der Wirt des Bahnhofsrestaurants, der zur See gefahren und die Welt gesehen hatte, wären gern zu einer engeren persönlichen Bekanntschaft gekommen, um die Vorurteilslosigkeit ihrer Anschauungen unter Beweis zu stellen. Sie hatten eine besondere Vorliebe für das Kind gefasst, da der Glanz der Anwesenheit der Mutter meteorhaft immer sehr rasch verschwand. Für das Kind begann sich der Kreis über die Familie des Schusters hinaus zu erweitern, auch die Alte begann festeren Boden zu ertasten, sie nahm von dem Aufsehen und der Duldung ihren Teil an Repräsentanz – als durch ein Ereignis von gänzlich unerwarteten Begleiterscheinungen und Folgen alles mit einem Schlage vernichtet wurde.

In die Enge dieser Stadt und ohne ersichtlichen Grund hatte die Mutter eines Tages einen ihrer Freunde mitgebracht, einen durch Skandalgeschichten aller Art mehr berüchtigten als bekannten Schriftsteller. Das Paar war in einem Gasthof am Rande der Stadt, das Ziel der sonntäglichen Spaziergänge der Bürger, abgestiegen. Anscheinend war der Schriftsteller dabei, Material für einen Kleinstadtroman zu sammeln. Ein hemmungsloses Treiben, Spiegelbild für die Vorstellungen der Gesitteten vom Großstadtsumpf, in einem kleinen Kreis von Bevorzugten und Zugelassenen, wüste Szenen von Betrunkenheit und Rausch, zu dem der Apotheker die Gifte zusteuerte, das freie Leben, nicht mehr gebunden an Rücksicht und Moral – in der Tat, der Schriftsteller machte seinem Namen alle Ehre; für die Stadt wurde es ein großer Skandal, der Bürgermeister, bisher ziemlich freundlich und entgegenkommend, setzte sogar die Gendarmerie in Bewegung. Zudem wurden die Stadtväter und Beamten in einigen dem Freund zur Verfügung stehenden Wochenblättern beschimpft und lächerlich gemacht, die Stadt war zum Objekt geworden, der Launen eines Schreibers, der sich darin gefiel, Anregungen zu suchen und für sich Reklame zu machen. Das Paar musste fluchtartig die Stadt verlassen; überdies unter Zurücklassung bedeutender Schulden. Dagny war zurückgeblieben, die Großmutter war zurückgeblieben. Von dieser Zeit her tritt bei dem Kind eine besondere Schüchternheit auf. In der im Heranwachsen beginnenden Aufschließung der Verstandeswelt, der Einsicht in die Anpassung, dem Erlebnis vergleichenden Urteils war ein für die Entwicklung nach außen bestimmter Kraftstrom nach innen geschlagen. Dagny war in der äußeren Haltung, im Verkehr mit den Menschen unsicher geworden, unausgeglichen und Übertreibungen ausgeliefert; erste Station auf ihrem Leidensweg. Nicht etwa, dass sie sich des Auftretens ihrer Mutter geschämt hätte, in Wahrheit berührte es sie nicht, da sie nichts davon verstand – übrigens ähnlich wie die Großmutter, die zwar mehr davon verstand, aber die Schuld den anderen gab. Für Dagny war bei alledem etwas Strahlendes in der Erinnerung zurückgeblieben, das von der Mutter ausging, ein heller Schimmer in dem Dämmer der Monate, die immer gleich waren und dahingingen. Und dann war die Mutter so selten auf Besuch, und schließlich war es die Mutter. Wie bedeutend und großartig, in wie viel noch stärkerer Bewegung musste erst dann der Vater sein … Diese Vorstellung keimte, um Wurzeln zu fassen und sie nicht mehr loszulassen. Ein Rückschluss auf andere Möglichkeiten hatte sie nicht. Wer hätte sie ihr auch vermitteln sollen – die Großmutter sprach darüber nicht. Sicherlich gab diese dem Mann an der unglücklichen Entwicklung und Trennung die alleinige Schuld. Es war nur unklug, darüber zu sprechen. Sie war angewiesen auf das Geld, das er gewöhnlich neben den regelmäßigen Zuwendungen der Mutter schickte, und sie hatte das Kind auch angehalten, von Zeit zu Zeit durch einen Brief an den Vater sich in Erinnerung zu bringen. Es versteht sich, dass diese Briefe wohl ausgewogen und überlegt und entsprechend auch von der Voraussetzung der Bedeutung des Empfängers diktiert waren. Als Dagny später aus Eigenem diese Briefe zu schreiben begann, war eine solche Voraussetzung bereits tief in ihr verwurzelt, sie brauchte sie nur mit der vagen Sehnsucht des jungen Mädchens zu durchdringen, um die Liebe zu finden; die Liebe zum Vater, die Liebe zum Heim, der Wunsch, endlich nach Haus kommen zu dürfen – dort wird es schön sein, dort ist Geborgensein, die allgemeine Achtung, das Glück, reiche Kleider und viel zu essen.

In der Tat schien auch eine entscheidende Wendung sich vorzubereiten. Es wurde viel hin und her geschrieben über die Möglichkeit, das Kind anderswo unterzubringen. Erschwert durch die verschieden gearteten Interessen, der Vater auf der einen Seite, der relativ gleichgültigen, die Mutter und die jeweiligen Freunde der Mutter auf der anderen, dazwischen als dritter Beteiligter die Großmutter, deren materielle Existenz jetzt mit dem Verbleiben des Kindes verbunden war, zog sich die Angelegenheit, sie hat sich über Jahre hingezogen, während derer Dagny bereits ihre Wünsche und Erwartungen, alles bunt Schillernde ihres Vorstellungsvermögens spielen lassen konnte. Der Grundstein für den abenteuernden Zug ihres Wesens war gelegt. Von allen Aussichten und Vorschlägen blieb schließlich nur der eine übrig, der auch am verlockendsten war – das Haus des Vaters, genauer gesagt, der Eltern des Vaters. Denn hier wurde Dagny aus dem Briefwechsel darüber eine neue Überraschung. Dort lebte ihr Bruder, es war ihr Bruder, von dem niemand ihr bisher gesprochen hatte. Auch dieser Junge war, noch kurz vor dem Krieg geboren, bei Ausbruch des Krieges bei den Großeltern abgesetzt worden. Er wuchs dort nicht als Enkel, sondern mehr als Kind des Hauses auf; des Vaters glaubten die Eltern sich schämen zu sollen. Dies war der Grund, warum von dieser Seite so lange gezögert wurde, sich eines weiteren Kindes anzunehmen. Immerhin, so wusste die Großmutter zu berichten, die Eltern des Vaters sind sehr reich, sie sind sehr angesehen in ihrer Stadt. »Und warum wohnt denn der Vater nicht dort?«, hatte die Kleine gefragt. Es kam jedenfalls zu einem Briefwechsel, in dem noch mancherlei Hinhaltungen, schließlich der Besuch vereinbart worden war. Endlich war es soweit, der in materiellen Forderungen begründete

Widerstand der Großmutter – sie fürchtete, dass man das Kind ihr wegnehmen würde, die letzte und halbwegs sichere Erwerbsquelle – war überwunden; der Großvater hatte darauf bestanden, das Kind selbst abzuholen.

Von dieser Reise, von dem Aufenthalt bei den Eltern des Vaters, von der Existenz ihres großen Bruders blieb in der Erinnerung des Kindes haften ein großer Traum, über jedes aufzeichenbare Erlebnis hinaus; nicht so sehr in der nachwirkenden Empfindung von Glück als der Erfüllung ihrer Wünsche, sondern die Entdeckung einer breiteren Umwelt, einer neuen Welt überhaupt, für die es für die Neunjährige keine Vergleichsmöglichkeit gab, und die nurmehr ihr erschlossen wurde. Dabei waren die Verhältnisse für ein Erlebnis so besonderer Art wenig günstig. Die Mutter des Vaters war schon recht krank, zugleich eher ablehnend, da sie ihre Zärtlichkeit auf den Jungen übertragen hatte, dem nichts davon geschmälert werden sollte. Dagegen war der Großvater eher geneigt, und dieser hatte auch durchzusetzen gewusst, dass mit Beginn des neuen Schuljahres Dagny übersiedeln würde. Der Bruder war kühl und zurückhaltend, zudem im Alter des schon Halberwachsenen, das Gefühlsregungen für einen Familienzuwachs keinen Raum gibt. Der Großvater war auf die Kleine überaus stolz, er führt sie an der Hand durch die Straßen, spazierte in den Anlagen und ging mit ihr in die Konditorei, bewundert und bestaunt, zahllosen Fragen ausgesetzt; dem Kind war es geschienen, als sei dieser Mann allen bekannt und von allen geehrt, und sie selbst war der Mittelpunkt. In die Zeit dieses Besuches fiel obendrein noch ihr Geburtstag. Wieder bei der Großmutter, schien die Zeit stille zu stehen. Dann kam die Nachricht, dass die Mutter des Vaters gestorben war, die fremde und etwas abweisende Frau, vor der sich Dagny etwas gefürchtet hatte. Und alles war anders geworden; sie wusste es nicht und wollte es nicht wahrhaben, dass alle Hoffnungen im Winde zerstoben, die Freude und das Glück an ihr vorübergegangen war. Die Zeit stand still.

Trotzdem war die entscheidende Wendung eingetreten; noch benommen von dem Zusammenbruch ihres Märchentraumes nahm das Kind die neue Entwicklung hin ohne Freude und ohne besondere Anteilnahme als etwas Selbstverständliches. Ihr Vater hatte nach einigen Monaten sich entschlossen, das Kind zu sich zu nehmen, ins eigene Heim. Dagny lernte einen neuen Grad von Verwandtschaft und Beteiligtsein kennen, die Stiefmutter. Dagny wurde in deren Familie untergebracht.

Die neue Großmutter legte besonderen Wert auf bürgerliches Äußeres, Aussehen und Benehmen. Dabei war der Ton im Hause rüde und zynisch; neben der ältesten Tochter, mit der der Vater Dagnys jetzt verheiratet war, sind noch zwei Töchter im Haus vorhanden, im kaufmännischen Beruf, bei sehr geringem Einkommen. Inzwischen wurde auch Dagnys Bruder dort untergebracht. Es wäre zu viel gesagt, die Geschwister verstanden sich nicht – der Junge, der eine Mittelklasse des Gymnasiums besuchte, nahm von der kleinen Schwester überhaupt keine Notiz. Um den Haushalt aufzubessern, war noch ein Zimmer an zwei junge Leute vermietet, bald waren es Angestellte, bald Studenten oder Musiker, immer nur kurzfristig. Von einem Heim konnte man jedenfalls nicht sprechen.

Es musste erst wieder eine geraume Zeit vergehen, ehe die Stiefmutter das Kind ins eigene Haus nehmen konnte. Sie hätte es, wie sie immer versicherte, schon früher getan, aber ohne besonderen Wunsch des Vaters wäre das nicht gegangen. Sie bemühte sich um das Kind mit einer scheuen und mehr verschlossenen Zärtlichkeit, vor der Dagny eher zurückgeschreckt war. Diese hatte sich mehr an die Großmutter angeschlossen, die bei einem gleichbleibenden Wohlwollen ihre Erziehungsaufgabe trotzdem als Last empfunden, den Schwestern, der Stiefmutter blieb sie fremd. Eindringling und lästiger Beobachter. Es gab viel Streit, Fehler wurden übertrieben und in dem im Hause üblichen Tone verdächtigt, bar jeden Entgegenkommens und jeder inneren Moral. Der Bruder war schon früher übersiedelt, später dann nach auswärts gebracht; wie hatte sie den Bruder beneidet, er würde Musik studieren. In diesem Strudel, der das Wasser nach der Spitze zudrehen lässt und aufsaugt, war alles dazu angetan gewesen, das Kind nicht zur Ruhe und zu einer gewissen Ausgeglichenheit kommen zu lassen.

Der Vater hatte teilnahmslos zugesehen, mit sich beschäftigt. Er war eher bemüht, Distanz zu halten, eine Wand aufzurichten, gegen die das Kind nicht hindurchzustoßen vermocht hatte. Es mag sein, dass er eine Beunruhigung gefürchtet haben mochte, ein Schuldgefühl aus mangelnder Verantwortung. Dagny sah in dieser Abgeschlossenheit den Schimmer eines hehren Ideals, dem zu nähern sie noch nicht reif war; die Stiefmutter bestärkte sie darin. Aber später dann würde sie es schaffen. Das war das Ziel. Sie war interessiert daran, sie versuchte dahinterzukommen, mit welchen Mitteln es die Stiefmutter erreicht hatte, dem Vater nahe und unentbehrlich zu sein. In der Erinnerung war als Vorwurf enthalten, dass dies der Mutter nicht gelungen war. Der letzte Anstoß, ins Heim des Vaters zu kommen, sind die ständigen Vorwürfe und Beschuldigungen seitens der Familie der Stiefmutter. Dagny verlässt das Haus ohne Bedauern, aber auch ohne Erwartung, bereits schon früh erwachsen, gereift in dem Klatsch, der Bosheit eines in den Zerfall treibenden Familienzusammenhalts. Auch in den Jahren der sich entwickelnden Reife ereignet sich für einen jungen Menschen wenig, das später in einer Gesamtschau der Erinnerung sich besonders hervorheben würde. Was bei der Ausfeilung des Bewusstseins schon vorhanden war, das wird für jedes Erlebnis Urgrund und Leitmotiv. Neues wird eigentlich als Erkenntnis in diesen Jahren nicht aufgenommen oder dringt nicht durch. Erst sehr viel später, wenn zurückschauend das Leben wieder zusammengebaut werden muss, wird sich der Mensch damit beschäftigen – die Möglichkeit, die nicht ausgenutzt, die Gelegenheit, die versäumt worden ist. Ohne sorgsame Betreuung, sich selbst überlassen, gleitet der junge Mensch in ein Schicksal, gegen das er sein Leben lang dann revoltiert und das sich vor ihm aufbaut als ein großes Missverständnis. Ich teile nicht die weit verbreitete Ansicht, dass sich in diesen Entwicklungsjahren der Charakter bildet, der für das weitere Schicksal bestimmend ist. Ich glaube vielmehr, dass ein Erlebnis der Umwelt nur vorbereitet, formt und ausreifen lässt, was der Heranwachsende schon von Kindheit an mitbekommen hat an Wärme, Anpassung und Liebe. Besonders bei Aufschließung der Sinnenwelt, Lust und Reiz, wird sich das erweisen. Dagny hat wenig mitbekommen. Nichts, an das sie sich halten kann, um darin das, was man das Persönliche nennt, zu erkennen und aufblühen zu lassen. Eine große Leere, ein merkwürdiger Zustand, dem anscheinend der Mensch unterworfen ist, durch den er hindurch muss, den er wegschieben kann – mit dem er aber so oder so fertig werden muss – ich meine die Liebe.

Für Dagny sind kaum diese Krisen und Konflikte, über die so viel geschrieben wird, vorhanden. Eines Tages wird sie entdecken, dass manche Dinge, von denen in ihrer Umgebung, die Gleichaltrigen wie die Erwachsenen, gesprochen wird, in einer etwas gesteigerten Betonung, auch sie selbst angehen. Die erste Liebe ist ihres romantischen Reizes entkleidet, ein wenig Neugier, keinesfalls ein tiefer greifendes Ereignis – so ist das also, und die Tage gehen weiter. Sie wird es nicht wahrhaben wollen, aber sie erinnert sich kaum noch, war es einer der Zimmermieter oder der Bruder einer Schulfreundin oder der Herr im Auto, der sie zu einem Ausflug über Land mitgenommen hatte, der die körperliche Funktion der Liebe erschlossen hatte – einer war wie der andere und im Allgemeinen ziemlich langweilig, und da sie von vornherein nicht viel erwartet hatte, nicht mal besonders enttäuschend.

Wozu die Aufregung – denn diejenigen, zu denen sie sich bibbernd trotzdem zugehörig gefühlt hatte, waren schrecklich aufgeregt. War sie erwachsen? Es schien so. Sie hatte die Handelsschule hinter sich, sie war selbstständig.

Eines Tages blieb sie von zu Hause weg. Sie kam noch einmal wieder. Die Stiefmutter war beleidigt und hatte ihr Vorhaltungen gemacht. Als Dagny davon unberührt schien, versuchte diese es mit der Überbrückung des Altersunterschiedes, sie würden Freundinnen sein, Schwestern; sie warb um Vertrauen. Dagny blieb starr. Der Vater hatte sich um die Auseinandersetzungen nicht gekümmert. Schließlich blieb sie wieder weg.

Diesmal hatte sich die Mutter eingemischt, die die ganzen Jahre über sozusagen nur besuchsweise aufgetreten war. Diese Frau war im Grunde auf dem Punkte stehen geblieben, an dem sie der Vater seinerzeit verlassen hatte. Mit der Naturgewalt einer Strömung waren beide Menschen voneinander getrieben worden, die Frau hatte es schon damals nicht verstanden und noch weniger gewollt. Allmählich war sogar die Erinnerung an den Mann ein wenig ins Verklärte und Heroische gewachsen, das Kind hatte daraus geschöpft. In der schwärmerischen Verehrung des Kindes für den Vater, die sie im Untergrund teilte, sah die Mutter zugleich den Keim einer Entfremdung, eine Kritik; so wenig diese Verehrung auch in der Wirklichkeit begründet sein mochte. Mutter und Tochter sind darüber in Streit geraten, Explosionen von Beschimpfungen und gegenseitiger Zärtlichkeit. Diesmal war die Gelegenheit, den Vater zu einer klaren Stellungnahme zu zwingen. Die Tochter wird zu der Mutter ziehen und es wird Sache des Vaters sein, sie dort zu besuchen. Es wurde alles vorbereitet nach dem Stil einer Entführung, wie eine Verschwörung. Freunde der Mutter waren aufgeboten, um, wenn es notwendig sein sollte, Mutter und Tochter vor den Nachforschungen, den Verfolgungen des Vaters zu schützen. Aber es geschah nichts dergleichen, es blieb alles still, der Vater ließ nichts von sich hören.

In diesen Wochen und Monaten der Erwartung wurde bei Dagny der Grund gelegt zwischen dieser seltsamen Mischung von Geborgenheit und Abwehr, die sich bis zum Hassgefühl steigern konnte, das den Krämpfen im ersten Kindesjahr entspricht. Mutter und Tochter warfen sich gegenseitig vor, ihr Leben verpfuscht zu haben, wissend um ihre geheime Sehnsucht, voneinander loszukommen, um sich ein eigenes Heim zu schaffen, unwissend über die Mittel und Möglichkeiten, sich dem Leben anzupassen, beide gleich starr und beide gleich ungeduldig.

Dann hatte Dagny die erste Stellung angetreten; bei einem Kohlenhändler, Sprachkenntnisse und Stenografie waren nicht verlangt. Die Mutter hatte ihr die Arbeit verschafft, das Geld im Hause war knapp geworden, Dagny soll beitragen, etwas zu verdienen, anstatt herumzusitzen und zu warten. Dagny stand den Tag über im Keller und notierte die Bestellungen. Zu Hause war die Mutter mit dem jungen Mann, mit dem sie jetzt zusammenlebte, und der dem Alter nach Dagnys Bruder hätte sein können, in ständigem Streit. Die Mutter hatte ihn gegen den Willen seiner Familie an sich gefesselt und schließlich geheiratet. Der Junge, ursprünglich Kunststudierender, der Vater war Professor an der Akademie – war auf die Unterstützung der Familie angewiesen; da diese jetzt ausblieb, fuhr er als Taxichauffeur.

Nach einiger Zeit wechselte Dagny die Stellung und kam unter bei dem Unternehmer, der die Taxen, von denen der Kunstmaler eine fuhr, in Verkehr setzte. Sie konnte bald feststellen, dass der Junge nur einen Teil seines Verdienstes der Mutter zu Hause ablieferte. Die Ehe, die unter der idealistischen Verbrämung einer Gemeinschaft freier Menschen begonnen hatte, ging darüber in die Brüche. Die Familie kaufte übrigens ihren Jungen der Frau wieder ab, gegen eine monatliche Rente. Dagny war sehr enttäuscht – so sah also das Zusammenleben in der Ehe auf höherer geistiger Ebene aus, von der ihr die Mutter auch bezüglich ihrer ersten Ehe mit dem Vater vorgeschwärmt hatte. Sie nahm sich vor, ihr auf diesem Wege nicht zu folgen; sie würde sich bald auf eigene Füße stellen. Auch die zweite Ehe des Vaters war inzwischen der Auflösung verfallen.

Versuch, mit dem Vater wieder in Verbindung zu kommen. Es zeigte sich, dass im Grunde dem nichts im Wege stand, der Vater war gleicherweise freundlich und zurückhaltend. Wenn sie es fertig bringen würde, für sich bei ihm um Verständnis zu werben, Verständnis –? Nein, Beachtung – sie würde anfangen mit ihm zu sprechen, etwas erzählen von sich, was sie ihm sein könnte, und dass sie zu ihm gehört, dass sie ihn versteht, mehr noch, dass sie ihn liebt, dass sie helfen könnte – die Gelegenheit schien gegeben, nachdem die Stiefmutter aus dem Wege geräumt war; so hätte sie es gerne gesehen, so würde sie es sich gern vorgestellt haben, sie selbst tritt auf und weist die Stiefmutter aus dem Haus. Indessen alles war bereits ohne ihr Zutun geschehen, und es war auch anders verlaufen; der Vater würde sich wieder mit einer anderen Frau verbinden, und ihr selbst kaum Beachtung schenken, gleicherweise freundlich und zurückhaltend. Sie hatte keine Aussicht, diesen Wall, der ihn umgab, zu durchbrechen.

Immerhin, er war ihr so weit entgegengekommen, mit ihr darüber zu sprechen, sie solle sich einer Beschäftigung zuwenden, die mehr ihrer Begabung und ihren Kenntnissen entspräche. Mit abgeschlossener Mittelschulbildung, guter Auffassungsgabe und einem wachen Interesse für die Vorgänge in der Umwelt hätte sie die Möglichkeit, sich aber einen Beruf zu wählen, der ihr zusagt, und der sie vor allem ausfüllt. Das Gespräch blieb ihr noch lange in Erinnerung.

In der unausgeglichenen Freude, vielleicht dennoch ein wenig Beachtung gefunden zu haben, vermischt mit der Furcht, den Erwartungen des Vaters nicht gewachsen zu sein. Die Mutter hatte am Theater sich nicht durchsetzen können, sie war schließlich in einer Schautruppe im Varieté gelandet, und zwar – wie der Vater es ihr geschildert hatte, weil sie nicht bescheiden genug gewesen war, an sich selbst zu arbeiten und sich zu einer inneren Disziplin zu erziehen. Wenn sie glaube, dass sie dafür die Ausdauer aufbringen könne, so solle sie es mal versuchen, er würde ihr behilflich sein; dem Vater waren damals diese Wege offen gestanden. Und Dagny griff mit Eifer zu, sie versuchte es. Allerdings nicht, wie der Vater in Anbetracht der besonderen Verhältnisse geraten hatte, anzufangen im Büro und im Sekretariat, sondern zugleich in die Theaterschule und in den Privatunterricht eines Schauspielers, den der Vater für sie gewonnen hatte. Wozu erst wieder ins Büro – wieder nur die untergeordnete Sklavenarbeit, die den freien Flug des Geistes tötet, hatte die Mutter entschieden. Der Ausgleich, Begabung und Ausdauer in der Reserve einer geregelten und bezahlten Arbeit erproben zu können, war damit versperrt. Soll er doch zahlen, wenn er dir helfen will … die Mutter war zu sehr in ihren eigenen Erfahrungen erstarrt, als dass sie Dagnys Pläne mit Verständnis gefördert hätte.

Aus einem leichten Anstoß, dem unverbindlichen Rat, drohte ein Gewitter aufzuziehen, das von Neuem hätte eine Auseinandersetzung zweier Menschen bringen sollen, die sich nicht verstanden und einander gequält hatten, sich zu finden – zurechtzufinden; der Vater zog sich sehr bald zurück. Auf dem Rücken von Dagny wurde der Streit, der in Wirklichkeit sich erst am Horizont zeigte, ausgetragen. So begann das Abenteuer und endete nach weiterer Zeit auch entsprechend – auf der Suche nach einem Halt, in quälender Zerfahrenheit, in völliger Isolierung, in Überheblichkeit. Der Grad der Vereinsamung wird dem jungen Menschen weniger bewusst. Er meldet sich erst, wenn ein späteres Erlebnis, das mit dem Wunsch, ins Leben zurückzukehren, verknüpft ist, in der Erinnerung ausgefüllt und verankert werden soll.

Dagny konnte nirgends Fuß fassen. Die Versuche, sich in einem künstlerischen Beruf zu behaupten, wechselten, sofern jeweils die ersten Schwierigkeiten auftauchten, wechselten mit der Annahme einer Beschäftigung zur Aufrechterhaltung der nackten Existenz, für den reinen Broterwerb. Sie konnte sich, nicht ohne das Gefühl einer selbstquälerischen Befriedigung, immer wieder bestätigen, dass sie auf niemanden angewiesen war.

Kühl und beobachtend hat Dagny diese Jahre hingebracht, in denen sonst die Mädchen gleichen Alters im Überschwang ihrer Hoffnungen und Erwartungen, in dem sich bildenden Glücksbewusstsein, zu einem selbstständigen Wesen berufen zu sein, Erlebnisse sammeln, der Grundstock für die Formung des künftigen Lebensweges. Erlebnisse mögen zur Genüge gewesen sein, sie drangen nicht durch zu einer inneren Formung, sie blieben nicht haften. Es sollte sich später herausstellen, dass Dagny keineswegs in einer besonders ungünstigen Ausnahmestellung gestanden war; die andern Mädchen ihres Alters hatten eine ähnliche, jeweils nach veränderten Umständen zwar verschiedene Erfahrung hinter sich. Ihre Vereinsamung, die sie davor zurückschrecken ließ, sich an Freundinnen anzuschließen, war das kennzeichnende Merkmal in der seelischen Haltung einer Generation, nach Alter, Geschlecht und äußeren Lebensumständen abgestuft.

Die heranwachsende Jugend in dieser elenden Zeit lebte trotzdem nicht in einem luftleeren Raum, sie wurde politisch erzogen, sie richtete sich nach dem Vordermann. Ein gutes Jahrzehnt, das mit einer Revolution hätte beginnen sollen und auch noch den Anspruch darauf erhob, war schon zu Beginn zu müde, Missfallen und Widerspruch in eine sichtbare Form zu bringen, die mit der Zentrifugalkraft eines Sammelpunktes hätte wirken können. Es genügte, darüber zu lesen und hin und wieder zu sprechen und zu wissen, dass andere da waren, die schon das Richtige tun würden. Es war so beruhigend, das zu wissen. Im Übrigen war das äußere Leben so voller Widersprüche, so voller ungelöster Rätsel, wenn jemand sich die Mühe gemacht hätte, darüber nachzudenken, dass es diese Mühe nicht lohnen würde. Es gab ja die Einzelnen, die einen Beruf daraus gemacht hatten; war das nicht genug? Wer in eine politische Anschauung hineingeboren war, der suchte das zu vergessen.

Schließlich wurde das zu einer blassen Erinnerung, wie an die Schule. Zum Leben war das Politische, das die Stellung zur Gesellschaft hätte bestimmen sollen, nicht geweckt worden. Die Zeitungen schrieben darüber, war das nicht genug? Was ging das alles ein junges Mädchen an, das mit sich selbst nicht fertig werden konnte ...

Als sich die Anzeichen mehrten, dass es so etwas wie eine politische Gewalt geben musste, die auch in die Privatatmosphäre einzugreifen begann, da gehörte es bereits zum guten Ton, darüber tunlichst hinwegzugehen. Es war der große Haufen der Uninteressierten und Gleichgültigen; die Wenigen, die Widerstand leisteten, sind an diesem Haufen zerschellt. Viele mochten Witze darüber machen und sich anpassen, wie man eben einen Rock trägt, der einem nicht steht, notgedrungen, wenn gerade kein anderer zur Hand ist. Dagny hatte sich allen solchen Erwägungen gegenüber, dem Eindruck des äußeren Geschehens gegenüber völlig verschlossen, es existierte einfach für sie nicht; auch darin keineswegs eine Ausnahme. So war die Zeit dahingegangen.

Für sie wie viele ihresgleichen stellten sich die politischen Kämpfe und insbesondere die nationalsozialistische Bewegung nicht anders dar als die Sportveranstaltungen in einer Arena. Ihr Interesse reichte nicht einmal, das Eintrittsgeld zu bezahlen. Sie stand draußen am Gitter und sah gelegentlich zu, besonders wenn es drinnen recht lärmend zuging – komische Leute waren das; was sie wohl bezweckten und ob es wirklich ernst gemeint war? Denn sie hatte längst die Beobachtung gemacht, dass die gleichen Leute, die sich so wild gebärdeten, im privaten Gespräch ganz vernünftige und normale Leute zu sein schienen und eher geneigt, über das, was sie soeben noch als ihre fanatische Überzeugung verkündet hatten, einfach hinwegzulächeln. Es war keineswegs interessant *und* berührte sie im Grunde nicht, auch nicht bedrohlich, wie ihr der Vater geschrieben hatte, der inzwischen ins Ausland gegangen war. Sie wusste, dass er eine Zeit lang eingesperrt gewesen war; es war ihm gelungen, den weiterhin zu erwartenden Verfolgungen zu entkommen. Unmittelbar wurde sie davon nicht betroffen, zu vieles von ihren Hoffnungen auf eine endgültige Bindung war zu dieser Zeit schon verschüttet.

Der Ausbruch des Krieges und auch schon sein Vorläufer fand sie beschäftigt in einer Hamburger Exportagentur. Merkwürdig, dass der Krieg, der zur Folge hat, die Bindungen der Menschen untereinander auf gewaltsame Weise zu vernichten, auf der anderen Seite diese Menschen aber auch aus der Erstarrung löst und sie befähigt, neue Bindungen einzugehen und bereits verlorene wieder aufzunehmen. Die Stellung war gut bezahlt, allmählich war sie auf den Verkehr mit den Behörden spezialisiert und hatte praktisch das Geschäft in der Hand. Sie half zunächst der Mutter auf die Beine, die in Schwierigkeiten geraten war, die letzten Jahre hatte nur noch eine lose Verbindung zwischen den beiden bestanden. Sie verschaffte ihr eine Wohnung, und später, als das Geschäft liquidiert werden musste, zog sie mit ihr zusammen.

Alles, was ihr der Vater hätte sein sollen, brach wieder stärker durch; sie lebte in Angst und Sorge. Und es war schwer, einen brieflichen Verkehr zustande zu bringen. Aber es war schließlich gelungen.

Und nichts behalten?

Vielleicht, dass der Boden nicht genügend bearbeitet worden ist, der Baum nicht von Ungeziefer freigehalten und bespritzt, damit er blühe und Früchte tragen kann.

In der vergleichenden Naturgeschichte beansprucht die Blume eine besondere Stellung. Wir studieren ihre Wachstumsbedingungen, ihren Standort, wir erwähnen ihre Blütezeit, beschreiben die Blüte selbst in allen Einzelheiten. Allmählich ist es nicht mehr die Seltenheit ihres Vorkommens, die Größe, die Form oder eine besondere Pracht der Farben, an der wir ihren Wert schätzen, sondern das Blühen schlechthin, das Wachsen und Reifen, das in der Erinnerung haftet und sich zu einer Vorstellung verdichtet, die wir in Gleichnis setzen mit der Wesenheit einer Person, die uns nahesteht. Wir geben den Maßstab auf, mit dem wir bisher geschätzt und gerechnet haben, die äußeren Begleitumstände von Herkunft und Moral, die nicht mehr gültig sind, wenn im Spiegelbild des Naturgeschehens die Erinnerung an unsere Leidenschaften und Fehler uns auf die eigene Unzulänglichkeit weist.

So hat die Blume in dieser Vorstellung vor allem anderen, was wir noch gewohnt sind, nach ästhetischen Grundsätzen zu messen, etwas Versöhnendes. Sie spricht zu uns eine eindringliche Sprache, sei es zur Mahnung, die Umwelt vertrauensvoller aufzunehmen, sei es zu begrenzen nach dem, was jedem in seiner Anlage gegeben ist.

Dann vermögen wir zu erkennen, dass auch die winzige Blume am Wegrande zwischen Schutt und Abfall in unscheinbarer und blasser Farbe in der anspruchlosen Form ihrer Blüte nach ihrem Gesetz eine Schönheit entfaltet, die uns erschüttert, die – hätten wir früher zu vergleichen gehabt mit einem uns Nahestehenden – beschimpft und verfolgt, beiseite geworfen und zertreten worden wäre. So aber ... Daran denke ich, wenn ich wieder zurückfinde zu der jetzt leicht delirierenden Kranken im Gitterbett der Neurosestation. Der Weg, der mit einer sich zuspitzenden Vorstellungsreihe begonnen hatte, ist noch nicht zu Ende und windet sich hoch, auch diese Steigung muss genommen werden.

Dem wieder aufgenommenen Briefwechsel mit dem Vater waren auch gelegentliche Begegnungen gefolgt. Von einer dieser spricht folgender Brief.

»Liebe Dagny, nimmst du unsere letzte Begegnung nicht etwas zu wichtig? Du schreibst, dass du ganz berauscht und erschüttert gewesen bist – langsam, langsam. Du hast mir leidgetan, in dem kalten verdunkelten Bahnhof zwischen dieser Menge von stoßenden und schimpfenden Menschen eingekeilt, und es ist gut, dass du wenigstens überhaupt noch mitgekommen bist. Natürlich wird der Leerzug in den Bahnhof schon vollbesetzt hineingefahren, wusstest du das nicht? Dazu ist doch die strenge Sperre da, dass man den Beamten etwas in die Hand stecken soll, oder du musst Beziehungen haben über die Büros – die Hauptsache ist, man muss vorzeitig da sein, dass es nicht so auffällt. Immerhin, auf dieser Fahrt wird dir die Beschwingung, in die du dich hineingefühlt oder geschrieben hast, bald vergangen sein. Nicht wahr, es wäre nicht möglich gewesen, dass wir beide heimlich wie Verschwörer uns treffen müssen, in dieser Zeit, wo jede Reise schon Verdacht erregt, zumal noch über die Grenze, und höchst unerwünschte Folgen nach sich ziehen kann; damit ich immer nur wieder bestätigen soll, dass ich selbstverständlich für dich da bin, dass du mich, geht es irgendwie bei dir schief, um Rat fragen sollst, und dass es einfach eine Täuschung ist – es ist nicht wahr, dass du mir zur Last fällst, dass ich mich nicht um dich sorge, und dass ich dich zurückstoße, wenn du zu mir kommen willst.

Wie bist du nur darauf verfallen – gut, dass wir Gelegenheit gehabt haben, uns gerade darüber auszusprechen.

Ich fühle hier die Notwendigkeit, dir nachträglich darüber noch einiges zu schreiben. Ob du früher meinen Rat befolgt hast oder nicht, ob du dir manchmal im Klaren darüber gewesen bist, dass du oft darauf aus warst, mir zu schaden, meinen Ruf zu untergraben, wenn du bei meinen Bekannten die Runde gemacht hast, wolltest du mich eigentlich herausfordern? Ich meine, das müssen wir alles als nicht geschehen ansehen, als Missverständnisse; haben wir uns neulich darauf geeinigt?

Siehst du? Ich habe zu solchen Vorfällen geschwiegen, ich bin nicht aufgestanden, mich zu schützen, mich bei irgendjemandem zu verteidigen, dich zur Rede zu stellen und zur Verantwortung zu ziehen. Der einen wie der zweiten Frau gegenüber, die glaubten, dir helfen zu sollen, dich in unser Heim zu gewöhnen, schon allein meinetwegen, bin ich oft dadurch in eine schiefe Lage geraten, denn oft schien ja gerade das Heim selbst durch deine Eskapaden, ja?, wollen wir es so nennen, bedroht. Ich habe sie hingenommen und dazu geschwiegen. Du hast dahinter Gleichgültigkeit vermutet, Ablehnung; wolltest du dich lieber mit mir herumstreiten? Ich weiß, ich habe nichts dazugetan, dir im Leben ein wirklicher Vater zu sein. Ich bin da, ich bin vorhanden, und du kannst dasjenige, was du davon brauchst, benützen im Guten wie im Bösen, aber ich kann dir nicht das Heim schaffen, den Zusammenhalt der Familie. Ich mag oft in der Lage sein, dir zu helfen, aber ich kann dir nicht die Betreuung geben, die du von der Familie erwartest.

Es ist klar, dass du, der du ohne diesen Rückhalt der Familie aufgewachsen bist, gerade diesen Mangel schärfer empfindest, empfunden hast als ich, der ich glaubte, der junge Mensch kann auch ohne dieses auskommen, solange ich selbst geborgen, vor allem in der immer stärker werdenden Erinnerung meiner eigenen Jugend geborgen bin.

Gewiss, ich trage einen großen Teil der Schuld, aber nicht allein. Ist es denn mir gelungen, mit deiner Mutter außer einigen gelegentlichen sentimentalen Redewendungen etwas

Entscheidendes an wirklicher Hilfe für deine Existenz zu vereinbaren? Du weißt es selbst gut genug, man kann mit deiner Mutter nichts vereinbaren, sie ist heroisch in ihrer Vereinsamung, sie kann aus ihrem Rahmen einer, möchte ich sagen, gewissen Selbstzerstörung nicht hinaus, und ich messe ihr keine Schuld zu. Aber ich kann ihre Ausbrüche, Anfälle, vielleicht besser gesagt, nicht verpflichtend für mich hinnehmen. Ich kann das nicht aufrechterhalten, nicht jetzt und auch schon vor vielen Jahren nicht, was man den inneren Zusammenhalt der Familie nennt. Aus diesem Mangel erwächst deine Unruhe, dein Suchen nach Halt, manche Bosheit, manches Leid, das du deiner Mutter, und manche Sorge, die du mir bereitet hast.

Nicht nur Unbequemlichkeiten in meiner äußeren Lebensführung – die würde ich gerne hingenommen haben, könnte ich damit die Aussicht erkaufen, mich dadurch von Schuld und Verantwortung zu befreien. Du scheinst bisher etwas Ähnliches angenommen zu haben, und auch deine Mutter scheint davon überzeugt, mit einem Menschen, der um einen besorgt ist, geht man sonst zarter um. Aber das ist nur so durchgeschlüpft. Ich hoffe, wir haben uns neulich verstanden, und damit soll es genug sein. Immer kann man wieder von Neuem beginnen und nichts von lebendigem Wert ist endgültig zerstört. Ich schreibe dir das alles, und ich bin froh, dass ich es schreibe, damit der Eindruck, ich sehe über dich hinweg, ich kümmere mich nicht, mir ist alles gleichgültig und Ähnliches, nunmehr endgültig bei dir getilgt wird.«

Dann war in dem Briefe noch Dagnys Freund Georg erwähnt. Der Vater hat es geradezu ängstlich vermieden, ihren Wünschen nach Kritik und Stellungnahme zu entsprechen. Er besteht darauf, dass sie selbst entscheiden muss, ob sie Georg heiraten, ob sie bei dem Manne bleiben soll.

Sie hat sich bemüht, dem Vater die Lage zu schildern, den Charakter des Freundes, ihre Meinungsverschiedenheiten, ihre Ansprüche – und sie hat hören wollen, dass der Vater ihr zureden würde, den Mann aufzugeben. Denn sie hat auch manches verschwiegen, einiges übertrieben, und von sich selbst in dieser Verbindung kaum gesprochen. Sie hat nur betont, dass Georg sehr gutmütig ist, hätte der Vater entschieden, besser noch einen Zwang ausgeübt, Befehle, Drohungen – sie würde gefolgt haben, sie würde nicht gefolgt haben.

Dagny hat den jungen Mann aufgegriffen, sagt man so? – Sie gibt ihm den Halt, scheinbar würde er sich sonst auflösen in einen Nebel von Meinungen und Gefühl. Sie erzieht ihn, sie stößt ihn vorwärts; er klammert sich an sie. Mehrmals waren sie schon auseinander, im Streit! Und haben sich dabei ausgerechnet, was er und was sie selbst in den Haushalt eingebracht, gekauft und geschenkt bekommen haben, und jeder hat sich seine Sachen genommen; die Segeljolle hätten sie allerdings in Stücke schneiden müssen – auf dieser Basis haben sie sich wieder vertragen.

Dagny will jetzt nicht länger warten. Sie fühlt sich noch stark genug, den Mann zu halten. Liebe – das kann man nicht sagen. Eine Übereinkunft, trotz allem ein Geborgensein; sie verstehen sich gut. Dagny hat ruhig zugesehen, wie er mit den Mädchen ins Büro gegangen ist, natürlich aus Trotz gegen sie. Sie hat sich aber auch nicht im Geringsten Gedanken darüber gemacht, dass sie mit dem Auslandsvertreter der Firma in Schweden, mit dem sie schon vorher einige schwärmerische Briefe gewechselt hatte, abgesehen von dem täglichen telefonischen Diktat, in den bayrischen Bergen den Urlaub gemeinsam verlebt hat. Wenn es so etwas gibt, so war dieser ihr Typ.

Ein sehr ernster Mensch, hat sie dem Vater neulich angedeutet, »er hat mich sehr gern gehabt und er braucht mich, aber ich möchte ihn nicht heiraten«. Georg? – »Georg muss sich damit abfinden. Es wird immer schwerer, Menschen zu finden, die man liebt, überhaupt jetzt in dieser Zeit – ich werde kaum einen Menschen noch finden, und wozu auch?«

»Dagny – das ist nicht wahr. Einmal kommt für jeden Menschen die Stunde, da er sich selbst betrachten muss.«

»Die Männer, mit denen ich zusammen gewesen bin, haben mir nichts bedeutet. Ich habe sie nicht gehalten. Ich schäme mich auch nicht. Ich habe mir im Grunde nichts vorzuwerfen. Sie wollten etwas von mir, aber ich nichts von ihnen. Irgendetwas haben sie in mir gesucht und sich vorgestellt, aber das bin ich nicht; ich will es nicht sein.«

»Dagny – in der Triebhaftigkeit sucht der Einzelne über seinen eigentlichen Wesensinhalt hinauszukommen, eine höhere Stufe zu erreichen, auf der er mit den anderen leben wird.«

»Vielleicht habe ich auch gesucht, aber nicht gefunden. Es ist mir gleichgültig, auf jeden, der mich enttäuscht hat, ist immer ein anderer gekommen, und auch der ist wieder gegangen.«

»Das ist es nicht, du hast gesucht und bist müde geworden. Du hast auch nicht ernstlich gesucht und zu wenig Geduld bewiesen. In dieser Unruhe hast du das verbraucht, was jede Frau in ihrem Wesen mitbekommt, die Klarheit, die Sicherheit und die Liebe zu sich selbst. Du hast nicht verstanden, dich anzupassen.«

»Das will ich gerade mit Georg tun.«

»Ob es nicht schon zu spät ist. Auch anpassen kann man sich nur dem Grad der eigenen Lebensfähigkeit entsprechend.«

»Georg ist nicht weggeblieben wie die anderen, wenn ich ihn im Stich gelassen habe. Er ist wiedergekommen. Es war durchaus nicht bequem, wieder von Neuem zu beginnen. Ich habe mir auch immer andere Männer neben ihm vorgestellt, gewünscht. Sie sind mir dann zeitweilig umso wertvoller gewesen. Aber jetzt will ich bei Georg bleiben.«

»Dies Triebhafte, die Unruhe, dieses Unbefriedigtsein hättest du bekämpfen sollen.«

»Ich bin nicht unruhig. Ich fühle mich durchaus sicher und ich bin zufrieden. Ich will nicht mehr, als was ich selbst mir schaffen kann.«

»Dagny – denke auch daran …«

»Ich will nicht mehr denken.«

»Erinnere dich, dass du immer gerade das gewollt hast, was die anderen haben. Nach Eigenem, das von dir kommt, von dir geschaffen und zu dir gehört, hast du kaum gestrebt.«

»Ich bin so aufgewachsen.«

»Nein. Denk an die verschiedenen Männer, fast alle waren verheiratet oder sonst wie bereits gebunden.«

»Meine Chefs oder Kollegen. Wie man in der täglichen Arbeit mit den Leuten zusammenkommt.«

»Gerade diese haben dir besonders zugesagt? Um diese hast du geworben, dort hast du gesucht?«

»Mag sein, andere habe ich nicht kennengelernt. Vielleicht auch aus Neugier, um die Frauen habe ich mich nicht gekümmert.«

»Eben. Sie haben den Tisch für dich gedeckt.«

»Ich brauch das nicht. Aber es ist richtig. Das Heim, die Familie, alles das habe ich nicht kennengelernt. Von den Männern hat sich auch keiner ernsthafte Mühe um mich gegeben. Vielleicht hätte ich sie haben können; dann wäre es notwendig gewesen, um sie zu kämpfen, das hat mich nicht interessiert. Sicherlich hätte es sich nicht gelohnt.«

»Aber auf diese Weise konntest du doch niemals zu einem Heim kommen.«

»Ich sehe das ein.«

»Und dann wolltest du es nicht, aus Trotz.«

»So große Gedanken habe ich mir nicht darüber gemacht, wenn ich mit einem dieser Männer zusammen gewesen bin. Ob es moralisch war, nach Ordnung und Sitte, mich hat es nicht gestört, es hat mich auch niemand danach gefragt. Es ist auch kein Schaden entstanden.«

»Wer hätte dir denn etwas sagen sollen? Du bist doch weggelaufen.«

»Ich bin nicht weggelaufen. Ich war überflüssig. Man hat mich hinausgestellt. Ich merke, wenn ich schließlich zur Last falle.«

»Du hast nicht gesprochen. Du hättest dich anvertrauen sollen.«

»Wem denn?! Ich wollte auch nicht sprechen. Mit den Frauen? – Nein. Und mit der Mutter überhaupt nicht. Ich bin froh, dass ich mit ihr nicht darüber zu sprechen brauchte. Es ist doch auch so gegangen.«

»Wenn man sich zurückgesetzt fühlt, dann ist es immer

aus Trotz. Aber es war auch bei mancher dieser Liebschaften etwas Abenteuer dabei. Erinnere dich –«

»Ich erinnere mich.«

»Die Liebschaft mit dem Bekannten des Vaters, die unglücklichen Folgen, Verhör bei der Gestapo, die Bewachung, die Unmöglichkeit, noch einmal einen Pass zu bekommen.«

»Dem Vater habe ich nicht geschadet.«

»Vielleicht nicht, weil wie durch ein Wunder alles im Sande verlaufen ist.«

»Es ist verlaufen. Ich hätte dem Manne folgen sollen und für ihn arbeiten. Ich hätte auch etwas tun wollen. So aber bin ich wieder in meinem Büro geblieben, in meinem Dienst, und die Leute haben mich auch dort vor der weiteren Untersuchung geschützt. Sie waren so nett zu mir. Mir ist es dann ganz gleichgültig geworden. Mich interessiert auch die Politik nicht. Ich habe mich niemals dafür interessiert. Wenn ich zurückdenke, Georg habe ich damals beim Rudern kennengelernt. Ich war zu Besuch bei der Mutter. Damals lag der Wohnkahn noch am Stölpchensee bei Berlin. Damals war ich in Hamburg in Stellung. Ich habe das Exportgeschäft ganz allein in der Hand gehabt, ich hatte die Schlüssel, die ganze Korrespondenz, die Kasse und die Verhandlungen mit den Behörden. Der Mann hätte mich geheiratet, aber die Frau hat mir nicht gefallen, so demütig und verlogen weich, sie hatte Angst. Das hat mir den Mann verleidet. Im Urlaub in Berlin kam mir Georg gerade recht, ein verträumter Junge. Wir wollten auswandern, auf einer Insel an der dalmatinischen Küste allein leben. Georg war Angestellter in einem Reisebüro, hatte den Schlafwagen nach Dalmatien zu bearbeiten. Er hat mich mitgenommen, ich bin in Zagreb verhaftet worden, ohne Ausweise, Pass und Geld. Drei Wochen bin ich dort im Gefängnis gewesen. Georg hat sich herausreden können, ich bin dann wieder nach Deutschland abgeschoben worden, und in ein Filmbüro gegangen, schwarz. Ich hätte beim Film bleiben sollen, viele haben mir das gesagt und hätten mir auch geholfen. Ich bin aber als Sekretärin geblieben, denn ich musste auch Georg, der seine Stellung verloren hatte, über Wasser halten. Dann brachte Georg eine

Freundin ins Haus, aufgeblasenes Mädchen, kaltschnäuzig. Sie war beschäftigt in dieser Nachrichtenagentur, in die sie mich später mit hineingebracht hat, als Sekretärin des Chefs. Dort habe ich sie schon nach vier Wochen hinausgebissen. Und Georg dann nachgezogen. Viel Arbeit, viel Aufregung und alle hatten mich eigentlich gern. Bis ich dann nicht mehr weiter konnte und krank geworden bin. Der arme Georg, zum Schluss haben sie ihn doch bekommen, als Soldat. Wären wir, hätten wir zusammenbleiben können, niemals wär das geschehen.«

Der Atem der Kranken ist ruhiger geworden, gleichmäßiger und hinübergleitend.

Der Typ?

Die Kranke schläft. Der Traum hat sich in seiner Bildfolge auseinandergezogen, er ist nicht mehr stechend, nicht gewaltsam und eruptiv. Er ist verankert in der Überlegung, mit der Dagny selbst manche Geschehnisse begleitet hat. Die Erfahrung ist gelöst und hat ihr Eigenleben begonnen, so wie es bereits von Dagny skizziert worden ist. Der Traum wird produktiv, unwillkürlich hebt sich die Brust, etwas Farbe kommt in die Wangen.

Es stimmt doch nicht alles, was sie dem Vater gesagt hat – hat sie es eigentlich ihm gesagt? Nein, sie hat nicht mit ihm darüber sprechen können, sie hat sich gescheut und ein wenig gefürchtet; nein, sie hat sich geschämt.

Kennengelernt (die Vorstellung folgt im Wesentlichen den eigenen Aufzeichnungen Dagnys, die Diktion ist von der ersten auf die dritte Person getauscht) hat sie diesen Freund aus Schweden in ihrer letzten Stellung; einer von dem Dutzend, deren Telefonate sie täglich aufzunehmen hatte. Mit seiner Art zu sprechen, manches nur anzudeuten, vieles zu verschweigen, das in belanglosen Redewendungen trotzdem eine beredte Sprache führte und, nicht zu überhören, geradezu nach außen drängte, war sie von Beginn merkwürdig vertraut. Der Stockholmer Korrespondent war mit ihrer Aufnahme sehr zufrieden. Bisher hatte er immer Anstände gehabt, das mangelnde Verständnis der Aufnahme war schuld; jetzt ging alles glatt. Und auch der Abteilungsleiter war zufrieden, denn aus nicht näher erkennbaren Ursachen nahm dieser Korrespondent im Hause eine Sonderstellung ein. Im Grunde ohne ausreichende Vorbildung und Erfahrung im journalistischen Beruf, war der Mann von einem der großen Geldgeber – der Kohle –, der Schwerindustrie oder der Wehrmacht, die ihrerseits untereinander wieder in einer Person oder Gesellschaft gebunden waren, in die Agentur hineingesetzt worden. Das Propagandaministerium, das sonst die Überwachung fest in den Händen hielt und die Auswahl der Korrespondenten streng begutachtete, auf bewährte Parteigenossen sah und Ähnliches, hatte das durchgehen lassen; verständlich, wenn man weiß, dass auch in diesem Parteiapparat die Geldgeber ihre Leute untergebracht hatten, die zwar oft nicht gerade an der Spitze, aber in entscheidenden Schlüsselstellungen saßen. Solche Machtkämpfe, bei denen einander entgegengesetzte Interessen beide sich des Parteischildes mit Erfolg bedienten, wurden in der letzten Welle im Betrieb ausgetragen, im Allgemeinen blieben die wahren Zusammenhänge undurchsichtig. Die leitenden Persönlichkeiten gefielen sich in Vermutungen, mit bedeutsamen Augenzwinkern, aber sie hüteten sich, irgendeinen Kompetenzkonflikt heraufzubeschwören, denn niemand hatte schließlich die Gewissheit, welche Gruppe die stärkere und ob überhaupt eine Gruppenbildung vorhanden war. Von diesem Auslandsvertreter wusste man nur, dass er der Partei, zum Mindesten bis zu seinem Eintritt in seine Stellung bei der Agentur, nicht angehört hatte, dass dagegen sein Einfluss und vor allem seine Beziehung gefestigt genug waren, Denunziationen und Intrigen im Keim ersticken zu lassen; Erfahrung macht klug.

Viele wurden eingesperrt und aufgehängt, die berufliche Existenz vernichtet, die Familie auseinandergerissen und zerstört, die eine Verbindung gesucht hatten zu dem Ausland;

andere wurden hierfür eigens gerufen und durften sich einer besonderen Bevorzugung erfreuen, die bereits eine solche Verbindung aufzuweisen hatten. Ähnlich wie in den Konzentrationslagern – wer das Glück hatte, in einem mehr ruhigen Lager oder auch Block untergebracht zu sein, durch äußere Zufälligkeiten bedingt, der konnte damit rechnen, einmal noch herauszukommen; wo aber geschlagen und gemordet wurde, auch wenn er selbst davon nicht betroffen war, der hatte keine Aussicht. Auch hier formte sich daraus eine persönliche Leistung, die die der unterschiedlichen Behandlung Unterworfenen voneinander schied, und auch in der Zukunft weiter scheiden wird. Licht und Schatten, an dem Schatten darf man nicht rühren, strebe zum Licht. Dagny hatte sich bisher keine anderen Gedanken darüber gemacht, als dies die überwiegende Mehrzahl tat; es ist so gekommen, und es muss wohl so sein.

Der Mann in Stockholm nahm ihr größeres Interesse in Anspruch. Der hatte den großen Überblick. Dem stand die Welt offen. Der bewegte sich in Kreisen, denen man nichts mehr vormachen konnte und denen nichts verborgen war. Der saß mit den Agenten des feindlichen Auslandes, die hier im Lande als Schreckgespenst an die Wand gemalt wurden, an einem Tisch. Und sie zogen ja auch alle an einem Strick, sie zogen von einem Geldgeber, dem sie sich turmhoch überlegen fühlten, den sie bespöttelten und je nach Temperament mehr oder weniger verachteten. Man sprach von Ministern wie von Kanzleibeamten und bedachte die eigenen Missionschefs, in der Diplomatie oder sonst wie in geheimem oder mehr privatem Auftrag, mit wohlwollender Ironie, sich der Unangreifbarkeit seiner Stellung bewusst. Solange er noch von drüben über einen dieser Leute berichtete, konnte ein schiefes Wort dem Opfer die Karriere oder Existenz vernichten, schlimmer noch, es war eine Nebelpatrone, es konnte den Verdacht aufsteigen lassen. So sah es Dagny – das war der Mann!

In die Telefonate waren schon hin und wieder rein persönliche Bemerkungen eingeflossen, die bereits schon zu Beanstandungen seitens der Telefonüberwachung geführt hatten. Es war allmählich ein Spiel mit Worten entstanden, das nur den beiden verständlich war, in den Phrasen amtlicher Propaganda getarnt. Sie brauchten sich nicht erst eigens darüber zu verständigen, das gegenseitige Verstehen wuchs von selbst, ein unterhaltsames Geheimnis.

Eines Tages war der Mann leibhaftig im Büro erschienen, Dagny hatte es die ganze Zeit geahnt. Im Äußeren so wie sie sich ihn vorgestellt, im Auftreten bei Weitem nicht so sicher und überlegen, keine Draufgängernatur, kein Herrenmensch, keine Führerpersönlichkeit, wie sie beinahe gefürchtet hat, aber zu sehr etwas vom Schauspieler, sehr vorsichtig und nicht ohne Ängstlichkeit, die er hinter Zynismen zu verbergen suchte. Was wird jetzt werden – der Mann fuhr zu Besprechungen ins Rheinland und zudem in seine Heimat. Dagny hatte zwei Wochen Urlaub in Reserve. Am gleichen Nachmittag hatten sie eine Verabredung in einer Art Konditorei in der Nähe des Büros. Sie müssten sich, hatte er gesagt, jetzt auch mal näher kennenlernen. Er hatte Konfitüren und Zigaretten und Strümpfe mitgebracht. Sie waren beide durchaus nicht verlegen, wie Dagny zunächst von sich angenommen hatte. Sie lernten sich näher kennen. Sie beschlossen, Dagnys Urlaub in den bayrischen Bergen zu verbringen. Der Mann hatte dort einen Bekannten, der ihnen ein Zimmer in seinem Landhaus zur Verfügung stellen würde.

Schon immer hatte Dagny für die Berge geschwärmt. Das Haus lag an einer breit abfallenden Lehne, der Blick ging in den tiefen Einschnitt eines Tales, auf dessen Sohle ein See sich hinzog, in dem man baden, rudern und fischen konnte. Aber der Weg bergab war beschwerlich und zeitraubend, während vom Fenster ihres Zimmers aus, das Fenster nahm die ganze Breite des Wohnraumes ein, über die gegenüberliegende Höhe hinweg das Panorama einer Alpenkette in Erscheinung trat, fern, scharf in den Konturen und irgendwie drohend. Dagny zog diesen Blick vor, und besonders schön war es, wenn die Nebel sich ins Tal hinunterzogen, Regen – und Gewitterwolken, sich entladender Sturm um das Haus geht.

»Wie du stehst und schaust, Dagny – du solltest es doch noch einmal beim Theater oder Film versuchen.«

»Dafür bin ich zu alt.«

»In tragischen Rollen, meine ich.«

»Pfui –« Sie merkt jetzt, dass er sie aufziehen will, in den paar Tagen ist sie ein merkliches Stück reifer geworden, sie hat bisher eigentlich nur halb gelebt. Und dann fügt sie seufzend hinzu: »Irgendetwas muss der Mensch ja mit seinem Leben anfangen.« Es ist, denkt sie, wirklich an der Zeit, eine klare Linie in ihr Leben zu bringen.

Nach einer längeren Pause, ein Vogel streicht draußen in der Höhe des Blicks mit breitem langsamen Flügelschlag vorbei, ein Adler oder Bussard oder eine große Krähe, jedenfalls ein Unglücksvogel – »Ich möchte heiraten.«

»Das wollen alle jungen Mädchen.« Wieder der gekünstelt burschikose Ton, den sie nicht leiden mag. Der Mann spürt das und möchte verbessern. »Um nur irgendwo rasch unterzukriechen, das traue ich dir nicht zu. Dafür kenne ich dich schon zu gut.« Die Stimme wird noch weicher. »Du wirst noch etwas warten müssen. Ich jedenfalls, ich kann noch nicht heiraten.«

»Warum nicht –« Sie spürt, wie heiser ihre Stimme ist, nur das nicht, sie hört sich sprechen wie ihre Mutter. Sie hat diese Heiserkeit in der Stimme, die eine innere Erregung verrät.

Der Mann hat sich weggedreht.

»Ich meine ja auch nur –« setzt sie hinzu; höchst unzufrieden mit sich. Sie hat den Mann nicht verstanden. Sie hat ihm deutlich gezeigt, dass sie ihn nicht versteht.

Aber es ist nicht wahr; am anderen Tage kommt er wieder auf ihre Frage zurück. Er erzählt, dass er selbst den Krieg erst überstehen muss, um sich die Frage beantworten zu können nach seiner Lebensfähigkeit.

»Aber andere heiraten doch gerade jetzt – was nachher wird, das trägt sich leichter zu zweit.«

»Für viele mag das stimmen; aus der allgemeinen Unsicherheit heraus. Sie wissen noch nicht, was ihnen bevorsteht.« Und er versucht ihr zu beweisen, dass dieser Krieg nur mit der völligen Vernichtung enden kann. Das deutsche Regime hat alles darauf angelegt und hält sich damit überhaupt nur aufrecht. Solange noch nicht das letzte Machtmittel verbraucht, solange noch irgendetwas vorhanden ist, was noch eingesetzt werden kann, wird dieser Krieg nicht beendet werden. Für die Gegenseite steht das Problem anders, sie muss nur die Nerven aufbringen, warten zu können und den Selbstvernichtungsprozess mitbeschleunigen helfen.

»Und kann bei uns nichts geschehen, um dem Einhalt zu tun?«

»Es geschieht schon, aber nicht entschieden genug. Im Übrigen steht hier das gleiche Problem. Man kann nicht die eine Meinung, etwa die herrschende Gruppe, einfach beiseiteschieben und dafür dann die andere setzen; dieses meinst du doch, man kann sie nur vernichten, ausrotten bis zur letzten Keimzelle. Und das – scheint's – geht nicht. Der Krieg mit seinen Begleiterscheinungen ist bei uns so angelegt, dass jeder daran seinen Anteil trägt. Wenn wir siegen, hat man uns gesagt, werden wir alle daran teilnehmen können, an der Verteilung der Beute in jeder Hinsicht. Ob wir es wahrhaben wollen oder nicht, wir sind darauf hereingefallen. Es ist auch so, dass die Macht sehr weit verzweigt nach unten ist. Anteil an der Macht haben, das bedeutet nur mit dem Strom zu schwimmen, und das ist schon von jeher das Bequemste gewesen. Selbst diejenigen, die den fortschreitenden Verfall sehen und das Ende sich bereits vorstellen können, und das sind in der umfangreichen Maschinerie dieses Krieges die Mehrzahl derjenigen, die das Schaltwerk bedienen und am Hebel stehen, können es nicht aufhalten. Womit beginnen – vor allem, wenn die Feinde dann nicht helfen? Und warum sollten diese auch helfen? Sie würden doch nur insoweit helfen, als es ihren eigenen Zwecken dient und das tatsächliche Ende des Krieges beschleunigen kann. Aber ein anderes Regime in den Sattel setzen und diesem Garantien und alles das, was ein billiger Frieden verlangt, versprechen und für die neuen Leute noch retten von dem, was schon für den Schutthaufen bestimmt ist, warum sollten sie das? Die deutsche Schwerindustrie kann nicht mehr hoffen, wie das schon einmal der Fall war, draußen noch Gehör zu finden. Da ist grundsätzlich nichts mehr zu machen, auch wenn die die Generale vorschicken. Übrigens bemüht sich die SS auf der gleichen Linie. Zu viele sind mit Angeboten unterwegs, und die Angebote sind zu verlockend, als dass man die Sicherheit des totalen Zusammenbruchs dafür eintauschen möchte. Der Schutt hat seine eigene Stille, ohne Gärung – zur Verwaltung und Betreuung übergeben einer anderen Armee, der Heilsarmee.« Dagny schwimmt zunächst in solchen Gedankengängen munter dahin. Sie freut sich schon jetzt auf die Überraschung, mit der die Amtswalter, einschließlich ihres Personalchefs, das Ende über sich hereinbrechen sehen. Aber sie möchte doch wissen, was man eigentlich tun sollte. Diese Frage hat ihr auch der Vater bisher niemals klar beantwortet.

»Das muss jeder für sich allein wissen und auch mit sich allein abmachen«, weicht er aus.

Dann erzählt sie ihm, dass sie es schon versucht hat, ein paar Jahre früher, mit einer sozialistischen Gruppe im Ausland, Freunde des Vaters, Verbindung zu halten, Briefe weiterzuleiten, Material, das ist Verfolgungen und Verschickungen, Verordnungen und Ähnliches zu sammeln, wie man es ihr aufgetragen hatte. Aber eines Tages ist niemand mehr bei ihr erschienen. Einmal hat sie ein Ehepaar bei sich aufgenommen, das über die Grenze flüchten wollte; der Frau hat sie als Ausweis ihr Arbeitsbuch mitgegeben. Die Leute scheinen hinübergekommen zu sein, sie hat nichts mehr von ihnen gehört. Und dann ist sie auch schon bei der Gestapo vernommen worden, um über den Verbleib ihres Vaters Auskunft zu geben, da sie nach ihrer verunglückten Reise nach Dalmatien angegeben hatte, sie wollte dort ihren Vater aufsuchen. In ihrem damaligen Geschäft ist einige Male ein Beamter erschienen und hat sich nach ihr erkundigt. Die Auskünfte müssen befriedigend gewesen sein, sie ist nicht mehr behelligt worden.

Der junge Mann will das alles nicht gelten lassen, er schiebt es mit einer ärgerlichen Handbewegung weg. »Alles Wege zum Selbstmord. Du verstehst ja nichts von Politik.

Sentimentalitäten.« Er wird aufgeschlossener und gibt sich Mühe, dass sie ihn versteht. In einer konservativen Jugendvereinigung ist er von unten herauf groß gewachsen, die ihr Dasein der Laune eines rheinischen Industriemagnaten verdankt. Die Bewegung entwickelte sich sehr bald, wie der Mäzen auch vorausgesehen hatte, nach links, hielt Tuchfühlung mit sozialistischen und kommunistischen Splittergruppen, ohne indessen ihrem konservativen Grundcharakter zu entsagen. Der ganze Verein wäre als Zeiterscheinung bedeutungslos geblieben, wenn er sich nicht zum Sammelpunkt der Widerstandsbewegung in der Jugend gegen die Nazi-Jugend geeignet hätte. Zuerst noch geduldet und von Geldgebern gestützt, später aufgelöst und verfolgt, Objekt für die Geheime Staatspolizei. Nur wer aus anderen Lagern in diese Gruppe gelangte, die über eine Reihe von Stützpunkten im Reich verfügte, kam in Untersuchung, die ursprünglichen Hauptakteure wurden in Parteifunktionen abgeschoben oder sonst wie untergebracht; unser Freund war einer davon.

Der Gedanke liegt nahe, die Frage aufzuwerfen, zu welchem Zeitpunkt denn und unter welchen Formen diese Liquidierung eingesetzt hatte; auch bei Dagny taucht dieser Gedanke auf, und der junge Mann hatte nur ein bezeichnendes Lächeln dafür. »Glück muss man haben.«

Ursprünglich Mediziner, hatte er das Studium mit der Journalistik vertauscht. Er konnte für sich in Anspruch nehmen, einigen seiner Kameraden von unüberlegten Handlungen abgeraten zu haben, die sie unweigerlich ins KZ gebracht hätten; vielleicht auch, dass nach seiner Vernehmung, wenn in der ersten Zeit noch seine Zeugenaussage benötigt wurde, manche mit einer Verwarnung und der Untersuchungshaft davongekommen waren. Er pflegte, so sagte er Dagny, alles zu bagatellisieren, auf jugendlichen Überschwang, mangelnde Einsicht, Romantik abzustellen. »Jeder muss sehen, wo er bleibt, fest auf den Füßen bleibt.« Heute war er gut Freund mit der Emigration, zu vertraulichen Diensten bereit, in seiner Art sogar zuverlässig. »Aber nicht hineinhetzen lassen in ein Abenteuer. Ich werde selbst bestimmen, wann und was ich etwa tun kann.« Schwer für ein Mädchen, das in ihm den

Helden, umwittert von den Abenteuern der Revolution sehen will, solches zu verstehen.

Mit dem Instinkt der Frau tastete Dagny solche Charakterzüge, die er vor ihr ausbreitete, nach der schwachen Stelle, die sie später zu betreuen haben würde. »Und wenn einmal dieser ganze Rummel zu Ende sein wird?«

»Er kommt nicht zu Ende. Es bildet sich jetzt, noch inmitten der zusammenstürzenden Fassaden, die Schicht, die am Leben bleiben wird. Wir kämpfen bereits um die Positionen. Wie sie in Wirklichkeit aussehen werden, weiß noch keiner, zu viele Unsicherheitsfaktoren in der Rechnung. Aber so ungefähr: Nieder mit dem, was gewesen ist, rücksichtslos und ohne Tradition, keine Romantik, dafür oder dagegen zu sein, Ellbogen gebrauchen für die Gegenwart und dasjenige, was heute oben ist, der Lächerlichkeit anheimfallen lassen, sie sind sowieso schon am Ersticken.« Es klingt für Dagny zuerst überzeugend. Es entspricht dem, was sie sich schon selbst manchmal gedacht hat, wenn sie die Propagandaphrasen von sich selbst abgleiten lässt. Ihr Lebensraum ist ein Zimmer mit Küche, noch besser, wenn sie sich um die Verpflegung nicht zu kümmern braucht. Damit ist sie im Grunde zufriedengestellt.

An Arbeit hat es bisher nicht gefehlt, und sie ist sicher, sie wird auch später Beschäftigung finden. Nur erscheint ihr doch in den mit deklamatorischer Betonung vorgetragenen Perspektiven manches zu einfach und etwas gekünstelt. Der eine Teil hat das Elend heraufbeschworen, über den anderen Teil ist es hereingebrochen. Werden nicht die Ersteren in ihrer Aktivität wieder oben schwimmen? Sie leben von dieser Betriebsamkeit, sie verdienen daran, und es wird sie wenig kümmern, dass die kleine obere Schicht durch eine andere abgelöst wird. Sie selbst sind unentbehrlich, die Mitläufer, die Nutznießer, der Hefeteig. Der weit überwiegenden Mehrzahl aller davon Betroffenen ist diese Betriebsamkeit nicht gegeben. Sie schnappen nach Luft, um gerade am Leben zu bleiben. Mehr haben sie auch vorher schon nicht aufbringen können. Sie sind die Masse, die geknetet wird, und mit der man anscheinend experimentiert; und sie werden es auch weiterhin sein. Sie erinnert sich an Gespräche des Vaters mit seinen Freunden, denen sie zugehört hatte, ohne mehr davon zu verstehen, als dass damals viele von der großen Hoffnung erfüllt waren, die Trägheit und Unwissenheit dieser großen Masse aufzulockern, sie mit Eigenleben zu erfüllen, damit jeder sein Schicksal selbst in die Hand nehmen kann – lange bevor noch die Nazibewegung zur Macht gekommen war, was sicherlich verhindert worden wäre, wenn – sie sieht den Vater vor sich und unterhalten mit dem jungen Mann, dem sie vielleicht die Stichworte zuflüstern muss. Der Vater wird nicht einverstanden sein. Sie weiß bereits, dass sich der Vater mit dem Mann niemals verständigen wird. Ist es eine Frage der Generationsfolge, auf die Erkenntnis der großen Zusammenhänge zu verzichten –? Und sie ist entschlossen, dem Vater von diesem ihrem neuen Freund nur ganz allgemein, vielleicht besser überhaupt nichts mitzuteilen.

Wie der Mann so spricht und erklärt und mit großen Schritten im Zimmer auf- und abgeht, dann sich setzt und eine Zigarette an der anderen raucht, fühlt das Mädchen, er spricht gar nicht zu ihr, er verteidigt sich, er spricht zu sich selbst, er fürchtet sich, unterwegs angehalten und zur Rede gestellt zu werden – das ist der schwache Punkt, den Dagny gesucht hat. Es wird nicht einfach sein, sie erschrickt sogar im Aufblitzen dieser Erkenntnis zunächst, aber sie ist zufrieden. Bestimmt wird er mit solchen Absichten vor dem Vater nicht bestehen können. Es ist seltsam, es fällt ihr manches ein, was sie früher gelesen und oft noch wiedergefunden hat in den Kreisen, denen sie glaubte verbunden zu sein: Die Entwicklung der menschlichen Gesellschaft folgt ihren eigenen Gesetzen, sie lässt sich nicht aufhalten, die Etappen lassen sich aber auch nicht überspringen. Ob die Entwicklung mit den Erwartungen im Einklang steht, hängt von der Fähigkeit der Menschen ab, ihre Aufgabe im Rahmen dieser Entwicklung zu verstehen, von der Erkenntnis der Notwendigkeit, sich zur Erfüllung dieser Aufgabe zu einer Einheit zusammenzufinden, die einzelne Person ist belanglos. In der Anregung, richtig oder falsch, erfüllt sich deren Aufgabe.

Ist diese erfüllt und ausgeschöpft, verliert der Anregende seine Bedeutung; ob es sich um Weltanschauung oder persönliche Leistung handelt. In der Gegenwart mögen die Formen, in denen das Absterben und die Vernichtung sich vollziehen, schreckenerregend sein, für die Zukunft ist es nichts anderes als das Abstoßen der dürren Blätter, der Baum lebt weiter, mit neuer Kraft und neuer Zuversicht. Es sind nur die Umwege, die Verzögerungen und Hemmungen in der Umschichtung, der Geburt einer Gesellschaftsordnung, an denen der Einzelne leidet. Die Geschichte, dieser große Leidensweg der Menschheit, ist nur ein Missverständnis, das sich über Jahrtausende schon hinzieht. Dagny ist glücklich, dass der Mann sie zu solchen Spekulationen angeregt hat; sie wird ihn wieder zurechtrücken. Denn die Ehe, heißt es, greift tiefer, als sich nur gegenseitig zu dulden, sich aneinander anzupassen. Der Gleichklang des gemeinsamen Erlebens ist in Wahrheit ein neues Leben. Sie ist voller Ungeduld. Ein wenig ängstlich in ihrer Neugier, in der Erwartung, dass sie oft und hart sich aneinander stoßen werden. Sie traut nicht dem Mechanismus dieser Kraft, die allein aus der Tatsache, Zufall oder Gewissheit, mit dem Leben davongekommen zu sein, erwachsen soll. Man wird sehen …

»Wenn du später den Vater einmal kennenlernen wirst, sollte dir manches verständlicher erscheinen.«

»Das möchte ich bezweifeln. Ich bin kein Prophet. Die alten Leute haben alles Mögliche erklärt und sind dabei immer unverständlicher geworden.«

»Ich nehme an, dass ihr euch doch verstehen werdet.« Es lag eine Frage darin; aber sie ist fallen gelassen worden, ehe sie noch ausgesprochen ist.

Er zuckt die Achseln. »Verstehen kann man sich mit jedem.«

»Oder willst du sagen, dass du es nicht erst versuchen willst.«

»Genau das. Vielleicht will ich genau das sagen. Ich werde mich jedenfalls nicht herumstreiten.«

»Warum streiten?«

»Weil alle diese alten Leute mit dem Anspruch auftreten,

dass die es besser wissen.« Es entsteht eine Pause. Dann setzt er hinzu: »Am besten allem, was gewesen ist, aus dem Wege gehen.«

»Was rechnest du denn zu alt?«

»Was gewesen ist.« Der Ton ist reichlich schroff geworden.

»Ich weiß sehr wenig, ob man die Welt, so wie sie ist, verändern kann. Aber sie setzen sich für die Idee ein, sie haben doch große Opfer gebracht und eigentlich sind es doch diese Opfer, die man nach außen noch sieht.«

»Eben, weil du nichts davon verstehst.« Die Sprache ist erregt geworden, die Worte stürzen heraus und überschlagen sich. »Die Opfer bringen sie sich selbst, aus Eitelkeit, aus gekränktem Ehrgeiz und weil sie sowieso am Ende sind. Sieh dir doch die eigentlichen Stützen der Nazis heute an, wie viele sind frühere Sozialisten, besonders die unteren Schreier, und die anderen sind solche, die früher gern Sozialisten gewesen wären, aber sich geniert oder gefürchtet haben, etwas anderes dafür aufgeben zu müssen. In diesem Brei rühren diejenigen herum, die sich davon einen besonderen Kuchen versprechen, Leute mit gekränkter Eigenliebe, stecken gebliebene Philosophen, Abenteurer, die rechts und links vom Wege ein paar Ideen aufgegriffen, aber schlecht verstanden und nicht verdaut haben. Und wie leicht sind sie zu betrügen, im Grunde so naiv und harmlos, wenn man erst einmal den Dreh heraus hat. Sie haben ihre Sache sehr schlecht gemacht. Wir werden das besser machen.«

»Wer sind das, die – Wir?«

»Na diejenigen, die übrig bleiben. Wie viele das sein werden und welche insbesondere, weiß ich auch nicht. Da gibt es auch kein besonderes Programm und kein eigentliches Ziel. Glück und Zufall und ein gut Teil Robustheit werden das entscheiden. Ewig hält dieser Zustand, in dem solche Leute wie ich vor dem Zugriff irgendeines Gestapobeamten geschützt sind, auch nicht. Das Blatt kann sich wenden und hat sich schon gewendet. Ich muss sehen, dass ich noch rasch wieder aus dem Lande komme, es stinkt bereits.« Die letzten Worte hat er mit einem Lachen unterbrochen, er gibt sich auch keine Mühe mehr, seine Unruhe zu verbergen.

Welch unglaublicher Leichtsinn, denkt Dagny, und welche Verworrenheit – er hat doch Einblick in viele Dinge, die sie selbst bisher nicht beachtet hat; er muss doch die Schwierigkeiten sehen, den ganzen Apparat der Macht und zugleich die Widerstände, die heroischen Opfer und die Verzweiflung, über die er so einfach hinweggeht, und überhaupt alles so leicht und spielerisch nimmt. Sie wird sich jetzt ernstlicher darum kümmern müssen, was um sie herum vorgeht; schließlich wird er das von ihr verlangen – nein, erwarten. Dann, wenn sie erst zusammenleben werden, dann ist nicht nur der Haushalt zu besorgen, sie wird für ihn arbeiten müssen, und dann soll ja die Frau auch so eine Art Schutz sein, sie muss raten und ausgleichen und helfen und auch widersprechen und die Zügel in die Hand nehmen, dass der Mann nicht kopfüber in den Abgrund stürzt – ein erregendes Zukunftsbild, was alles zu tun sein wird, und Dagny ist schon sehr neugierig darauf.

»Und siehst du, deswegen eben können wir nicht heiraten. Du musst das einsehen, wenn du vernünftig bist, wie ich dich einschätze.« Schon wieder diese Ablehnung; er hätte es doch gar nicht nötig, sich zu wiederholen, möchte sie ihm sagen. Denn sie ist sowieso darüber anderer Meinung. Und das wird sich finden, ob sie sich durchsetzen wird, im Grunde zweifelt sie nicht ernstlich daran, er brauchte sich nicht so anstellen.

Er will der heraufziehenden Spannung ausweichen. »Wer weiß, ob wir es überhaupt schaffen, und wer von uns beiden übrig bleibt.« Das ist doch ohne Frage. Wenn du deiner so unsicher bist, denkt sie, und eben das ist meine Aufgabe, dir das auszureden – so ist das eine bestimmt sicher, dass ich es bin, der übrig bleibt, denn mich berührt das Ganze nicht. Wenn es also schon darauf ankommt, wer von uns beiden, dann bin ich wohl der nächste. Der Gedanke ist nicht schön, stellt sie fest, aber warum will er nicht auf mich hören …

Sie bringt es nicht richtig in Worte, sie spricht davon, er brauche auf sie keine Rücksicht zu nehmen, sie hätte es sich nur so vorgestellt, und er wäre ihr auch ganz gleichgültig. Es klingt nicht gerade überzeugend.

In den noch verbleibenden Tagen war diese Spannung nicht mehr gewichen. Sie hat mich nicht verstanden, fühlt der Mann. Er kommt immer wieder darauf zurück, ich bin nur besorgt, ich möchte dir Enttäuschung ersparen, und ich will, dass du Vertrauen zu mir hast. Eine Frau verlangt Zärtlichkeit, er lernt das in diesen Tagen, und es lässt die Selbstsicherheit, mit der er gepanzert scheint, ins Wanken kommen.

Die bisherige äußere Ruhe ihres Beisammenseins wird noch gestört, der Besitzer des Landhauses ist zu Besuch gekommen. Der Bekannte ist der Sohn und Erbe einer der industriellen Dynastien im deutschen Westen. In seiner Begleitung sind ein halbes Dutzend Bardamen, die Mädchen sind aus seiner Stammbar in Essen die volle Belegschaft, die er auf Ferien mitgenommen hat; die Bar ist so lange geschlossen, das heißt, sie wird renoviert. Der junge Industrielle genießt nicht den besten Ruf, wenn auch der Tradition nach zu großen Aufgaben berufen. Einige Jahre älter als der Freund, der ihn von der Universität her kennt und der ihn später in Schweden wiedergetroffen hat, wo sie in näheren Verkehr miteinander gekommen sind. Dagny fürchtet den Trubel, der sich über ihr Geborgensein ausbreiten wird und drängt zur Abreise. Aber der Hausherr weiß, die etwas steif gewordene Dagny, eine Form ihrer Schüchternheit, zu beruhigen und in Liebenswürdigkeiten einzuspinnen. Die Mädchen, weit davon entfernt, ihren Barbetrieb in die bayrischen Berge zu verpflanzen, sind stille und bescheidene Pensionsgäste; von der ruhigen Sicherheit ihres Auftretens ist Dagny ganz überrascht. Dagegen ist der Journalist zunehmend unsicherer geworden. Aus den Unterhaltungen der beiden ist zu entnehmen, dass der Freund dem anderen als Beschützer gewissen Überwachungsstellen gegenüber, die in der diplomatischen Vertretung verankert sind, gedient hat, weiter aber, dass die Rollen scheinbar jetzt vertauscht sind. Der Industrieerbe hat inzwischen Aufnahme in Parteikreisen gefunden, Rückkehr des verlorenen Sohnes. Ursprünglich Offizier, entlassen aus der Wehrmacht irgendwelcher Skandalgeschichten wegen, die ihn nach den geltenden Bestimmungen untauglich für den Wehrdienst machen, Sexualdefekt im Sinne der herrschenden Gesellschaftsmoral, war er einige Zeit, wie man in diesen Kreisen zu sagen pflegte, von der Gestapo aus dem Verkehr gezogen worden. Der Einfluss seines Vaters und vermutlich gewisse Versprechungen haben ihm die Bewegungsfreiheit wiedergegeben, mit dem Ziel einer Bewährung, die den Aufenthalt im Ausland zur Folge hatte. Der Journalist hatte ihn zunächst für einen prominenten Flüchtling und Emigranten gehalten. In der Anrede ist der ironische Ton, vielleicht ein Grundzug seines Wesens, dem Beschützer gegenüber, der ihn nach allen Seiten hin eingeführt hat, nicht zu verkennen und bleibt die ganze Zeit über auch vorherrschend.

Es ist zu spüren, dass der Journalist sich sehr unbehaglich fühlt, er hat Angst bekommen – wie weit wird der andere dichthalten oder vielleicht ihn als erstes seiner Opfer darreichen ... eine klare Aussprache darüber scheint unmöglich, und er ist bestimmt, im Ungewissen zu bleiben, zappelnd in seinem Netz. Der Gastgeber weidet sich daran, und der Mann ist nicht dumm. Einmal ausgerutscht, versteht er jetzt meisterhaft, sich auf dem glatten Parkett zu bewegen, das der Zwielichtatmosphäre der führenden Gesellschaftsschicht angepasst ist. Da gilt nicht mehr die Tradition, Treue und Freundschaft, oder etwa gar Dankbarkeit; rücksichtslos gegenüber dem, was gewesen, und Ellbogen gebrauchen gegenüber dem, was ist. Er hat die besseren Karten in der Hand als der junge Mann, der ihn für sich glaubte einsetzen zu können, und vor allen Dingen, er hat dank seiner Beziehungen die Möglichkeit, sie als Trümpfe auszuspielen, während bei dem anderen schließlich Fehlkarten eben Nonvaleurs bleiben; der Journalist ist der Sohn eines kleinen Unternehmers, dessen Vater noch an der Drehbank gestanden ist.

Dagny hat ausreichend Gelegenheit, zwischen beiden Vergleiche anzustellen. Dabei verliert der Freund viel von seinem Nimbus der Überlegenheit, der spielerischen Sicherheit, die ihr bisher so gut gefallen hat. Sie sieht vor sich eine Aufgabe emporwachsen, die sie nicht erfüllen kann, und die ihr auch nicht liegt. Sie hat sich das wesentlich anders vorgestellt. Es wird ihr klar, eine Frau kann den Mann stützen, der über das Ziel hinausschießt, ins Kreiseln geraten ist und nach einem Halt greift, sie kann einem bösen Menschen das Böse mit tragen helfen und das Gute zum Nutzen anwenden. Sie kann dazu beitragen, Mängel und Unzulänglichkeiten, Verstricktsein in Widerspruch und Zweifel, die innere Unruhe verstehen zu lernen, eine Verknotung in Güte aufzulösen oder durch Streit einer Entscheidung zuzuführen. Im gemeinsamen Zusammenleben ist es eine der Aufgaben der Frau, den Mann immer wieder zu stellen, ins Licht treten zu lassen, damit er sich selbst beweisen kann. Der Erfolg, ob sich die Partner zu einer Einheit finden oder aneinander zerbrechen, oder sich trennen und weglaufen, berührt diese Aufgabe nicht und hebt sie vor allem nicht auf, weil sie einem der Grundelemente der Lebensatmosphäre entspricht, ohne die ein Erleben der eigenen Wesenheit, der Umwelt und ihrer Bindungen zur Person nicht denkbar ist. Allerdings muss vorausgesetzt werden, dass der Mann, an dem sich diese Aufgabe erfüllen soll, überhaupt lebt und zu leben gewillt ist; ein Schemen ist nur Gegenstand der Fantasie. In diesem Zwielicht, das den Schatten eine geradezu artistische Bedeutung zukommen lässt, wirkt der menschliche Wesenskern doppelt schwer.

Wenn Dagny sich jetzt an der Seite dieses Mannes vorstellt, so ist es, als ob sie in Nebel greift, der am Haus in langen Schwaden, manchmal zu Ballungen gestaut und gelegentlich gar geformt ist zu einer Gestalt, in der Schattenspiegelung eines Hintergrundes. Anders kann sie den Mann nicht sehen, sie sieht weder einen Inhalt noch ein Ziel. Gewiss, der andere mag in einer bevorzugten Lage sein. Er versteht sie auch glänzend auszunutzen. Er hat es nicht nötig, eine Überlegenheit hervorzukehren. Er hütet sich mehr zu zeigen als die Höflichkeit einer polierten Erziehung, die entgegenkommende Freundlichkeit, ein paar Stunden oder Tage gemeinsam zu verleben und sich angenehm zu machen. In sich umso verschlossener, je offener er sich gibt und je breiter die Tore, den Eingang zu seiner gewinnenden Persönlichkeit zu finden, geöffnet scheinen. Ein solcher Mann kann auf seiner Zurückhaltung beliebig spielen, von der Gleichgültigkeit bis zur Enttäuschung und Melancholie, gesalzen mit einem Schuss Ironie. Alles zusammen verfehlt nicht den Reiz auf die Frau.

Auch Dagny ist nicht unbeeinflusst. Schon die Neugier, den eigentlichen Inhalt dieses Menschen offenbar werden zu lassen, lädt zu Spekulationen ein; sie erkennt zwar nicht, dass sie dazu bereits eingeladen ist. Diesen Menschen, denkt Dagny, müsste man so grob behandeln, mit einem Meißel, dass aus dem Stein Funken sprühen – oder sehr, sehr zärtlich und behutsam, dass er zu sprechen beginnt. Erst dann wird man sehen, was vorhanden ist, das Material und Beschaffenheit, und was übrig geblieben ist, aber dazu fühlt sie sich nicht vorbereitet, auch nicht sicher genug; vieles in der Lebensproblematik ist ihr eigentlich in diesen Wochen erst klar geworden. Sie wird es lieber mit nach Hause nehmen, wie etwas, das sie auf dem Wege gefunden hat und das erst gesichtet und verarbeitet werden muss. Sie möchte zurückfahren und lieber ein paar Tage früher den Urlaub beenden, als sich weiter in das Spiel einzulassen; denn in der Konversation scheint bereits ein hinreichender Grad von Vertrautheit mit dem Gastgeber erreicht, der eine Weiterentwicklung voraussehen lässt.

Sie nimmt auf den Freund keine Rücksicht mehr, sie überspitzt sogar ein wenig die Distanz, die die Entfremdung einleiten und besiegeln soll, unzufrieden mit sich, dass sie trotzdem noch an einer Beobachtung der Wirkung interessiert ist. Der Mann bietet auch kein gutes Bild, fahrig und ängstlich und aus dem Gleichgewicht gebracht. Sie nimmt ihm zudem übel, dass er sich nicht wenigstens mit den Barmädchen beschäftigt, denen er sichtlich und beinah provozierend wenig Beachtung schenkt.

Dagny hatte bisher keine oder eine sehr allgemeine, in bürgerlichen Moralbegriffen verschwommene Vorstellung von der Beschäftigung in einem Barbetrieb. In gelegentlichen Gesprächen mit den Gästen musste sie die Erfahrung machen, dass sie sich gründlich darin getäuscht hatte. Von den Voraussetzungen, die in diesem Beruf verlangt werden, hätte sie keine einzige mitbringen können als vielleicht zur Not gerade diese, die eben entgegen der allgemeinen Ansicht nicht verlangt werden. Die Bardame hat die Besucher zu unterhalten, was nach der gewöhnlichen Ansicht gleichbedeutend ist, diesen das Geld aus der Tasche zu ziehen. Sie tritt dazu auf in der entsprechenden Toilette und in einer bestimmten Aufmachung, und sie muss viel an alkoholischen Getränken vertragen können. Dagny hat das natürlich nicht direkt gesagt, aber sie wird es wohl angedeutet haben, oder es war in ihren Gedanken zu lesen, denn die Mädchen waren freimütig bereit, ihr einige Aufschlüsse zu geben. Danach muss eine Bardame über eine geschulte Beobachtungsgabe, ausreichende Menschenkenntnis und die entsprechende Bildungsgrundlage als wesentliche Voraussetzungen verfügen, um die Wünsche und Erwartungen ihrer Besucher richtig einschätzen zu können, auch den Grad der Belastung seines Ausgabenetats, im Rahmen von Entspannung und Vergnügen. Wer einmal geneppt worden ist, kommt nicht wieder – dieser zum Sprichwort gewordene Ausspruch ist falsch; derjenige kommt nicht wieder, der sich am nächsten Morgen Vorwürfe macht, zu viel ausgegeben zu haben. Die Aufgabe besteht darin, Kunden nicht nur heranzuziehen, dafür sorgt im Wesentlichen die Geschäftsleitung, sondern sich zu erhalten. Diesem Zweck dient das Mittel der Unterhaltung. Eine solche Unterhaltung mag zunächst der Stimmung und Laune des Gastes unterworfen sein, aus den vorerwähnten Voraussetzungen wird die Bardame bemüht sein müssen, Thema und Interessenbetonung, sozusagen das Vertrautsein, in die Hand zu bekommen; dann erst ist der Besucher zufrieden und wird sich wohlfühlen. Dafür wird sie bezahlt und dafür hat der Unternehmer, gestützt auf den Kredit seiner Lieferanten, den Betrieb aufgemacht. Oft hängen Hunderte von wirtschaftlichen Existenzen davon ab. Im Kriege und unter einer politischen Diktatur ist eine solche Beobachtungsgabe, die als Begleiterscheinung zur Betreuung auftritt, ein viel beachteter Vorzug, man könnte sagen, die verwöhnte Schwester der Sanität. Neben diesen Eigenschaften muss die Bardame natürlich auch die Schulung und die Kenntnisse der Angestellten im Wirtschaftsgewerbe aufweisen können, in deren Rahmen sie als ein besonders hochgezüchteter Typ erscheint.

Die Mädchen, denen Dagny in dieser Gesellschaft begegnet, waren sich dieser Vorstellung auch durchaus bewusst. Es wäre unmöglich gewesen, unvorstellbar, sie nach dem Was und Wie, dem Woher und Wieso zu fragen. Das ist der Typ einer geschlossenen Persönlichkeit, wie Dagny ihn für sich selbst wünschen würde, aber welche Arbeit, wie viel innere Disziplin mag das gekostet haben, und welche bewusste Zerstörung von menschlichen Impulsen und menschlicher Wärme.

Sie sehnt sich in ihr Büro zurück, es fehlt ihr dort weiter nichts als die Freiheit, sonst ist sie unbehelligt. Es fragt keiner, und sie kann machen, was sie will. Der Gedanke lässt sie erschauern, der Beobachtung dieser beherrschten Mienen, der freundlichen Ironie dieser Blicke, der kalten Zuvorkommenheit im Verkehr ausgeliefert zu sein. Für sie wäre das nichts, in diesem Zwielicht zu atmen. Man sagt von der Gestapo: Nicht alle gehören zur Staatspolizei, die an sich dort registriert sind; ein Albdruck aber sind diejenigen, die einen zwingenden Eindruck hinterlassen dazuzugehören, aber trotzdem nicht registriert sind. Sie würde in dieser Atmosphäre ersticken. Der Freund gewinnt damit wieder etwas an Boden. Sie versteht jetzt, warum er den Mädchen aus dem Wege geht, wie sie überhaupt, nachdem sie ohne sein Zutun tiefer in ihn hineingesehen hat, vieles besser versteht. Es tut ihr leid.

Er selbst tut sich noch mehr leid, er ist völlig verzweifelt und muss obendrein noch aufpassen, sich keine Blöße zu geben und die zur Schau getragene Sorglosigkeit zu verlieren. Er hat es gleichfalls eilig wegzukommen, aber er ist unentschlossen, ob er einen stichhaltigen Vorwand findet. Mit Entsetzen sieht er, dass ihm Dagny dabei eigentlich im Wege steht. Ihre Haltung in den letzten Tagen lässt darauf schließen, dass ihr seine Begleitung unerwünscht sein wird. Alle Versuche, mit ihr darüber vernünftig zu sprechen, sind fehlgeschlagen, sie weicht ihm aus. Sie sollten jetzt nicht darüber streiten, möchte er ihr sagen, ob etwas vorgefallen ist, was ihre Ablehnung erklären würde, es hängt so viel davon ab, dass sie bleiben, gemeinsam auftreten, einen Schutzwall bilden, keine Blöße geben, in die der Feind eindringt – wie schwer sind die Frauen zu lenken, auch wenn sie klug sind ... dass Dagny klug ist, hat er ihr zugegeben; es ist ihm nicht leicht gefallen, denn das heißt schließlich nichts anderes als zuzugeben, dass er sie braucht, und dass sie ihm helfen soll. Ob er sie liebt, weiß er nicht, und weiß auch überhaupt nicht, was Liebe ist, zum Mindesten nicht, was Dagny sich darunter vorstellen mag. Aber er weiß, dass ihn Dagny jetzt nicht fallen lassen darf, jetzt nicht und auch, mit ziemlicher Gewissheit wird er das sagen können, für die Zukunft nicht. Es wäre schrecklich, wenn Dagny darauf bestehen sollte, dass er ihr das alles aufschreiben müsste ...

Dagny bestand nicht darauf. Sie hörte sich den Redeschwall, der plötzlich mit der Wucht eines Kataraktes auf sie niederging, mit Erstaunen an. In Wahrheit, sie hatte überhaupt auf eine Aussprache nicht gerechnet.

Tiefe Wolken hängen ins Tal hinunter und drücken in ihren Ausläufern und Spitzen wie mit einem Würgegriff zusammen, was eben noch in der Sonne von farbigem Leben erfüllt schien, die Wiesenhänge, die Rodung und den jungen Tannenwald. Die Bergkette war in Nebel gehüllt, ihre Drohung ausgelöscht. Nur weg von hier – Dagny fühlt die ganze Schwere ihres Alleinseins. »Du tust mir unrecht. Erinnere dich doch, dass ich es gewesen bin, der zu dir gekommen ist.« Das ist nicht wahr, denkt Dagny. »Du bist der einzige Mensch, zu dem ich sprechen, dem ich mich anvertrauen kann.«

»Es interessiert mich nicht«, lehnt sie ab.

»Es muss dich interessieren«, beharrt er, »ich kann einfach nicht zulassen, dass du dich so in eine Idee verrennst. Wie können wir denn heiraten, wo keiner von uns weiß, was der nächste Tag bringen kann – und trotzdem gehören wir zusammen.«

»Nein wirklich, es interessiert mich nicht mehr.«

»Sei doch nicht so starrsinnig. Ich lese in deinen Gedanken. Haben wir uns denn nicht verstanden, gleich vom ersten Tage an? Ich habe es schon in Stockholm gewusst, ich habe es so zwingend gefühlt, dass ich in dir den Menschen finden werde, der zu mir gehört. Das darf nicht sein, dass ich dich einer Laune wegen verliere. Lass mich doch das Missverständnis aufklären. Dagny – höre mir doch zu!«

Sie hat das Gesicht abgewandt, sie verzieht keine Miene, er hat das Empfinden, sie hört nicht zu.

»Wir müssen zusammenhalten. Ein solches Missverständnis darf nicht überwuchern und sich einfressen. Es kann eine tödliche Gefahr für uns bedeuten, wenn wir uns jetzt nicht verstehen. So rede doch!«

»Ich habe mich eben geirrt, weiter ist nichts.« Je dringender der Mann spricht, umso bitterer wird ihr die Erkenntnis, was sie eigentlich verloren hat und wie stark sie auf ihre Erwartungen gebaut hat.

»Das kann nicht sein. Du bist von Sinnen. Ich spüre, dass du weit weg bist. Erwache doch …«

»Ich will nicht mehr.« Nach einer kleinen Pause: »Es hat keinen Zweck, dass wir weiter darüber sprechen.« In den letzten Worten schwingt bereits ein leiser Unterton von Erregung.

Er greift danach wie nach einem Halt, der Boden scheint ihm unter den Füßen wegzurutschen. »Hast du denn alles schon vergessen?« Er möchte den Arm um ihre Schulter legen, aber es kommt nicht so weit. Er spürt schon vorher, dass sie ihn abweisen wird, und Dagny ist ihm einen Augenblick dankbar dafür, dass er es nicht dazu kommen lässt. Will er es darauf anlegen, sie zu quälen?

»Siehst du –«, hat er sich wieder gefasst, »solange dieser verdammte Krieg noch nicht beendet ist, kann ich dir nicht alles sagen. Glaube mir, dass es mir nicht leicht fällt. Ich bin in großer Sorge, warum dich damit noch obendrein belasten – ich habe ein schweres Gepäck zu schleppen. Ich dachte, nein, ich habe es gefühlt, dass du mir dabei helfen würdest. Für dich ist es ja nicht so schwer, nur ein wenig zu warten und das Vertrauen, dass wir einander verstehen und dass wir einmal beisammen bleiben werden, wenn das Unwetter vorüber ist.« Die Stimme ist voller Zärtlichkeit. »Ich habe ja sonst niemanden, keinen Menschen auf der Welt, an den ich mich halten kann. Und du könntest mir helfen, du hast mir schon geholfen …«

Dagny unterbricht, sie bringt es kalt, schneidend und abschließend heraus: »Ich kann nicht in der Gesellschaft leben, in der du dich anscheinend wohlfühlst –«, als er von dem Ton zurückschreckt und sie verständnislos anstarrt, »in einer Gesellschaft von Spitzeln.« Sie möchte noch hinzufügen, du selbst in deiner tändelnden Art, der gemachten Leichtigkeit, die mir so gefallen hat, gehörst dazu, die Selbstgefälligkeit eines Spitzels – aber sie ringt es nieder. Röte hat die Stirn überzogen. Das ist die Frau, die ich mir gewünscht habe, denkt er.

Merkwürdig, die Worte selbst berühren ihn nicht. Er hat dafür ein flüchtiges Lächeln, mit einem schmerzlichen Zug um den Mund, stellt Dagny fest, die ihm jetzt voll ins Gesicht sieht.

»Das sind wir doch mehr oder weniger alle. Wir sind nur Figuren, die man an einer Schnur laufen lässt, dirigiert und beliebig wieder einziehen kann. Wenn es nur das wäre – der eine bespitzelt den anderen und alle sich gegenseitig, es kommt darauf an, sich einen möglichst starken Hintergrund zu sichern; darauf ist schließlich jeder aus; und meistens hält auch dieser nicht lange.« Ein schreckenerregendes Bild von menschlicher Verlassenheit steigt vor Dagny auf.

So also sieht in Wahrheit die Ehe aus, die sie sich vorgestellt hat. Dann besser allein bleiben. »Es ist mir auch gleichgültig.«

»Ich denke, wir sollten es doch versuchen …«, tastet er sich weiter. Es stimmt – natürlich ist es nicht nur das Undurchsichtige, das sie enttäuscht, die Schwäche, die Unsicherheit, von der sie auf den Charakter schließen muss.

Es genügt ja nicht, dass er in manchen Dingen recht haben mag, sie kann sich nicht mehr daran halten, sie wollte lernen, sich an ihm bilden, es sollte sein, dass sie zu ihm aufblicken kann – es hat keinen Zweck, und er tut ihr wirklich leid. Die Stimmung schlägt merklich um, lässt etwas Wehmut aufkommen in der Gewissheit, wieder allein zu sein. Aus dieser Wehmut heraus gelangt sogar ein kleines Lächeln an die Oberfläche – sie wird es doch bei nächster Gelegenheit mit dem Vater besprechen und es ihm zu schreiben versuchen; vielleicht, dass er einen Rat weiß.

War es die Sonne, die wieder die Wolken zerteilt – die beiden kommen sich wieder ein wenig näher, sie lassen das Gespräch ruhen und wenden sich Erörterungen zu, was unmittelbar zu tun sei – bemüht, wenigstens für den Augenblick eine Überbrückung zu finden. Hätte er gestritten, weiß Dagny, abgeleugnet und den Entrüsteten gespielt, so wäre der Bruch bereits endgültig vollzogen; so aber wird es noch weiterschleppen ...

Sie reisen gemeinsam ab. Der Freund wird sie nach Hause begleiten und, wie er dem Gastgeber lachend sagt, sicher abliefern. Der ist etwas verlegen, mehr noch enttäuscht; anscheinend hatte er eine andere Entwicklung erwartet. Er verspricht aber, in nächster Zeit Dagny im Büro zu besuchen. Die Mädchen sind unbeteiligt geblieben, gleicherweise freundlich und zuvorkommend.

Die beiden reisen ab. Vieles von der Spannung ist abgefallen. Es geht weiter. Es rollt immerhin dem Ende zu.

Zu Hause angekommen, bleibt Dagny noch ein Tag beschwingter Freiheit. Sie beschließen, ihn in der näheren Umgebung der Stadt, an den Seen zu verbringen. Das Wetter ist einladend, die Verkehrsüberfüllung nicht zu groß, draußen ist sogar eine völlige Stille, das Gefühl der Leere, die den Tod ahnen lässt und der Vernichtung vorangeht. Der Wald von schmächtigen Kiefern, der sich in vielfach gewundenen Schleifen um diese Seen zieht, hat selbst seine Melancholie verloren, die sonst einen nicht unerwünschten Gegensatz zu der Betriebsamkeit der Stadt gebildet hat; er wirkt dürftig, kränklich und unterernährt, bereits im Lebenskern getroffen.

Sie hatte dem Freunde die Stelle zeigen wollen, wo früher der Wohnkahn der Mutter verankert gewesen war, daneben die Bootswerft, in der sie schon seit vorigem Jahr ihre Segeljolle untergestellt hatte – das Befahren der Seen war schon seit Langem verboten. Die Zugänge waren versperrt, der Boden weithin umgewühlt, umgekippte Loren, Rollen mit Stacheldraht, die Arbeit sollte erst beginnen oder war schon beendet; kein Mensch sonst zu sehen, nur vereinzelt stehen Posten unter Gewehr. Der Anblick ließ schwärmerische Träumereien nicht aufkommen, auch die letzte Andeutung einer glückhaften Stimmung wurde darin erstickt, der Anblick mahnte eindringlich an die Wirklichkeit. Etwas betreten beeilten sich die beiden, wieder in die Stadt zurückzukommen, unterwegs obendrein von dem Fliegeralarm überrascht. Es wäre noch so vieles zu besprechen gewesen, die Stimmung hatte sich bei Dagny noch einmal wieder um eine volle Umdrehung verschoben. Jetzt war sie es, die dem Freund hätte sagen wollen, sie müssten sich noch gedulden, ehe sie sich eine Klarheit darüber bilden könnten, ob sie zusammengehören, und es wäre auch nicht ausgeschlossen, dass sich daraus noch für später doch noch die Möglichkeit ergeben würde; sie wird sich Mühe geben, und es wäre ja selbstverständlich, dass sie die Verbindung aufrechterhalten würden – der Mann war inzwischen bereit, die Sicherheit einer Eheregistrierung solchen Erwartungen vorzuziehen. Der Aufenthalt in einem Luftschutzkeller hingegen duldet keine Aufgeschlossenheit, er ist einer Aussprache nicht förderlich. Wenn man überhaupt von einer Einwirkung auf die Gedankengänge, die eher gelähmt werden, apathisch gemacht, sprechen kann, so ist es eine Verlegenheit, die einander quält, und die es ratsam erscheinen lässt, so rasch wie möglich, voneinander wegzukommen, um allein zu sein. Der Mann verabschiedet sich auch bald, noch Besuche bei Behörden, verschiedene Erledigung und Ähnliches – die Zeit ist knapp geworden. Sie verabreden, dass er morgen, noch vor seiner Abreise, sie im Büro aufsuchen wird, und sie hoffen, dass es möglich sein wird, sich noch für eine Stunde frei zu machen. Dagny sieht ihn über den Platz laufen und in der

Menge untertauchen, die in den Eingang zur Station der Untergrundbahn strömt. Sie hat ihn nicht mehr wiedergesehen.

Am anderen Morgen, sie kommt infolge der großen Umwege über die noch von Schutt versperrten Straßen reichlich verspätet ins Büro, wartet dort ein Herr auf sie, sichtlich ungeduldig wartet er schon geraume Zeit. Er wartet im großen Aufnahmesaal, Mittelpunkt des Interesses der Kollegen, die allerdings Gleichgültigkeit vortäuschen, lädt sie sogleich mit einer Handbewegung ein, ihm ins Nebenzimmer zu folgen, das Zimmer, das der Personalchef dienstfertig und devot zur Verfügung stellt.

Der Herr murmelt ein paar Worte von der Notwendigkeit einer Befragung und zieht eine Blechmarke aus der Tasche. Er hat sich hinter den Schreibtisch gesetzt und sagt geschäftsmäßig: »Fräulein, Sie dürfen auch Platz nehmen.«

Dagny hat Platz genommen. Sie ist noch ziemlich verwirrt, die Gedanken haben sich noch nicht geformt, ein wildes Durcheinander.

»Sie kommen ziemlich spät. Kommen Sie immer so spät?«, leitet der Beamte das Verhör ein.

»Ich bin erst gestern zurückgekommen. Von den Umleitungen inzwischen habe ich nichts gewusst, und die Bahn, die ich sonst benutze, fährt nicht mehr.«

Eine eiskalte Welle ist über sie hinweggegangen, sie greift bis ans Herz – sie wundert sich selbst, dass sie völlig ruhig bleibt.

»Wo waren Sie denn?«

»Ich hatte meinen Urlaub.«

»Das weiß ich selbst.« Aha, denkt Dagny, dem Ton nach zieht die Schraube an. »Ich meine, wo Sie den Urlaub verbracht haben –«

»In den bayrischen Bergen.«

Mit einem belustigten Seitenblick wirft er hin: »Halten wir uns doch nicht auf. Sie wissen doch genau, was ich von Ihnen wissen will.«

»Ich weiß ja überhaupt nicht, was Sie von mir wollen.«

Der Herr hebt die Stimme. »Hören Sie mal –«, er besinnt sich, »na schön, also wo waren Sie? Wo haben Sie sich aufgehalten?«

Dagny ist versucht, irgendeine Antwort hervorzustoßen, einen beliebigen Ort, die Mutter – blitzschnell kreuzen sich die Gedanken, einer letzten Eingebung folgend, sagt sie den richtigen Ort. »Müssen Sie sich erst das überlegen?« Es ist zu merken, eine leichte Verärgerung liegt im Tonfall, Enttäuschung. Sie hat den ersten Punkt gewonnen, fühlt sie. Und die Ruhe ist wiedergekehrt, sie ist jetzt erfüllt davon – es ist sonst nicht ihre Art.

»Nein. Wieso! Ich denke nur noch nach, wozu Sie das wissen wollen.« Der Beamte macht ärgerlich einen Strich über den Bogen Papier, den er vor sich ausgebreitet hat. »Waren Sie allein?«

»Nein.«

»In Begleitung von wem?«

Sie nennt den Namen.

»Und wo haben Sie gewohnt?« Er fährt sie plötzlich grob an: »Können Sie das nicht alles im Zusammenhang erzählen, anstatt dass ich jedes einzelne Wort aus Ihnen herausziehen muss –«

»Ich sage Ihnen doch, dass ich nicht weiß, was Sie überhaupt wissen wollen und wozu.« Ihr Ton hat sich dem anderen angepasst.

»Na schön. Und was haben Sie dort gemacht?«

»Ich bin spazieren gegangen.«

Der Beamte versucht nicht mehr, seinen Ärger zu verbergen.

»Das will ich nicht wissen, vielleicht haben Sie auch gegessen und getrunken.«

Mit barscher Stimme, die Drohung darin ist nicht zu verkennen: »Und wozu, frage ich, sind Sie dahin gefahren?«

Dagny zuckt die Achseln. »Ich war eingeladen.« Sie weiß, sie hat den zweiten Punkt.

»Eingeladen – kennen Sie diesen Herrn schon längere Zeit?«

»Nein und ja.« Sie setzt hinzu, mehr getrieben als einer

Überlegung folgend, »ich habe ihn jetzt erst kennengelernt.«

»Und dann fahren Sie mit diesem Herrn sofort in die Sommerfrische?«

Dagny schweigt.

»Vielleicht wird es Ihnen jetzt klar?«, nutzt der andere seinen Vorteil, »dass wir immerhin schon einiges wissen.«

Aber Dagny hat sich wieder gefasst. »Ich sagte doch, nein und ja –"

Sie erklärt, dass schon im Rahmen der täglichen Telefonate eine persönliche Vertrautheit sich entwickelt hat, vereinbart worden ist, den Urlaub gemeinsam zu verbringen.

»So –« Das Gleichgewicht ist wieder hergestellt. »Sie bestreiten also, dass Ihr Aufenthalt irgendwelchen politischen Zwecken gedient hat, oder überhaupt über politische Fragen gesprochen worden ist, oder –? Das wollen Sie doch sagen?«

»Natürlich – ich verstehe davon auch nichts, und es würde mich auch nicht interessieren. Ich bin mit dem Herrn befreundet, und wir haben davon gesprochen, uns zu heiraten –« Das war gut, schießt es ihr durch den Kopf.

Der andere hat inzwischen das Punktespiel aufgegeben. Er ist sehr sachlich geworden. »Ist Ihnen etwas aufgefallen?«

»Nein.« Eine Pause.

»Eine Bemerkung? Sind Briefe gekommen? Waren noch andere anwesend? Sie müssen sich doch erinnern können.«

»Ja« – Sie erzählt von dem Hausherrn, den Barmädchen. Der Beamte nimmt keine Notiz davon. Dagny ist gesprächiger geworden. Die ganze Situation prägt sich jetzt messerscharf in ihrer Erinnerung – es war eine Falle, von langer Hand vorbereitet, sie ist nicht nur blind hineingetappt, sie hat sogar den Anstoß dazu gegeben – und mit einem Mal ist ihr sehr weh ums Herz, sie wird den Freund warnen müssen, und dann peinigt sie der Gedanke, vielleicht ist es schon zu spät, er wird wohl überhaupt nicht mehr kommen. Einen Augenblick ist sie schwach geworden, sie hält sich mit Mühe aufrecht.

Der Beamte beachtet es nicht, oder will es nicht beachten. Das Persönliche interessiert ihn nicht. Es entkräftet sogar wahrscheinlich den unmittelbaren Verdacht.

»Dann erzählen Sie mal, wie Ihre telefonische Verbindung mit den Auslandskorrespondenten vor sich geht; was haben Sie im Einzelnen dabei zu tun?«

»Das kann Ihnen doch der Abteilungschef besser sagen.«

»Das weiß ich selbst. Von Ihnen aber will ich es hören.« Die Stimme ist wieder schärfer geworden.

Dagny verbreitet sich über den technischen Arbeitsvorgang, mechanisch, ihre Gedanken sind ganz woanders. Mag er sie doch mitnehmen, ihr ist es schon gleichgültig.

Es gibt noch ein paar technische Hin- und Herfragen. Das Verhör ist beendet.

Dann schließt der Beamte: »Es ist schließlich Ihre Sache, Ihre Lage zu verbessern. Ich gebe Ihnen jetzt die Gelegenheit.« Es entsteht eine längere Pause. »Wie Sie wollen – wir werden ja sehen.«

Dagny hat die letzten Worte kaum aufgenommen. Die Spannung, die sie aufrechterhalten hat, ist gewichen, Sie fühlt sich wie gelähmt. Was mag geschehen sein – wird der Mann noch kommen?

»Sie können vorläufig gehen.« Sie steht auf und geht hinaus.

Draußen sind die Kollegen sehr geschäftig. Sie beachten sie nicht. Dagny spürt mehr, als dass sie es ausdrücken könnte, sie wünschte nicht hineingezogen zu werden, sie wissen von nichts, sie wollen nichts wissen. Eine ruft über die Schulter, als Dagny sich an ihren Arbeitsplatz setzen will: »Sie sollen zum Chef kommen.«

Dieser ist ein älterer Herr, von betonter Jovialität den Angestellten gegenüber. Sie muss noch eine Weile im Vorzimmer warten, die prüfenden Blicke der Sekretärin über sich ergehen lassen. Dann war es so weit.

Der Chef hat seine eisige Miene aufgesetzt.

»Ja ja – mein Kind.«

Dagny ist dem Mann jetzt durchaus gewachsen, der Widerstand regt sich, der Trotz.

Auf die weitere Frage: Was haben Sie denn eigentlich angestellt?, gibt sie die Antwort: »Ich weiß von nichts. Völlig schleierhaft.«

»Lassen Sie das. Der Mann war schon gestern hier. Ich weiß Bescheid.«

Er sieht Dagny prüfend an, kalt abschätzend. »Das geht natürlich nicht, dass wir Ihretwegen hier Unannehmlichkeiten haben.«

Sie erinnert sich, dass der Freund gerade mit dem Chef auf besonders vertrautem Fuß gestanden haben muss, sie hat oft noch die Leitung umstellen müssen. Sie erinnert sich jetzt auch wieder einer persönlichen Bemerkung: zu den Wenigen, auf die mit Sicherheit zu zählen ist, gehört der Chef, ein prima Mann. Es drängt sie geradezu, in diesem Augenblick zu sprechen, ihn um Hilfe zu bitten, die Situation zu schildern, so wie sie es sieht – aber der Blick des Vorgesetzten zwingt sie zu schweigen, die Worte, die sie sagen will, noch rasch hinunterzuschlucken; eisig und unnahbar.

»Ja ja, mein Fräulein, wir haben uns wohl alle in Ihnen getäuscht.«

Es entsteht wieder eine lange quälende Pause.

»Wollten Sie noch etwas sagen?«

»Nein.« Das klingt fest und bestimmt.

»Dann melden Sie sich bitte beim Personalchef.«

Das wäre ja großartig, denkt Dagny, wenn sie mich herausschmeißen würden. Sie geht zurück in den großen Saal und packt vom Tisch ein paar persönliche Sachen in ihre Handtasche. Die anderen sehen sie neugierig an, fragen aber nicht; sie hätte ihnen auch keine Antwort gegeben. Sie ist bereits fertig mit diesem Betrieb. Was weiter werden soll, das ist im Augenblick nicht wichtig. Dann geht sie zum Personalchef. Es schien in der ersten Zeit, als wollte dieser körperlich etwas behinderte, aber sonst gut aussehende Mann Anstalten treffen, ihr näher zu kommen. Sie hatte diese Versuche auf ein gut freundschaftliches Verhältnis abbiegen können, und sie waren auch bisher gut miteinander ausgekommen. Als sie jetzt ins Zimmer tritt, beachtet er sie nicht. Er sah nicht mal von seinem Tisch auf, wo er sich mit irgendwelchen Listen beschäftigte. Er ließ sie ruhig stehen. Dagny war es recht; der Abgang soll entsprechend sein. Sie ist innerlich beinah froh darüber. Nach einer Weile blickt er auf: »Sie sind abgelöst aus dem Telefonsaal und nach der Expedition versetzt.« Dagny kann es zunächst nicht fassen. Es ist der schwerste Schlag, der ihr in dieser Stunde versetzt worden ist. Sie rührt sich nicht von der Stelle.

»Na gehen Sie schon! Es ist da ein Haufen von Korrespondenz aufzuarbeiten.«

Im Strudel – Zu Hilfe!

Es wird Ihnen auch schon so gegangen sein, dass plötzlich die Empfindung einen überkommt, ohne eigentlich greifbaren Anlass, man kann sich auch ebenso schnell darüber hinweganalysieren – dies war die Katastrophe, der Anschluss ans Leben ist gerissen. Der Sturz in den Abgrund hat begonnen, in rapidem Abgleiten; ich bin schuld. Der Freund ist nicht mehr gekommen, Dagny bearbeitet den Briefverkehr der Expedition, und als in der nächsten Woche im Abonnementbüro die Sekretärin auf Urlaub geht, wird ihr deren Arbeit auch aufgehalst. Man hat sie nicht erst darum gefragt. Zu den Chefbüros hat sie keinen Zutritt, die Verbindung wird durch ein Laufmädchen aufrechterhalten. Es ist reine Strafarbeit, von der übrigen Belegschaft ist sie wie abgetrennt. Keiner spricht mit ihr außer von dem, was notwendigerweise zur Arbeit gehört, und Dagny, zutiefst beleidigt und getroffen, hält sich nicht minder zurück. Eine vorsichtige Anfrage beim Personalchef, dem sie auf der Treppe begegnet, ob sie nicht für einen Stellungswechsel freigegeben werden könnte, wird barsch zurückgewiesen, in der Drohung erstickt, sie solle es nur versuchen und man würde schon Mittel und Wege finden, ihr die Arbeitsdisziplin ins Gedächtnis zurückzurufen. Sie ist sehr verstockt und voll geballten Widerstandes, sodass sie sich nicht einmal überwinden kann, jemanden zu fragen, ob der Freund seinen Dienst aus Stockholm schon wieder aufgenommen hat. Sie fürchtet die Antwort, und sie redet sich ein, sie will es nicht wissen. Mit den

Leuten in der Expedition ergibt sich allmählich ein etwas gelockerter Verkehr, eher zwangsläufig. Mit zwei Kriegsinvaliden, die in der gleichen Abteilung untergebracht sind, kommt sie sogar auf guten Fuß. Sie sind ihr behilflich gewesen, sich einzuordnen. Sie besorgen ihr sogar gelegentlich Einkäufe auf ihre Karten; denn sie kommt jetzt noch weniger weg als früher, und sie nimmt das hin in dumpfer Bedrückung, mehr noch aus Trotz. Georg, der Volontär, jetzt zum Redaktionsanwärter bereits aufgestiegen, mit dem sie bisher in gemeinsamem Haushalt gelebt hat, ist weggeblieben. In Wahrheit, sie hat ihn am Tage nach ihrer Rückkehr, noch unter dem frischen Eindruck der Katastrophe, vor die Tür gesetzt. Er ist nicht wiedergekommen. Er arbeitet sowieso jetzt in einer Abteilung, die entsprechend dem ansteigenden Betrieb der Agentur räumlich ein paar Häuser weiter von ihrem Büro verlegt worden ist, sie sieht ihn nicht.

Eines Tages aber sucht sie in einer freien Vormittagsstunde einen Bekannten des Stockholmer Freundes auf, dem dieser seinerzeit noch in der ersten Phase ihrer Verbindung durch sie hatte einen Gruß bestellen lassen. Sie hatte das damals telefonisch erledigt und den Vorfall sofort vergessen; sie erinnert sich daran, dass sie auch eingeladen worden war, einmal in der freien Zeit vorbeizukommen. Der Mann ist der Herausgeber einer Privatkorrespondenz, der viel gedruckte Leitartikler von Interpretationen der Finanz- und Wirtschaftsverordnungen der Regierung. Das Büro liegt im gleichen Stadtviertel und Dagny macht sich Vorwürfe, nicht schon früher diese Verbindung aufgenommen zu haben; vielleicht kann er ihr eine andere Arbeit verschaffen und vielleicht weiß er auch etwas von dem Freund, der, wie sie jetzt hat feststellen können, noch immer nicht in Stockholm eingetroffen ist und dort vorerst noch vertreten wird.

Der Empfang ist über alle Erwartungen freundlich. Die Privatwohnung ist in den gleichen Räumlichkeiten, sodass die Gelegenheit sich bietet, zugleich auch mit der Frau bekannt zu werden. Es stellt sich heraus, dass Dagny dem Ehepaar bereits keine Unbekannte ist, der Freund hat von ihr gesprochen, und anscheinend nicht nur so nebenher, denn die

Leute freuen sich wirklich über den Besuch. Sonst, was den eigentlichen Zweck anlangt, erreicht sie nicht viel. Die Leute sind sogar ein wenig beleidigt, dass der Freund sie vor seiner Abreise nicht noch einmal wie verabredet aufgesucht hat. Der Mann weiß von nichts und hat auch nichts gehört, will sich aber erkundigen; Dagny rückt auch nicht mit der Sprache heraus, was in Wirklichkeit vorliegen könnte, und was sie befürchtet. Ebenfalls mit dem Arbeitswechsel wird es schwer sein, er zudem selbst hätte nicht die Möglichkeit, eine Kraft anzufordern, obwohl er sie dringend gebrauchen würde. Aber Dagny wird zu einem Imbiss eingeladen, sie bekommt Tee und Bäckerei, Zigaretten und Likör – es ist geradezu himmlisch, und sie muss versprechen, baldmöglichst wiederzukommen, sobald und wann immer sie sich frei machen kann, schon für den nächsten Abend bestimmt. Es wird sich leicht einrichten lassen, wenn sie nicht erst den langen Weg nach Hause zu machen braucht; die Züge, für die expediert werden muss, sind sowieso wegen des Alarms in den Nachmittagsstunden früher und für die Nachtstunden später gelegt, sodass gerade die Abendstunden frei geworden sind. Dagny rechnet schon damit, es möglich machen zu können. Bei einem flüchtigen Blick in das Bürozimmer hat sie dort zwei Stenotypistinnen sitzen gesehen; das ist für einen Mann, der an die hundert Zeitungen bedient, bei tunlichst individueller Behandlung zu wenig. Wer hätte das gedacht – sie ist geradezu glücklich, und die beiden Leute sind wundervoll.

Damit beginnt ein seltsames Zwischenspiel. Sie verbringt künftighin, wenn es nur irgend geht, ihre freien Abende bei dem Ehepaar, und sie findet bald Gelegenheit, der Frau in dem Geschäft behilflich zu sein.

Denn die Frau betreibt neben dem des Mannes auch ihr eigenes Unternehmen, sie liefert den von dem Mann bedienten Zeitungen die Reklameberatung, sie vermittelt die Inserate der Banken und großen Industriegesellschaften, soweit sie außerhalb der Absatzwerbung fallen, für die die Gesellschaften eigene Werbebüros unterhalten, die ihrerseits wiederum ihre Mittel einem Fonds des Propagandaministeriums zuführen, das praktisch von dieser Reklame zum großen Teil finanziert wird.

Diese beiden Leute haben eine Lücke entdeckt, von der aus sie eine Ader des Goldstromes in die eigene Tasche ablenken können – der Motor der offiziellen Propaganda läuft mit Nebenluft. Der Mann, der die Geschäftsberichte dieser Gesellschaften in der Presse bespricht, kann leicht durch einen Wink an die Steuerbehörde, das Arbeitsamt und die Beschaffungsstellen Andeutungen einfließen lassen, die das Gleichgewicht, an dem alle verdienen, zu stören geeignet sind; daneben ist für die interne Intrige der Personalpolitik ein breiter Spielraum. Das alles wäre nicht besonders erwähnenswert, denn so etwas hat es auch längst vor dem Kriege gegeben, wenn nicht jetzt die einzelnen Behörden, deren Kompetenzen sich gegenseitig überschneiden und konkurrieren, selbst als Kunden für eine vorsichtig getarnte Sonderbehandlung ihrer Interessen in der Öffentlichkeit zu werben gewesen wären. Nicht etwa um eine besondere interessenbetonte Aufklärung zu erzielen, der Leser war nicht mehr das Objekt, der Leser war überhaupt gleichgültig – sondern das Ziel war der Beleg; solche Belege, in genügender Zahl gesammelt, waren bei dem anfälligen Vertrag nach oben einer gewonnenen Schlacht gleichzusetzen, es war die öffentliche Meinung. Das Geschäft dieser Sonderkorrespondenzen war nicht ganz ungefährlich, und viele Konkurrenten sind auf der Strecke geblieben. Es bedurfte eines starken Rückhaltes, etwa eines der Führungsstäbe, und der Geschicklichkeit in einem Streit der Auffassungen den Gegner, der schließlich nicht minder gerüstet war, nicht direkt anzugreifen, sondern ihm in der Darlegung der Argumente durch Schnelligkeit und durch größere Verbreitung zuvorzukommen. Darin war dieser Journalist äußerst geschickt. Das Ehepaar verdiente sehr viel Geld, verdiente? – Das ist nicht treffend genug, es schöpfte das Geld.

Ich erwähne diese Episode, weil sich für Dagny eine neue Welt erschloss. Auf ihrer Arbeitsstelle verachtet und gemieden, hier verwöhnt und gehätschelt und mit offenen Armen aufgenommen. Sie war hellhörig genug, bald herauszufinden, dass geschäftliche Verbindungen mit dem Stockholmer Freund bestanden. Er war behilflich gewesen, größere Summen Geldes nach drüben zu bringen, und hatte einen Weg gefunden, dass dies auch laufend geschehen würde. Dort wurde das Geld anscheinend in Grundstücken angelegt, er selbst sollte auch gut daran verdienen – Dagny wusste darüber nichts, hütete sich aber das zuzugeben, wenn immer wieder nach Einzelheiten gefragt wurde; im wesentlichen Kern drehte sich bald das Gespräch ausschließlich darum. Sie wartete mit allgemeinen Andeutungen über seinen dortigen Verkehr, von dem sie genügend gehört hatte, auf. So war ein geheimnisvolles Helldunkel entstanden, an dem Dagny nach Kräften mitwirkte. Der Ausschlag des Pendels nach der anderen Seite – die Sekretärin, die in der großen Welt mitzuspielen beginnt, das Minderwertigkeitsgefühl in gesteigerte Bedeutung umgesetzt, die Schüchternheit im Gewande der Überlegenheit, auf der Jagd nach schrankenlosem Genuss.

Der Journalist wusste natürlich bereits, dass seinem Stockholmer Geschäftspartner eine Panne zugestoßen war. Aber nach welcher Richtung hin – würde er dicht halten, was wussten die anderen, und was wusste Dagny?

Die Frau war überzeugt, dass der Kollege seine Operationen bei Dagny gesichert hatte, dass er sicherlich mit dem möglichen Fall einer Panne gerechnet und sich daher besonders geschützt hatte, und dass Dagny über Depots und Strohmänner, Kennworte und die Verzweigung der Anlagen genauestens unterrichtet war. Zu viel Vorsicht, warf die Frau ihrem Manne vor, geht immer auf Kosten der Sicherheit.

Der Mann in seinen dicken Hausschuhen, von denen er sich auch im übertragenen Sinne nicht trennte, die große Zigarre im Mund, hatte dazu nur bedächtig den Kopf geschüttelt. Solche Belege und Quittungen gehören besser nicht ins Haus, er wusste nur, dass einer der Mittelsmänner im Rahmen der diplomatischen Vertretung drüben arbeitet, aber es kamen eigentlich zwei in Betracht und wie sich jetzt an einen der beiden wenden – »Man muss erst abwarten, wie der Hase läuft.« Dagny fühlte das zwar nicht in dieser vereinfachenden Klarheit, aber sie ahnte genug, dass sie in einer günstigen Position war, die es auszunutzen und zu verteidigen galt, in diesem Fahrwasser würde sie schwimmen und sich tummeln, ein überraschendes Abenteuer. Sie vergaß darüber ganz das Schicksal des Freundes und ihr eigenes – so seltsam wandelt sich oft das Gemüt der Frau.

Der Angriff gegen ihre Position begann eigentlich schon nach wenigen Tagen, und zwar von allen Seiten. Es stand nicht nur die Reserve und der Rückhalt eines großen Vermögens, sondern im Falle einer Durchleuchtung der Zusammenhänge einfach die nackte Existenz auf dem Spiel. Da unmittelbar anscheinend aus dem Mädchen nichts herauszubringen war, versuchte es die Frau zunächst mit Offenheit. Sie freundete sich an, führte vertrauliche Gespräche, und Dagny gefiel das, sie sah sich noch mehr an Bedeutung gewinnen. Die Frau erzählte von sich, von dem Mann, von ihrem Zusammenleben, den Eigenheiten, sie breitete ihre Vergangenheit aus und erging sich in Erwartungen. Dagny tat dasselbe. Es schien eine herzliche Freundschaft unterwegs, in ihrer Plötzlichkeit entgegen allem Herkommen einem Wunder zuzuschreiben. Der Mann ist zurückhaltender. Er betont nur seine enge Verbundenheit und Kameradschaft zu dem Verschwundenen und versucht sie über ihre politische Einstellung auszuhorchen.

Dagny macht kein Hehl daraus.

Sie erfährt eine weitere Überraschung: Sie selbst wäre gar nicht in der Lage gewesen, von allgemeinen Redewendungen abgesehen, ihre Ablehnung des Regimes zu präzisieren, sie steht ihm völlig fremd gegenüber, wie eben jemand, der sich bewusst um politische Fragen nicht gekümmert hat und tunlichst dem ausgewichen ist, sich Gedanken darüber zu machen. Bei diesem Ehepaar trifft sie aber auf einen Hass, eine aufgestapelte Wut und eine Verachtung der Idee und der führenden Persönlichkeiten, die keineswegs zu vergleichen sind mit den bösartigen Witzen, die man sonst allenthalben hört. Es ist umso mehr überraschend, als sie in krassem Gegensatz zu der Form der Lebenshaltung stehen, die nur im Einklang und Anpassung an das Regime sich aufrechterhalten lässt und obendrein von diesem die Grundlagen hat und den Nutzen zieht. Abermals öffnet sich ein Blick in eine ihr bisher unerschlossene Welt.

Auch hier ist zunächst die Frau der treibende Teil.

Das Kind ist bei Verwandten in Deutschland großgezogen worden. Sie ist auch hier, unter Ausnutzung der Geschäftsbeziehungen des Vaters, der sich inzwischen von der Frau getrennt hat, in Stellung gegangen. Als sie heiratete, war sie als Reisende für verschiedene technische Verlage, Reiseländer Rumänien, Bulgarien, Griechenland, tätig. Mit dem Anschwellen der Kriegsgeschäfte sah sie tausend Möglichkeiten, sich einzuschalten, war aber bisher durch den Widerstand der für den Außenhandel eingesetzten Amtsstellen über Projekte, Denkschriften und Vorverträge noch nicht recht hinausgekommen. Der Mann, ein Meister auf seinem Spezialgebiet, eignete sich nicht für diese Geschäfte. Er verstand, von den amtlichen Stellen Geld zu nehmen, dagegen scheute er davor zurück, welches zu geben, und bei einem Handelsgeschäft muss von Beginn an und in jeder einzelnen Phase geschmiert werden. Gewiss, der Mann verdiente viele Tausende im Monat und verhältnismäßig ruhig, bei ihr aber lagen in der Chance die Millionen, ihr Weltbild war nach diesen Millionen geformt. Sie nahm es den führenden Männern des Regimes persönlich übel, sie bisher daran gehindert zu haben, und sie konnte Dutzende solcher Persönlichkeiten aufzählen, die, statt sie mit an den Kuchen heranzulassen, sich diese Gewinne selbst vorbehalten und in die eigene Tasche gesteckt hatten.

Der Mann war, wie schon erwähnt, viel vorsichtiger. »Katherine wird uns noch ins Unglück bringen«, pflegte er lachend die wütenden Ausfälle seiner Frau gegen die herrschende Schicht abzutun.

Es kamen viele Gäste ins Haus – Leute, mit denen er geschäftlich zu tun hatte, aus der Finanz und Industrie, die Pressereferenten in den verschiedenen Zentralbehörden, Balkankaufleute aus der Projektenschmiede der Frau; der Tisch war immer reich gedeckt mit allerhand Leckerbissen, die längst aus dem Handel verschwunden waren – eine Sorgfalt der Organisation, die immer wieder von neuem Dagnys

Verwunderung erregte. Zunächst waren die Gäste über die Hassausbrüche der Frau etwas schockiert, meist aus Furcht, sich selbst damit zu kompromittieren, später amüsiert – die Frau war eben ein Original, ein geduldetes Original. Schließlich bot das Spiel einen besonderen Reiz; andere kamen aus weit harmloserem Anlass ins KZ oder wurden aufgehängt. In diesem so gastfreien Hause trafen sich die Gäste, um sich aus Herzenslust über das Regime und die führenden Persönlichkeiten auszuschimpfen, alle waren gut gedeckt. Wie die Mitglieder irgendeiner geheimen Loge erkannte man sich am Ton, mit dem über ein beliebiges Tagesereignis gesprochen wurde, vielleicht an einem bestimmten Augenaufschlag – Dagny hätte es nicht feststellen können. Es wäre anzunehmen gewesen, dass aus diesem Kreis, eine der Zellen von zweifellos zahlreichen allerorts vorhandenen, sich das Zentrum einer allgemeinen Erhebung, einer organisierten Sabotage, das Ziel eines offenen Widerstandes entwickeln würde – so war auch der erste Eindruck, den Dagny von dieser Gesellschaft mit nach Hause nahm. Noch ganz wirr im Kopf, wenn sie daran dachte, dass diese Leute, meist im amtlichen Auftrag, im Ausland hin- und herreisten und sich der Verbindungen zum gegnerischen Informationsdienst rühmten, die an und für sich ja auch amtlich gefördert wurden. Aber es war alles nur in den Wind gesprochen. Im besten Falle reichte ihr Ekel und ihr Missvergnügen, die Perspektive des sicheren Zusammenbruchs nur für den Hausgebrauch, das heißt, sich Reserven, drinnen im Lande wie draußen an Werten anzulegen und sich nach einer geeigneten Rückendeckung bei dem vermeintlichen Gegner im Lande wie draußen beim Feind umzusehen. Es war schließlich nichts anderes als eine der vielen sich überschneidenden Tarnungen, an denen diese Zeit so reich war.

Zu den ständigen Gästen gehörte auch ein junger Mann, Ministerialrat in einem der Führungsstäbe, wie sie sich um die Person der Prominenten der Bewegung in den Ministerien gebildet haben. Schnellkarriere, in den letzten Jahren vor dem Kriege Parteiredner in der Studentenschaft, als Kongressteilnehmer und Delegationsmitglied viel auf Reisen im

Ausland, später ein paar Wochen besonderer Schulungskurs bei der SA oder SS und der engeren Gefolgschaft eines Ministers zugeteilt, nach außen Führerauslese, nach innen zum Kammerdiener erzogen, weltmännische Bildung sklavisch ausländischen Vorbildern nachgeahmt, dienstbeflissen und ergeben – große Jungens, zu früh der elterlichen Erziehung entlaufen und mit einem Brett vor dem Kopf. So hat diese Leute Dagny charakterisiert, so harmlos in ihrer Bedeutung und gefährlich in ihrer Unbedeutendheit, so sah das vom Ausland oft überschätzte und bestaunte Räderwerk in der Verwaltungsmaschinerie des Regimes aus. In einer ungezwungenen Unterhaltung, die bar war aller Voraussetzungen von Autorität und Behördenfurcht, schmilzt diese Überheblichkeit rasch zusammen, die Unnahbarkeit wandelt sich in Schüchternheit. Von den Eltern her mit einem Vornamen wie Dieter abgestempelt, fühlt sich der Junge darin alles andere als wohl.

Dagny ist durch den schnellen Wechsel in ihrer Lage aus dem Gleichgewicht gebracht und stürzt sich kopfüber in das Abenteuer einer neuen Gesellschaft, was auch in ihrem neuen Büro mit einer gewissen Verwunderung bemerkt wird; ihre Angelegenheit musste günstig stehen, daher ist auch die Stimmung unter den Angestellten ihr gegenüber freundlicher geworden.

Der junge Mann mit dem Vornamen Dieter macht Dagny besonderen Spaß. Sie gefällt sich darin, ihn in seiner vermeintlichen Bedeutung aufzuziehen, dem wahren Inhalt nach ihn auf den rechten Platz zu rücken. Sie macht sich über ihn lustig. Ohne Schwierigkeiten hat sie sich dem Ton dieser Gesellschaft angepasst.

Die Hausfrau sieht darin eine weitere Möglichkeit, an das Mädchen näher heranzukommen. Die Zeit der gegenseitigen vertraulichen Geständnisse ist vorübergegangen, ohne das geringste Ergebnis gezeitigt zu haben. In einem solchen Gespräch ist von vornherein der eine Partner bestrebt, den anderen nur auszuhorchen. Er entblößt sich und gibt sich preis, um den anderen zum Sprechen zu bringen. Es ist ihm nicht ernst, was er von sich dem anderen anvertraut – verständlich, dass es auch nicht immer die reine Wahrheit ist und vor allem schon zu abgegriffen wie ein oft benutztes Klischee, als dass es noch als Wahrheit nachwirken könnte. Es sind die Sprossen, auf denen der andere in den eigenen Schacht hinabsteigen soll. Es gehört psychologische Geschicklichkeit dazu, den anderen zu bewegen, auch die richtige Sprossenleiter zu benutzen. Meist, und das war auch bei Dagny der Fall, kommt etwas heraus, was den anderen in keiner Weise interessiert. So war es der Frau ganz gleichgültig, die näheren Umstände zu erfahren, in denen Dagny aufgewachsen war, und mit anzuhören, wie vereinsamt sich der Mensch fühlt, der nicht zur Familie gehört, ständig auf der Suche, sich ein Heim zu schaffen und eine Bindung zu finden, die das alles ersetzen kann. Das wird langweilig und dem Zweck nach enttäuschend, und zunehmend erwächst daraus Bosheit und Ironie, denn wenn es nur darauf angekommen wäre, so hätte sie das auch von sich erzählen können. Ein hartgesottenes Ei – hatten die Ehegatten unter sich festgestellt, entweder ist das Mädchen zu raffiniert oder sie ist noch sehr unerfahren und das macht sie doppelt gefährlich. In ihren Gefühlsübertreibungen eine geradezu unverschämte Person war die Charakteristik der Frau für ihre junge Freundin, sie fällt einem auf die Nerven.

Der Umschwung in der Taktik der Behandlung gab Gelegenheit, ihre Stellung ins richtige Licht zu rücken. Die Frau öffnete ihren Kleiderschrank. Sie paradierte in Abendkleidern und Mänteln, der Variation ihrer Pelze, dozierte die Notwendigkeit, den Schuh nicht nur der Farbe des Kleides sondern auch der jeweiligen Stimmung anzupassen, womit die umfangreiche Aufreihung auf den Ständern erklärt wurde – »mein Mann ist vernarrt in meine Schuhe, ich weiß schon gar nicht mehr wohin damit –«, und sie breitete ihren Schmuck aus, den sie auf ihren Balkanreisen zusammengehamstert hatte. Dagegen konnte eine Uhrensammlung ihres Mannes nicht aufkommen; er interessierte sich zudem mehr für Spirituosen und Zigarren, die unterzubringen das frühere Dienstmädchenzimmer gerade genügend Raum bot. »Ein Dienstmädchen können wir uns nicht mehr halten; bei den vielen Sachen, die wir hier im Hause haben. Man zieht sich bloß Feinde heran, Diebe und Denunzianten. Die grobe Arbeit besorgt die Familie des Portiers, dem mein Mann den Posten hier und die Freistellung vom Militär verschafft hat, er trägt auch die Briefe aus.«

Und weiter sagte sie eines Tages: »Dagny, wenn ich mir das so richtig überlege, wie du dich abquälen musst – hast du eigentlich schon einmal richtig darüber nachgedacht, ich würde an deiner Stelle heiraten.«

Dagny zögert etwas, der Gedanke ist ihr durchaus nicht fremd. »Sieh mal, du musst doch wissen, wo du hingehörst. Und es verpflichtet doch auch zu nichts.« Sie sieht, dass die andere ihren Vorschlag nicht gerade allzu begeistert aufnimmt. »Nein, nein – ich meine es wirklich ernst«, als Dagny Anstalten trifft, sie auszulachen. »Heute heiraten doch alle in deiner Lage. Ich rate dir ja nicht gerade einen Kriegsblinden zu heiraten, obwohl du eine fertige Wohnungseinrichtung und eine dauernde Pension doch sicherlich gebrauchen könntest. Ich denke da an etwas ganz anderes. Lass mich nur machen – es bringt viele Erleichterungen, in jeder Hinsicht, und es ist fast das Einzige, was ich dir raten würde, nicht wahr?« Sie verbreitet sich darüber, dass es ihr nicht schwer fallen würde, sogleich eine Anzahl Bewerber aus ihrem Bekanntenkreis aufzutreiben, junge und alte, in freier Stellung oder gebunden. Die Leute säßen heute den ganzen Tag im Dienst und im Büro, sie kämen ja praktisch aus ihrem Betrieb nicht heraus und könnten kaum Bekanntschaften machen. Sie zählt die Vorteile eines gemeinsamen Haushaltes auf, für die Arbeitspflicht, für eine abwechslungsreichere Verpflegung. »Und das braucht ja nicht von Dauer zu sein. In dieser schwierigen Zeit kann man sich doch schon eine Weile vertragen mit einem Menschen, bei einigermaßen gutem Willen; so wäre euch doch beiden geholfen.« Dagny verspricht, sich den Gedanken durch den Kopf gehen zu lassen. Die für sie völlig neuartige Atmosphäre, in der sie sich seit Wochen bewegt, hat breite Spuren hinterlassen. Sie fühlt sich von dem Alleinsein zermürbt, sie hat keinen Boden unter den Füßen. In dem Überschwang der Aufregungen und Überraschungen der letzten Zeit kann sich ihre Anlage zu Übertreibungen voll entfalten, auch nach unten hin, im Sinne der Zerstörung von dem, was an innerer Einsicht noch geblieben sein mag. Sie braucht keine Lebensaufgabe, sie hat auch keine, sie sieht nur die Aufgabe zu leben, sie braucht das Leben schlechthin. Im Hintergrunde gewittert die Erinnerung an den Stockholmer Freund, dem sie die Aufnahme in diesen Kreis zu danken hat. Sie rät ihr zur Vorsicht. Nicht deswegen, eine vielleicht schon vorhandene Bindung zu diesem aufzugeben, sondern um, sollte sie in der Tat vorhanden sein, was sich erst noch erweisen wird, sie nicht merken, ja sie überhaupt nicht aufkommen zu lassen. Am einfachsten, erst nicht daran zu rühren – es wäre euch doch beiden geholfen, hatte Katherine gesagt, und sicher damit ihren Stockholmer Freund gemeint. Sie beginnt sich neugierig und belustigt in der Kette ihrer Bewerber, genauer gesagt – der Möglichkeiten, die ihr vorgeführt werden, umzusehen. Der Journalist ist begeistert von dieser Idee seiner Frau und betreibt sie auch seinerseits mit Feuereifer. Was auch mit dem Mädchen los sein mag, im Ernstfall ein Gegenzeuge weniger, wenn sie erst einmal in festen Händen ist, die Hände müssen für eine erforderliche Deckung ausreichend sein.

Sobald Dagny sich einmal in das Abenteuer eingelassen hat, wird ihr Blick wieder kritischer. Sie ist schon nur noch halb überzeugt, dass dieser Weg der richtige ist, aus einer inneren Lähmung und Verkrampfung herauszukommen. Anzeichen einer Nervenüberreizung, durch übermäßige Arbeit, ungewohnten Alkoholgenuss und Nikotinmissbrauch machen sich bemerkbar. Die Erkrankung der Drüsen bereitet sich vor. Sie hat in der Magengegend stechende Schmerzen, die sie vorerst noch durch Betäubungsmittel niederhalten kann.

Eines Tages sieht sie sich neben Dieter in dessen Dienstwagen, auf einer Ausflugsfahrt ins Grüne. Es war nicht ihre erste Fahrt, sie ist schon gelegentlich eingeladen worden, in Gesellschaft mit anderen aus ihrem neuen Freundeskreis. Sie hat mit ihm das Theater besucht und eine Sportveranstaltung, in deren Mittelpunkt ein großer Aufmarsch von Bannerträgern und Amtswaltern die Machtfülle des Regimes zu versinnbildlichen hatte. »Lass nur dem Manne Zeit, seine Schüchternheit zu überwinden«, hatte Katherine ihr bedeutet, »der ist schon der Richtige. Robert« – das war der Ehemann – »meint das auch; anscheinend hat er mit ihm gesprochen.« Dieter würde das Referat für die Auslandspresse bekommen in seinem Ministerium. Im Hintergrunde, wenn alles gut ging, winkte der Attachéposten im Ausland. »Gebe Gott, dass der Krieg noch ein paar Jahre dauert, dass wir uns draußen fest verankern können«, hatte sie augenzwinkernd hinzugesetzt. Neben diesem Manne, der ihre kühnsten Erwartungen hätte erfüllen können, ins Ausland zu gehen, eine freiere Stellung in ihrem Büro, vielleicht von dort überhaupt loszukommen – saß jetzt Dagny und kam sich, wie sie sich manchmal das ausgemalt hatte, keineswegs feierlich vor. Sie fühlte sich im Gegenteil sogar recht unbehaglich. Im Grunde genommen hatte alles keinen Zweck. Bis auf den Personalchef, der sie in einer ihr eigentlich unverständlichen Weise mit einem blindwütigen Hass verfolgte, waren die Leute im Büro wieder freundlicher geworden. Vielleicht hätte sie sich wieder verbessern können, aber sie hatte es abgelehnt, genauer gesagt, sie hatte sich um den Posten einer Sekretärin in einer der neu gegründeten Abteilungen erst nicht beworben, obwohl sie bestimmt nicht ohne Chance gewesen wäre. Ihre Affäre schien dort vergessen zu sein. Ihr war sie indessen umso brennender in Erinnerung geblieben. Sie ertappte sich dabei, noch jetzt darüber in Wutanfälle zu geraten, in ohnmächtiger Wut Verwünschungen auszustoßen. Obwohl der unmittelbare Anlass dazu ihren Schmerzen in der Magengegend, die nicht mehr wichen, zuzuschreiben war. Das Vergnügen, einen Herrn von Einfluss kennengelernt zu haben, der sich um sie bemüht, hatte sie bereits hinter sich und verbraucht; es war eher schon lästig und langweilig geworden.

Während ihr Begleiter, zunächst ihre Schweigsamkeit respektierend, ihr Interesse mit Scherzen allgemeiner Art einzufangen suchte, stand ihr immer quälender die aufdringliche Vertraulichkeit dieser Frau vor Augen, die ihr geradezu widerlich geworden war. Sie protzt mit ihren Anschaffungen in Hamsterware, ihren Beziehungen und ihren Millionen, die sie noch im Laufe des Krieges und später verdienen wird, und hat es nicht fertig gebracht, ihr Leben so einzurichten, dass es der Mühe und der ganzen Aufmachung wert wäre. Man kann nicht mal sagen, sie sei hohl wie eine Seifenblase, eine schillernde – sie ist überhaupt nichts, sie schillert nicht, sondern sie verbreitet einen penetranten Geruch. Es ist ein alter Wunschtraum von Dagny, dass die Frau das Geschäft in der Hand hat, die Prognose stellt und das Geld verdient; der Mann, zumindest die Männer, die sie kennengelernt hat, sind dazu nicht in der Lage, in ihrer Überheblichkeit, aber auch in ihrem Leichtsinn und ihrer Ungeschicklichkeit. Sie reden sich auf das Politische heraus, dem sie angeblich dienen. Sie hat bisher kaum große Unterschiede feststellen können, welcher Farbe dieses Politische auch immer sein mag. Was dieser Mann ihr auch bieten könnte, es genügt schon, dass er von dieser Frau her irgendwie kommt, um ihn abzulehnen.

Es müsste schrecklich sein, einen solchen Mann immer um sich zu haben, aufreizend wie diese triste Landschaft, in der sie fahren – dahinbrausen, hat der Mann neben ihr eben gesagt, ein See neben dem anderen, Kiefernwälder, die Bäume aufgereiht zum Spalier, Regimenter zum Stillgestanden kommandiert, Aufmarsch der Hunderttausend, die erfüllt sind von dem mystischen Ruf nach einem Führer; es gellt ihr in den Ohren, und es ist zum Erbrechen. »Nun, Fräulein Dagny, wir sind angelangt.« Der Wagen hält an einer Gastwirtschaft. Daneben der See, daneben der Wald, heller – mit Buchenbeständen durchsetzt. Der Mann lächelt freundlich und öffnet den Schlag. Liegt Ironie in seinem Ton? Bisher hat ihr der Mann Spaß gemacht, es war ganz amüsant, sie haben sogar zusammen lachen können, über sich selbst und über die Situation, aber sie hat jetzt durchaus keine Lust mehr. Die Qual dieser Fahrt, schon unlustig begonnen, hat ihr die Qual ihres bisherigen Lebens, ihres Lebens überhaupt offenbart. Da ist der diensteifrige Wirt, der den Tisch im Erker der Veranda, nach beiden Seiten Blick auf den See, reserviert hat. Es ist schon alles vorbereitet, gedeckt, das Tuch aus Leinendamast, wie aus einer Brautausstattung in der guten alten Zeit. Wein und Wasser und die Kaffeemaschine zum Selbstbedienen; selbst die Zündhölzer zum Anzünden des Spiritus sind nicht vergessen. Draußen an dem langen Steg im Wasser liegen Boote an der Kette. Das Eisen schlägt an den Holzpfosten, es ist der ihr so vertraute Laut; eine leichte zärtliche Brise, herrliches Segelwetter. Ein Stück abseits vom Steg stehen ein paar junge Leute herum und beschäftigen sich mit etwas – es wird wohl der Fischkasten sein. Noch ein Stück weiter sitzt einer auf dem breit ausladenden Ast einer Erle, der über das Ufer hinein in den See hängt, und angelt – so etwas gibt es also noch, tiefster Frieden. Hier könnte man ... hier wäre ... hier werden jetzt die Vorspeisen serviert, und der Wein in die Karaffen gefüllt, der Rotwein, während der Mosel in der Flasche im Kübel bereitgestellt wird. Das Laub der Linde vor dem Haus tönt ins Gelbliche neben den hellroten Blättern des wilden Weines, die Sonne ist überall, und die Fäden des Nachsommers ziehen in der Luft. Drüben vom jenseitigen Ufer leuchtet der dichte Buschwald, dazwischen gewaltige Eichen, am Einschnitt einer Bucht ein wunderschönes Landhaus, von Spätrosen überwuchert, in einen Teppich bunter Herbstblumen gebettet – eine Gärtnerei, vielleicht das Haus des Revierförsters. Es ist die Stabswache. Drüben ist das Jagdrevier eines der Obersten des Regimes, und das Revier ist in seiner riesigen Ausdehnung umgeben von vielen solcher Wachhäuser. Es ist nicht jedem vergönnt, hier zu sitzen mit dem Blick auf diese Stätte der Ruhe und des Wohlbehagens, auch die Zufahrtswege bedürfen zur Benutzung noch eines besonderen Erlaubnisscheines; Dagny hat auf der Herfahrt nicht darauf geachtet.

Das Essen, das jetzt aufgetragen wird, entspricht der bevorzugten Atmosphäre. Es ist mit Sorgfalt zubereitet und sagenhaft in seinen Zutaten; alles frisch gemacht, eigens besorgt und das Beste vom Besten, wie der Wirt versichert. Auch die Frau des Wirtes holt sich ihren Dank, sie hat sich eine weiße, gestärkte Schürze umgebunden und begrüßt die Gäste, um darauf aufmerksam zu machen, dass der Kuchen erst ein wenig später serviert werden kann. »Aber wenn sich die Herrschaften schon vorher das Zimmer ansehen wollen, es ist alles schon bereit.«

Der Herr dankt, lächelt verlegen und wagt nicht, wie es die Regel wäre, seine Begleiterin bedeutungsvoll anzusehen. Diese hat keine Miene verzogen, hat möglicherweise, denkt der andere, die recht verfrühte und unziemliche Bemerkung nicht gehört. Denn während des Essens wird zwischen den beiden nur gerade notdürftig eine Unterhaltung aufrechterhalten. Dagny hört sich antworten und auch ihrerseits Fragen stellen und sich so allgemein dahinsprechen, zu ihrer eigenen Verwunderung. Bis der Mann schließlich Mut fasst, sie zu stellen:

»Fräulein Dagny, Sie sind so nachdenklich. Woran denken Sie denn?«

»Es ist sehr hübsch hier.«

»Nicht wahr? Ich habe schon gedacht, hier ein paar Tage Urlaub zu verbringen. Und es wäre doch sehr nett, wenn wir dann zusammen sein könnten.«

Dagny lächelt schwach. Sie hat die Tabletten im Mantel, und der hängt draußen im Vorraum. Die Schmerzen werden langsam unerträglich. Sie fühlt sich außerstande aufzustehen.

Er zwingt den Ton seiner Stimme noch um einen Grad leichter und sieht ihr voll in die Augen. »Ich weiß, dass Sie in vielem mit mir nicht einverstanden sind. Das macht nichts. Es gefällt mir sogar, es gefällt mir besonders. Ich habe wenig Gelegenheit, mit Menschen zusammenzukommen, mit Menschen – müssen Sie wissen. Man kann sich aneinander reiben, man bildet sich dabei.« So weit war der Text, den er sich hin- und herüberlegt und sich schließlich zugebilligt hat. Nunmehr freier geworden, vermag er sich noch zu steigern.

»Ich bin überzeugt, dass wir gut miteinander auskommen.«

»Meinen Sie wirklich?«

»Und ob ich das meine! Ich könnte den Urlaub beantragen, wenn ich heirate. Es wird nicht allzu schwierig sein, die Erlaubnis durchzusetzen, unter den Kriegsverordnungen zu heiraten, eine Kriegsheirat. Meine Papiere reichen dafür aus. Und auch bei Ihnen, Dagny, liegen ja keine Schwierigkeiten vor. Es sei denn ...« Dagny unterbricht heiser und brüchig: »Das kommt nicht infrage.«

»Wieso denn nicht – ich meine, falls Sie sich nicht anderweitig gebunden fühlen. Und da glaube ich, so weit ich mich habe darüber erkundigen können –«, unbedingt, fühlt er, muss er den leichten Ton halten, und er fügt scherzhaft hinzu: »Oder sind Sie mir deswegen etwa böse?«

»Durchaus nicht.« Ihre Stimme ist noch heiserer geworden.

»Na sehen Sie. Das wird sich leicht machen lassen.« Da entsteht eine Pause, eine quälende Pause, in fiebernder Unruhe. »Ich habe auch von Ihrem Bekannten gehört, mit dem Sie wohl bisher befreundet waren – Dagny, lassen Sie mich Ihnen sagen, dass ich ...« Eine abwehrende Handbewegung.

»Dagny, wir wollen uns doch mal vernünftig aussprechen. Ich habe nicht das Gefühl gehabt, dass ich Ihnen unsympathisch bin.«

»Ich kenne Sie doch gar nicht«, stößt Dagny zwischendurch hervor.

»Eben, und Sie werden sehen, wenn Sie mich erst besser kennenlernen, dass ich für alles Verständnis habe, besonders bei einer Frau, so wie ich sie mir vorstelle und deren Bild Sie sehr nahe kommen, Dagny – dass ich großzügig zu sein verstehe. Ich denke mir, dass wir die wirkliche Prüfung Ihrer Gefühle einer späteren Zeit überlassen können, ich fühle mich durchaus sicher, dass ich Ihnen beweisen kann ...«

Wieder unterbricht Dagny mit einer Handbewegung. Das ist einfach unerträglich, nur weg – wenn sie nur aufstehen könnte!

Der Mann ist bedenklich aus dem Konzept gekommen. Unsicher geworden; er darf das Ziel nicht aus den Augen verlieren. »Warum sträuben Sie sich denn? Warum wollen Sie denn eigensinnig sein – ich weiß es doch besser!«

Schnell fügt er hinzu: »Sehen Sie, Dagny, das ist zum Beispiel ein Zug bei Ihnen, der mir gerade besonders gefällt, ich habe das schon beobachten können. Das ist so erfrischend, eben der Mensch, den man braucht, nicht?«

Er strahlt beinahe über das ganze Gesicht.

Dagny hört sich kurz auflachen, nicht sehr freundlich; es klingt eher grob. Sie sieht praktisch zum Greifen die Frau vor sich, wie sie diesen Mann bearbeitet hat. Eine Welle von Scham, sich dieser Frau ausgeliefert zu haben, ausgeliefert zu sein ...

Der Mann hat inzwischen wieder Anschluss gefunden an das, was er sagen will. Er leiert die Worte herunter wie eine auswendig gelernte Lektion.

Er zählt die beiderseitigen Vorteile auf. Er betont immer wieder seinen guten Willen zuzuwarten, dass sie sich anpassen würden. Er schichtet auf, was dem entgegenstehen würde, in zwei Haufen. Der eine sei nur ein Problem des Übergangs, der bald von selbst verschwinden würde, eine verständliche Scheu vor dem Ungewohnten, der ungewöhnlichen Zeit angepasst. Der andere – darauf kamen die etwaigen Unterschiede in der Lebensauffassung, in der Weltanschauung, in der politischen Meinung; er müsse gestehen, er habe sich damit noch nicht abgequält, man trägt sie wie eine Uniform, in die man hineingesteckt oder hineingeboren ist, man kann sie auch ablegen, besser sich daran zu gewöhnen und sich überhaupt keine Gedanken darüber zu machen. In Wirklichkeit lässt sich alles auf einen sehr kleinen Inhalt zurückführen – wenn sie beide ein gemeinsames Ziel haben – im Leben gut vorwärts zu kommen, und hier stünden ihm, das könne er sagen, alle Möglichkeiten offen. Er sei völlig frei von Vorurteilen, er habe auch kein Verständnis dafür, und es sei ihm ganz gleichgültig, was die anderen denken und tun.

Dagny sieht den Mann wie durch einen grauen Schleier mit schwarzen Tupfen drin. Er ist ihr völlig fremd, eine Drohung, die vor ihr aufsteigt. In einer entsetzenerregenden Verzerrung von allem, was sie sich unter Heim und Geborgensein vorgestellt hat. Sie ist allein und bedrückt und belastet und eingekreist; niemand ist da, den sie zu Hilfe rufen kann. Die Gedanken sind von ihr gegangen – nach Hause, wohin sie selbst nicht mehr zurückfinden wird.

Wieder fängt der Mann an zu sprechen und tastet über den Tisch hinüber nach ihrer Hand ... es wäre zu viel gesagt, wenn sie sich in diesem Augenblick an irgendjemanden erinnert hätte, es ist niemand da, und schon die ganze Zeit über, ihr ganzes Leben, ihr ganzes Leben ist niemand bei ihr gewesen. Die Krise ist auf dem Höhepunkt. Sie springt auf, das Gesicht ist verzerrt, die Stirn scheint nach unten verschoben. Vielleicht sieht sie noch, dass der Begleiter sie fassungslos anstarrt – und während noch die Gläser klirren, etwas vom Tisch ist zu Boden gefallen, die linke Hand ist in der Tischdecke verkrampft, greift sie die Wasserkaraffe und schüttet den Inhalt dem Mann ins Gesicht.

Der ist aufgesprungen und hält ihren Arm. Es sind noch mehr Gegenstände vom Tisch zu Boden gefallen. Er bewegt sich wie ein Automat, er hat überhaupt kein Gesicht. Es ist die völlige Leere, der Abgrund, in den sie beide sogleich stürzen werden. Die Worte sind verstummt.

Da beginnt sie zu schreien. Der Mann ist um den Tisch herumgekommen und hält sie jetzt an beiden Armen fest. Sie tritt mit den Füßen, sie will sich losreißen, und stößt und spuckt ihm ins Gesicht. Sie schreit, schreit gellend und schrill – gurgelnd, im Verröcheln, als er ihr den Mund zuhalten will.

Der Herr Ministerialrat hat nicht mehr Gelegenheit, einen Gedanken zu fassen und sich auf eine Haltung zu besinnen. Die Leute sind herbeigelaufen, die Wirtsleute, die jungen Männer vom Steg, der Angler, mit der Rute noch in der Hand. Der Herr zuckt nur die Achseln, für Erklärungen ist keine Zeit. Die Frau, die er in den Armen hält, gleitet zu Boden – er kann sie, er will sie nicht halten – und schlägt mit dem Kopf auf die Steinfliesen auf, dumpf, der Schlusspunkt. Dann spricht er irgendetwas zu den Leuten. Die Männer stehen auf der Treppe zu der Veranda und schauen interessiert und sind noch unentschlossen sich zurückzuziehen. Der Ministerialrat muss zu ihnen gehen und versuchen, wenigstens eine unmittelbare Amtshandlung zu vermeiden. Es sind die Männer von der Wache von drüben, die jetzt ihre Freizeit haben. Die Wirtin ist mit der am Boden Liegenden beschäftigt. Die Kranke hat die Knie angezogen und windet sich in Schmerzen.

Auf irgendeine Weise hat der Mann Dagny nach Hause gebracht und dort abgesetzt, sie weiß es nicht mehr.

Am nächsten Morgen ist Georg wieder in der Wohnung erschienen. In seiner stillen und scheuen Art hat er alles auf seinen Platz gestellt, was in Unordnung geraten war, und mit verlegenem Lächeln sich erkundigt, was etwa weiterhin zu tun sei. Der Arzt ist gekommen, das Leben beginnt wieder von Neuem, am nächsten Tage wird sie wieder ins Büro gehen können. Dagny fühlt sich müde und bis in die Wurzeln erschöpft. Sie schlief fast den ganzen Tag, die Schlafmittel taten das Übrige. Sie ging wieder in die Arbeit. Das Büro nahm sie wieder auf, ihre Unruhe und ihre Schmerzen. Sie versuchte sie zu übertäuben. Sie riss immer mehr Arbeit an sich, der Betrieb war zufrieden. Sie ließ sich versetzen in die Abteilung, in der Georg die Auslandspresse bearbeitete, und es wurde ohne Weiteres bewilligt. Man behandelte sie mit einer beinahe freundlichen Zurückhaltung, die nicht ohne eine gewisse Erwartung war. Es wurden Umstellungen in der Gesamtleitung vorbereitet, strafferer politischer Einfluss, neue Direktoren, neue Korrespondenten waren in Sicht.

In dieser Zeit kam Dagny wieder zu dem jungen Mann zurück, mit dem sie das Abenteuer dieser Stellung begonnen hatte. In dieser Zeit fassten die beiden den Entschluss, von Neuem ins Ausland zu gehen, und Dagny arbeitet an diesem Plan mit einer fieberhaften Energie. Der Freund wurde in den Mittelpunkt gerückt und zurechtgestutzt, um als sprachenkundige Hilfskraft in einem Büro im Südosten unterzukommen. In dieser Zeit gelang auch die Verbindung zu dem Vater, der den Plan nicht nur unterstützte, sondern auch die materielle Möglichkeit bot, ihn zu verwirklichen. Georg würde von Budapest angefordert werden und sie selbst dann im Winter sich einen Kuraufenthalt in der Tatra verschreiben lassen und von dort schwarz über die Grenze gehen. Selbst die technische Seite des Erholungsscheins schien bei einem einigermaßen sorgfältigen Vorgehen nicht aussichtslos, dem Büro waren gerade jetzt einige Plätze dort für den Winterurlaub zugeteilt worden. Notfalls würde sie dafür ihren Sommerurlaub eintauschen, sie arbeitet mit doppeltem Eifer.

Das Verständnis für ihren Freund war gewachsen, in der Resignation bildet sich eine neue Kraft. Er würde anfangen, auch für ihre gemeinsame Zukunft zu arbeiten. Er würde die ungarische Nationalität annehmen, was nach seinen Papieren nicht schwerfallen wird und wozu er schon vom Konsulat aufgefordert worden ist, sie selbst hat bisher immer dagegen Einwendungen erhoben – und dann könnten sie draußen heiraten. Sie würde bei ihrem Vater unterkommen, der überdies sicherlich die Möglichkeit hatte, sie auf dem Lande irgendwo zu verstecken – so weit schien alles ganz einfach, alle Schwierigkeiten waren gelöst. Sie erinnerte sich daran, dass ihre Verbindung zu Georg damit begonnen hatte, mit dem Plan auszuwandern, mit einem Segelboot übers Meer zu fahren und sich auf einer einsamen Insel niederzulassen. Daraus war dann die konkretere Vorstellung einer Insel an der dalmatinischen Küste entstanden. Dahin kam man allerdings mit der Eisenbahn und am Eingangstor standen die Passbeamten – aber war denn Georg nicht angestellt in einem Reisebüro? Gut, es war auf den ersten Versuch hin nicht gelungen, man muss es zum zweiten Mal versuchen. Im Grunde genommen, wenn auch die Verhältnisse sich geändert haben, ist es dasselbe. Sie werden zwar nicht auf einer Insel leben, aber sie werden ein Heim haben. Es wird auch keine Gelegenheit sein, ihre Romane zu schreiben, wovon sie damals mehr im Scherz gesprochen hat, und für wen denn – es wird sowieso niemand mehr lesen, und von dem, was heute in der Welt ist und was sie ringsum erlebt und sieht, ist auch nichts des Schreibens wert. Die Menschen sind anders geworden, die Gesellschaft – und sie selbst hat sich verändert.

Es ist überflüssig geworden, auf eine innere Stimme zu hören.

In dieser Zeit tauchte auch ihre Mutter in der Wohnung überraschend auf. Der Lebensgefährte, mit dem sie zuletzt gelebt und der auch den Wohnkahn zu einer gemeinsamen Wohnung hergerichtet hatte, war auf und davon gegangen. Bei näheren Erklärungen stellte sich heraus, dass er zum Militär eingezogen worden war. Die Mutter hatte sich dem widersetzt. »Wozu ist er eigentlich Sozialist«, erzählte sie der Tochter, »und hat jahrelang seine Beiträge an die Partei gezahlt und die großen Abzüge an die Gewerkschaften. Dazu noch die ständige Sorge, wegen seiner früheren Zugehörigkeit zur Partei eingesperrt zu werden, einmal war es schon so weit, als er angefangen hatte, Unterstützungsbeiträge zu sammeln – stelle dir das vor, auf unserer kleinen Insel – ich habe ihn wieder herausgeholt, alles das habe ich mittragen müssen. Warum hat er denn unseren Kahn nicht nach Schweden gebracht –? Wir hätten doch die ganze Zeit leicht hinüberfahren können. Aber es geht nicht, er hat immer nur zu sagen gewusst, es ist aussichtslos und drüben ist keine Arbeit. Ich habe ihn nicht halten können. Als ob ein Elektrotechniker keine Arbeit findet! Erst ist es noch mal gelungen, ihn beim Militär auf ein Jahr zurückstellen zu lassen, er hatte den Unfall am Leitungsmast, aber jetzt war er nicht mehr zu halten. Also ist er gegangen, und am besten, er bleibt gleich draußen.«

»Aber das geht heute nicht«, antwortet die Tochter. »Wie stellst du dir denn das vor –«

»Nun, ich denke an deinen Vater. Der ist auch im ersten Kriege damals zu Hause geblieben.«

Dagny weiß, es war nicht ganz so; aber hat es Zweck zu widersprechen?

»Wir waren eigentlich schon einig, dass ich ihn mit hierhergebracht hätte. Schließlich hätte er bei dir untertauchen können, du würdest sicherlich irgendetwas gefunden haben, eine Arbeit oder eine Möglichkeit – dann hat er es sich wieder überlegt, und zum Schluss ist er doch gegangen und hat den Affenrock angezogen. Was habe ich ihm zugeredet, er hat nicht auf mich gehört.«

»Um Himmels willen – das ist unmöglich. Ich hätte ihn

überhaupt nicht aufnehmen können ... und auch sonst – das wäre ausgeschlossen gewesen, dass er sich hätte halten können!«

»Das sagt man so – nachher geht es eben doch.«

Mutter und Tochter sehen sich an, die Mutter sieht blühend aus, das Gesicht von der Sonne und der Seeluft gerötet.

»Aber soll er bleiben, wieder eine Enttäuschung mehr.«

In Dagny regt sich der Widerspruch, mehr noch – eine stille Wut. Mutter und Tochter sind beinah gleichaltrig. Die Mutter ist größer und schlanker als Dagny, das Haar ist weißblond, die hohe Stirn ist bei beiden dieselbe, bei der Älteren ist der Schnitt des Gesichts schärfer, eine gewisse Starrheit darin verleiht dem Gesicht einen Zug von Fanatismus. Sehr viel Geduld muss notwendig gewesen sein, in ihrer Miene, aus ihren Gesten und der ganzen Haltung Zärtlichkeit und Milde zu lösen. Die Jüngere fühlt sich bedrückt, so – in Eis gefroren, von der Umwelt gegerbt und zerknittert – sieht ihr eigenes Schicksal aus. Nichts in den Linien um die Mundwinkel, um die Augen lässt darauf schließen ... nur im Blick verrät sich die Frau, dass sie schon an die fünfzig Jahre zählt; der Blick ist kalt und forschend, zeitweilig flackernd, auf der Suche nach einem Halt.

Die Mutter wird bei Dagny wohnen. »Im Bett ist Platz für zwei«, als die Tochter Bedenken äußert, sie unterbringen zu können. Der Kahn soll verkauft werden, die Sachen werden hergeschafft – das ist das Programm.

Es gelingt Dagny nach großen Mühen, sie davon abzubringen. Der Kahn, wohnlich eingerichtet die Kajüte, ist immerhin ein Heim, und die Mutter, die seit Jahren an einer Kehlkopferkrankung leidet, braucht die Seeluft, dieser Notwendigkeit war auch der Gedanke, sich einen Wohnkahn zu beschaffen, seinerzeit entsprungen. Langsam, sehr langsam kämpft sich die Jüngere vorwärts, die Erstarrung der anderen zu lockern. Sie ist völlig erschöpft. Sie versäumt das Büro. Sie überhörten den Alarm. Sie hat noch etwas echten Tee. Sie wird der Mutter eine Tasse kochen – mit Schwierigkeiten, da das Gas ausgeschaltet ist. Wie sie sich dann am Tisch gegenübersitzen, kommt ihr die Mutter vor wie ein Huhn, das der Umfriedung entschlüpft und entlaufen ist – findet sich nicht mehr zurück, flattert und schlägt mit den Flügeln wild um sich. Draußen, nicht allzu weit entfernt, fallen die Bomben, sodass die Tassen zittern.

Die Mutter hat sich häuslich eingerichtet. Sie sitzt den Tag über am Fenster und wartet, dass Dagny nach Hause kommt und den Haushalt besorgt. Sie brütet vor sich hin, sie raucht eine Zigarette, was sie früher mit Rücksicht auf ihr Kehlkopfleiden niemals getan hat. Dagny legt sich sogleich ins Bett, wenn sie aus dem Büro kommt, sie kann sich gerade mit Mühe noch aufrecht halten. Die Besuche bei dem Journalistenehepaar hat sie längst aufgegeben. Nach dem Vorfall damals ist sie nicht mehr hingegangen, und es hat sich auch niemand bei ihr gemeldet oder nachgefragt. Georg besorgt das Notwendigste, bescheiden und zurückhaltend, mit einem verlegenen Lächeln und bedrückt.

»Ich könnte diesen Menschen nicht immer um mich haben«, bohrt die Mutter.

Dagny wehrt müde ab.

Die Ältere lässt den Vorteil, mit der Tochter ins Gespräch zu kommen, nicht wieder fallen. Sie sehen sich kaum, und sie hat überhaupt keine Gelegenheit, mit ihr zu sprechen. »Man muss jeden Mann erst zu einem Menschen erziehen. Von selber kommt das nicht. Wenn ich daran denke, wie ich mich mit den Männern gequält habe, und die wenigsten sind Menschen geworden. Du siehst es wieder mit Hans« – das ist der Elektromonteur –, »sobald es ernsthaft darauf ankommt, geht er seiner Wege.«

Dagny hat sich im Bett nach der anderen Seite umgedreht.

»Ich habe daran gedacht, du könntest Hans hier bei dir anmelden. Ich muss ihm allerdings vorher erst noch schreiben. Es besteht nämlich jetzt eine Verordnung, dass jeder einen Urlaub bekommt, dem von zu Hause ein Bombenschaden gemeldet wird.« Pause. »Nachher muss man weitersehen, dass er dann untertauchen kann. Du solltest dich mal bei deinen Leuten danach erkundigen!«

Bei der Jüngeren schwankt die Stimmung, soll sie darüber lachen, soll sie wütend werden …

»Du musst dich jetzt zu etwas entschließen, wenn du nicht willst, dass ich hier zugrunde gehe.«

»Das geht einfach nicht.«

»Wieso nicht – weil du dir keine Mühe gibst, weil du schon die kleinste Anstrengung scheust, mir zu helfen.«

Die Stimmung ist gereizt. »Erstens ist Georg hier schon gemeldet und der Portier wird das nicht zulassen. Dann ist noch kein Bombenschaden und dann muss das auch bestätigt werden, dass er der Inhaber der Wohnung ist und so weiter. Und dann ist es ganz ausgeschlossen, dass er von hier verschwinden kann. Und schließlich will er es wahrscheinlich auch nicht.«

Die Mutter ist beleidigt. »Wie du meinst –«, wieder nach einer Pause, »schließlich hätte ich mir das um dich verdient.«

»Du bist völlig von Sinnen. Ich verstehe nicht, wie du überhaupt auf solche Gedanken kommen kannst.«

»Denn bei einem einigermaßen guten Willen«, spricht die Ältere unbeirrt weiter, »geht alles – der Mann muss aus dem Haus! Soll sich dieser Mann eine andere Wohnung suchen, dafür zieht der andere ein, und die Schwierigkeiten beim Portier sind damit überwunden.«

»Rede doch nicht! Die Wohnung geht auf Georgs Namen. Sonst hätte ich die Wohnung nicht bekommen.«

»Da braucht er sie ja nur umschreiben lassen auf Hans. Dann ist die Sache noch einfacher …«

»Du bist verrückt.«

»Oder du – wenn du so weitermachst und dir die Männer auf dem Kopf herumtrampeln lässt, wirst du nicht weit kommen. Auf mich hast du nie gehört.«

»Ich wünsche nicht, dass du dich in meine Angelegenheiten hineinmischst.«

»Sieh mal an –«

Dagny fängt an zu lachen. Die Mutter murmelt etwas vor sich hin und das Gespräch ist zu Ende.

Die Spannung bleibt. Sie ist eher noch gewachsen.

Ein solches Gespräch, in der gleichen Form und bei einem ähnlichen Anlass, wird immer wieder von Neuem beginnen. Dagny sieht die Mutter vor sich, wie sie das Bild noch in Erinnerung hat – sie steht auf dem Kahn und füttert die Fische. Dagny hat sie angerufen, damit sie die Laufplanke ans Ufer werfen soll, aber die Mutter hat nicht gehört, ein paar Meter nur entfernt; in Gedanken versunken, in ihre Beschäftigung vertieft, vollständig abgewandt ihrer Umgebung und der Welt. Sie füttert die Fische. Die Katze streicht um ihre Füße, denn die Frau wird dann die Angelrute nehmen und einen Fisch fangen, auf den die Katze wartet und der ihr schon versprochen ist; stundenlang wiederholt sich das. Das Bild vermittelt den quälenden Eindruck einer völligen Verlassenheit. Aber in dem Bild steht das eine schief; diese Frau ist stolz auf ihre Einsamkeit, in dem Kreis ringsum von Verschlossenem brodelt ein unheimlich lebendiger Trotz, lässt den neckenden Zuruf der Besucherin in der Kehle stecken bleiben, Dagny war versucht gewesen wegzulaufen und sich zu verstecken und niemals mehr wiederzukommen. Die Mutter hat ihr schrecklich leidgetan, so überwältigend war das Gefühl, dass ihr die Tränen aufgestiegen sind, sie hätte nicht mal im Einzelnen genau sagen können, warum – ob es einen Dämon der Einsamkeit gibt, von dem manche Frauen besessen sind und an dem sie leiden? – Es wäre unmöglich für die Tochter gewesen, in solchen Stunden und Tagen der Mutter näher zu kommen, überhaupt nur vernünftig mit ihr zu sprechen; jedes gütige Wort, die kindliche Zärtlichkeit erstarrt in diesem magischen Kreis von Abgeschlossensein zu Eis, zu einer Bedrohung und Beleidigung. Sie hat das oft genug früher erfahren müssen. Und sie weiß, die andere ist in ihrer Art zufrieden mit sich, in Wirklichkeit leidet sie nicht, der Vorrat von Leid ist vielleicht schon erschöpft. Sie lebt davon und hält sich damit aufrecht, frischer mit jedem Jahr, zäher gegen das Alter und bereit und fähig, dem Gegenüber nicht einen Schritt zu weichen. Immer weniger wird sie sich mit denen, die ihr nahestehen, verständigen können. Sie selbst kann in den Tagen, da sie sich aussprechen will, kaum noch auf Verständnis rechnen. Es ist eine furchtbare Katastrophe, wenn die Menschen sich nicht mehr verstehen.

Das Kind sieht sich in der Mutter im Spiegel. So lange war Dagny der Notwendigkeit ausgewichen, sich in diesem Spiegel zu schauen, mehr noch – sie hatte es ängstlich vermieden und sich davor gefürchtet. Die eigenen äußeren Verhältnisse (die ihr Alleinsein und ihre Einsamkeit zu einer brennenden Wunde gestempelt haben) so, wie sie auf sie einwirken, zwingen sie dazu, nach innen zu schauen und sich im Spiegel der Älteren zu betrachten. Trotzdem ist es ihr Spiegelbild. Sie weiß jetzt, dass sie sich dagegen gewehrt hat, dass sie die ganze Zeit über davongelaufen ist, dass sie Umwege über Umwege gemacht hat, um dem auszuweichen, sich zu verstecken. Jetzt hat es sie eingeholt. Es muss wohl so sein. Sie hat keine Kraft mehr; wohl noch den Widerstand, die Abneigung, die Auflehnung – aber keine Kraft mehr wegzulaufen.

Auch die Mutter ist durch die Jahre der Kindheit sozusagen hindurchgeschleppt worden, sie kommt frühzeitig aus dem Haus, sie ist frühzeitig weggelaufen. Die Großmutter hat es ihr angedeutet – die Großmutter ist auf dem Lande aufgewachsen und dann in die Stadt als Dienstmädchen gegangen; sie kann in bescheidenen Verhältnissen eine Wirtschaft führen, mehr kann sie nicht. Einem aufgeweckten Kind ist dieser Rahmen zu eng, daher ist sie auch weggegangen. In der kaufmännischen Lehre hat es die Mutter nicht lange ausgehalten. Sie wollte Künstlerin werden, sie hätte die Kunstschule besuchen können, die Anlagen waren genügend – eine Art Vorprüfung hatte das festgestellt, aber es fehlte nach allen Seiten hin an genügendem Rückhalt, an Geld, an Zähigkeit in der Durchsetzung des Zieles und an Geduld. Sie ist dann in die Kunstschule gegangen, aber als Modell. Sie ist später in eine Theaterschule vorgedrungen, als Tänzerin stecken geblieben, Mitglied einer Schautruppe am Varieté, mit der sie in der Welt herumgefahren ist. Die äußeren Verhältnisse haben diesen Weg vorgeschrieben, in Wirklichkeit? – Das ist die Frage, die Dagny beschäftigt.

Damals, auf diesen Reisen, hat sie den Mann getroffen,

mit dem sie sich in das Abenteuer stürzte, das Heim zu gründen, die Familie. Sie hätten zusammenstehen müssen, sich gegenseitig erziehen und bilden, stattdessen sind sie aneinander zerbrochen, zunächst die Mutter. Es ist erstaunlich, wie viel sie an Kenntnissen in ihrem Leben gesammelt hat, der Vater hatte es darin leichter, dank seiner Erziehung hatte er schon vieles mitbekommen. Sie aber musste es in eigener Erfahrung durchleben, aufnehmen und verarbeiten. Eine überwältigende Aufgabe, von der sie sich manchmal zu entlasten suchte, wenn sie darauf aus war zu zerstören, was soeben erst aufgebaut war. Auch ihr wird das Kind eine Last gewesen sein. Nach außen hat sie diese Last von sich geschoben, nach innen wird sie vielleicht doppelt schwer daran zu tragen gehabt haben – das ist es, was Dagny erfahren möchte. Vieles spricht dafür, aber die Mutter spricht es nicht aus.

Nur das eine wird offensichtlich, dass sie selbst, das Kind, die Last dieser Eltern auf sich genommen hat. Davor ist sie nicht weggelaufen, im Gegenteil – sie hat sich angeboten, sie besteht auf ihrem Platz, sie fordert; möchte die Mutter doch das verstehen. Dann wird es auch leichter sein, sich gegenseitig zu helfen.

Sie vermag sie noch einmal zu überreden, auf den Wohnkahn zurückzukehren. Sie verabreden einen näheren Zeitpunkt, in dem es vielleicht möglich sein wird, eine gemeinsame Wohnung zu finden. Dagny geht die Zahl ihrer Bekannten durch und die Möglichkeit, die Stellung zu wechseln und aufs Land zu ziehen; die großen Rüstungsbetriebe, zu denen sie ohne Weiteres überwechseln kann, sind auf diesem Wege schon vorangegangen. Sie verschweigt noch, dass sie eigentlich die stille Hoffnung hat, ins Ausland zu kommen, sie weiß bereits, die ersten Schritte sind dazu eingeleitet und nicht ohne Hoffnung und Erfolg. Sie sieht die fast unüberwindlichen Schwierigkeiten, die dieser erste Kontakt mit der Mutter solchen Plänen bereitet – alles andere wird demgegenüber bedeutungslos. Eine neue schwerwiegende Bedrückung, sie muss sich entscheiden.

Dagny bemühte sich, dieser Entscheidung nicht auszuweichen, sie suchte die Mutter zu verstehen und das Ihrige dazu beizutragen, den anscheinend völlig festgefahrenen Lebenskarren wieder in Gang zu bringen. Sie nahm sich bereits im Stillen vor, ihr laufend etwas zu schicken, notfalls ihr die Wohnung zu überlassen, sie würde für sie sorgen, auch wenn sie dann vielleicht außer Landes sein sollte.

Sie schrieb in der Annahme, die Mutter sei bereits schon auf ihre Insel zurückgekehrt, dieser einen langen Brief. Sie schrieb zum ersten Mal in ihrem Leben von sich, ihren Erwartungen und Befürchtungen, den eigenen Beobachtungen ihres bisherigen Lebensweges mit schrankenloser Offenheit. In der Erleichterung des Vertrauens, in der Gewissheit des Verstandenwerdens, in der Sehnsucht nach Wärme und Verbundensein. Gehärtet in ihren Erfahrungen und Fehlern, beglückt von einer neuen Einsicht und voller Zukunftshoffnung erstmals in ihrem Leben das wirkliche, das echte Kind. Sie hatte die Kruste gesprengt, die sich im Dämmer ihrer Jugendentwicklung gebildet hatte, sie hatte sich durchgerungen, um ans Licht zu kommen, zur Klarheit. So vieles war in letzter Zeit an Verschwommenheiten und Illusionen von ihr abgefallen. Es war ein Programm, es würde die Grundlage ihres weiteren Lebens sein. Ein Tor hatte sich geöffnet, sie war berauscht von dem Gedanken, ihr bisheriges Leben aufzuschreiben, die Hintergründe zu klären, die Atmosphäre und die Nebenwege mit Anmerkungen zu versehen. Sie ging sogleich ans Werk, in fiebernder Hast, in einer bisher nicht gekannten Beglückung. Wiederum hatte sich ihr eine neue Welt erschlossen.

Der Brief war geschrieben worden zwischen Anfällen von Nervenschmerzen, die trotz aller ärztlichen Behandlung nicht weichen wollten, inmitten einer Arbeitsüberlastung, die bereits die Grenzen des Möglichen überschritten hatte. Sie setzte ihren Ehrgeiz darein, ihren Leuten im Büro zu beweisen, dass sie nicht unterzukriegen war, vielleicht war es die ihr genehme Form der Distanz. Unter Nadelstichen von allen Seiten und Bedrohungen. Eine Aufforderung, im Amtsgebäude der Gestapo an einem beliebigen Tage »gelegentlich« vorzusprechen, legte sie beiseite, interessierte sie nicht.

Dem Personalchef war es gelungen, ihr einen Rüffel zu verschaffen, der sich möglicherweise zur Eintragung einer Verwarnung ins Arbeitsbuch auswachsen würde – es stimmt, sie war in größeren Abständen drei- oder viermal je einen Tag zu Hause geblieben, einfach unfähig aufzustehen, um ein ärztliches Attest hatte sie sich erst nicht bemüht; dass sie den verlorenen Tag durch doppelte Arbeitsleistungen nachzuholen bestrebt war, davon nahmen die Leute keine Notiz. Es war ein Stich, und er blieb auch bohrend im Gedächtnis; aber er interessierte sie jetzt nicht. In ihren schriftstellerischen Bemühungen, mit denen sie die immer bedrohlicher werdenden Nervenschmerzen betäubte, hatte sie das Mittel gefunden, alles Störende und Unangenehme von sich fernzuhalten. Sie würde sich um den Abschaum, der sich anscheinend rings um sie angehäuft hatte, nicht mehr kümmern. Sie vergaß darüber, noch immer nicht im Gleichgewicht, die Zeit.

In dem Brief hatte sie auch davon geschrieben, dass sie nunmehr entschlossen war, Georg zu heiraten. Sie wusste, dass die Mutter ihr nicht nur abgeraten, sondern den Gedanken geradezu als verrückt bezeichnet hat. Diesmal hielt sie sich erst nicht mehr damit auf, sich über die Gründe im Einzelnen auseinanderzusetzen und wie sie nach mancherlei Überlegung für und wider zu diesem Entschluss gelangt sei, sondern hatte nur das unumstößlich Feststehende mitgeteilt – einen Augenblick musste sie sogar daran denken, dass dies die gleiche Art war, in der die Mutter ihre Entscheidungen zu treffen und vor allem bekannt zu geben pflegte. In Wahrheit hatte es nämlich keinerlei Überlegungen bedurft; was früher dagegen gesprochen haben mochte, war einfach nicht vorhanden und wenn trotzdem – würde es geändert und verbessert werden. Das heißt, es war bereits alles anders geworden, zwar nicht äußerlich, aber der Blick nach innen – der sah manche Zusammenhänge anders. Sie würde eine Familie haben, ein Heim und ein Kind. Wenn nicht von Georg, so von einem anderen Mann, sie beide aber werden es aufziehen. Alles Verworrene und Verborgene vereinfacht sich zum Schluss. Mit diesem Entschluss – Georg zu heiraten –, mit dem sie eines Tages aufgewacht war, hatte sie sogleich Ernst gemacht. Der junge Mann hat eine ältere Schwester in der Nähe, die mit einem Holz- und Materialienhändler verheiratet ist. Der Mann ist Soldat, die Frau führt allein das Geschäft. Eine Stunde Bahnfahrt von der Stadt. Die beiden fahren hin, der Bruder hat schon nach Jahren die Schwester nicht mehr aufgesucht. Dagny trifft eine robuste Frau, die mit beiden Füßen im Leben steht; einen größeren Gegensatz zwischen Geschwistern kann man sich kaum vorstellen. Von Dagny ist alle Schüchternheit, alles Unbestimmte, alle Unsicherheit, die im Wesentlichen den Charakter bisher bestimmt hat, gewichen. Die beiden Frauen kommen sogleich ins Gespräch, Dagny hat eine mütterliche Freundin gewonnen. Es stellt sich heraus, dass die Schwester sich um Georg ernstlich bemüht hat, ihm eine Stellung im Leben zu sichern, sie kennt seine Schwäche und seine Haltlosigkeit – Verträumtheit, verbessert Dagny für sich. Sie hat ihn schließlich aufgegeben, und der Bruder ist weggeblieben; er hätte auch in ihrem Geschäft arbeiten können. Die Frau ist froh zu hören, dass sich jemand seiner annehmen wird, dass er in feste Hände kommt. Sie will nach Kräften behilflich sein. Von der Frau, fühlt Dagny, geht eine wunderbare Wirkung aus, Kraft und Zuversicht.

Es ist da auch ein Vater vorhanden, in einer höheren amtlichen Stellung in Wien, Georg hat niemals von seinem Vater gesprochen. Die Eltern leben schon seit vielen Jahren getrennt, aufgewachsen ist Georg bei fremden Leuten – Dagny kennt jetzt schon diesen Entwicklungsweg, sie hat nur Menschen bisher um sich, denen die Familie fehlt. Es ist eigentlich belustigend. Mit dem alten Herrn wird auch die Verbindung hergestellt; Georg kannte nicht einmal die Adresse. Und die Schwester nimmt sich sonst der Pläne des jungen Paares an. Sie gibt eine Reihe Ratschläge und guter Winke, wie man durch die Schwierigkeiten vielleicht hindurchkommen kann. Die Schwester ist ein großes Geschenk und ein mächtiger Auftrieb. Sie lädt Dagny ein, bei ihr zu wohnen, sie wird sie verpflegen und sie wird sie gesund machen.

Während Dagny in manchen Nachtstunden an ihren Versuchen schreibt, sie hat aus ihrer Lebensgeschichte an vielen Etappen zugleich angefangen, sitzt Georg gegenüber am Tisch und liest in den Zeitungen, blättert, streicht an, macht Auszüge und versucht sich selbst schriftstellerisch in kleinen Berichten und Stimmungsbildern. Dagny lacht ihn, wenn er es ihr vorliest, aus. Er ist beleidigt und will nicht zuhören, wenn sie dann von sich etwas vorlesen will – eine Idylle, die Vorstufe des Heims.

Auch der Vater hat eine Nachricht übermitteln lassen, dass der Unterbringung in der Hohen Tatra nichts im Wege steht und dass alles weiter vorbereitet ist. Es fehlt nur noch die Ausreise, indessen die Aussichten sind günstig.

Diese Aussichten erhalten einen gewaltigen Schlag. In der Wohnung erscheinen Polizeibeamte – Haussuchung! Es ist zuerst niemand anwesend, später kommt Georg hinzu, als die Haussuchung so gut wie beendet war, die Beamten hatten sich ein Stück Wurst am Herd gebraten. Sie waren gerade dabei, ein Siegel für die Tür vorzubereiten, die vorher schon von ihnen gewaltsam geöffnet worden war. Die Beamten nahmen den angehenden Journalisten mit. So bleibt die Tür offen und Dagny erfährt von den Nachbarsleuten, was vorgegangen ist, vorgegangen sein könnte – denn Genaueres wissen diese auch nicht, nur die üblichen Vermutungen.

Die Zeit bringt sich unmissverständlich in Erinnerung.

Der Schlag – scheint's, ist nicht zu überwinden. Die Hoffnung, vielleicht eben noch davonzukommen und neu beginnen zu können, zeigt sich schon in der Wurzel angefault. Die Beamten haben zudem sämtliche auffindbaren Papiere mitgenommen, auch ihr Manuskript. Der Portier weiß zu berichten: Volle Aktentaschen, prall gefüllt. Bei aller Verzweiflung trotz einer plötzlich übermächtig werdenden Angst, die sie sich zunächst nicht eingestehen will, ist Dagny versucht, laut darüber herauszulachen. Irgendjemand also, das ist sicher, wird ihre ersten literarischen Versuche lesen. Leider fehlt aber auch der Pass und eine Reihe weiterer Ausweispapiere, selbstverständlich alle Briefe.

Im Vergleich zu den vielen Jahren, in denen sie blind und mit Scheuklappen durchs Leben gegangen ist, vollzieht es sich diesmal nur in einer knappen Stunde, dass sie begreift, was eigentlich um sie herum vorgeht, begreift, was sie versäumt hatte zu tun und was man von ihr hätte erwarten sollen. In Scham und Angst geht diese Stunde vorüber; in Scham darüber, dass sie alle solche Erwartungen nicht erfüllt hat, dass sie nicht nur unwissend geblieben ist, sondern auch egoistisch und unentschlossen – der Blick, stur auf den Nebenmann gerichtet, ist leichter.

Sie weiß jetzt selbst nicht, was sie eigentlich tun soll, wie sich wehren und wie und wen schützen. Aus Angst, dass sie mit Sicherheit das Falsche tun wird, sie ist sehr verwirrt. Wenigstens entschließt sie sich abzuwarten, wegzulaufen hätte auch keinen Zweck gehabt. Nach einiger Zeit kommt eine große Ruhe über sie, hüllt sie ein, nimmt den Rest von Gewissensskrupeln, von denen sie sich ziemlich schnell befreit hat. Sie wird sich bis zum Äußersten wehren, die Dinge an sich herankommen lassen und auf dem Posten bleiben. Vergleichbar diese Ruhe mit der Wirkung ihrer schmerzstillenden Mittel, vielleicht nur einer Betäubung – denn sie fühlt es bereits als gewiss. Die Qual, die Unruhe, die Angst und die Scham, die Verzweiflung wird wiederkehren. Immerhin, sie geht am nächsten Tage wieder ins Büro und vermag den ganzen Tag über unentwegt zu arbeiten. Abends wartet ihrer eine Überraschung, war es nicht, dass sie beinahe getrieben wurde, wieder in die Wohnung zu gehen? – Sie hätte gut noch im Büro bleiben können. Georg ist bereits zurückgekommen. Er sitzt am Tisch mit seinen Zeitungen beschäftigt.

Es ist harmlos verlaufen; allerdings hat man sämtliche Papiere noch zurückbehalten, in ein paar Tagen soll er nochmals vorbeikommen.

Verhör? – Nein, kein eigentliches Verhör. Gesucht hat man nach dem Elektrotechniker, von dem man anzunehmen schien, dass er sich in der Wohnung aufhalten würde. Viel mehr wusste Georg nicht zu sagen. Den Mann kannte er ja kaum dem Namen nach, ebenso wenig die Zusammenhänge mit der Mutter, die sich bei ihnen kurze Zeit besuchsweise in der Wohnung aufgehalten hatte. Es muss dem Beamten glaubwürdig, mehr noch verständlich gewesen sein. Sie haben ihn die Nacht über warten lassen und noch bis zum Mittag, dann ist er entlassen worden; gefragt hat ihn keiner mehr. In der Einfachheit dieses Berichts blieben die schwerwiegenden Perspektiven wie Bleigewichte hängen. Bei Dagny hatte die äußere Ruhe einer tiefen Erschöpfung Platz gemacht. Sie hätte dem Freund von der Zuversicht sprechen wollen, dass sie diese Krise gemeinsam überstehen würden, von ihrer immer weitreichenderen Verbundenheit – es langte nicht mehr. Gedanken und Worte geraten in einen Strudel und sind verwirrt.

Auch dieser Anfall ging noch einmal verhältnismäßig rasch vorüber. Der Arzt versuchte es mit einem neuen Medikament, befürwortete eine neue Serie von Injektionen und schrieb das Attest für das Büro. Dagny hätte eine Woche im Bett bleiben können, die innere Unruhe aber trieb sie schon am dritten Tage wieder ins Büro; man darf jetzt für die technische Vorbereitung der Ausreise keinen Tag versäumen, es steht zu viel auf dem Spiel. Die Decke im Zimmer war zu niedrig und die Wände schoben sich zusammen, als wollten sie die Kranke erdrücken.

Sie erinnert sich, an einem der darauffolgenden Tage war die Mutter wieder in der Wohnung erschienen. Sie hatte etwas von ihrer starren Sicherheit eingebüßt, sie machte einen gehetzten Eindruck, der Blick war flackernd. Wie auf beiderseitige Verabredung der augenblicklichen Eingebung folgend, vermieden es die jungen Leute zunächst, von der Haussuchung zu sprechen. Im Laufe der Unterhaltung kam die Mutter damit heraus, dass sie einen Urlaub von einigen Tagen für ihren Lebensgefährten erwirkt hatte, die Unterstützung war noch nicht geregelt, nötigenfalls wäre eine Kriegsheirat infrage gekommen. Nach einer neuen Verordnung war die Frau, die seit längerer Zeit mit einem Manne zusammenlebte, von dessen Unterstützung sie abhängig war, den Rechten nach der Ehefrau gleichgestellt. Die Frau brauchte sich also nicht scheiden zu lassen und konnte die Unterstützung des letzten Ehegatten von dessen Familie ruhig weiter beziehen. Es hätte für die nächste Zukunft ziemlich rosig ausgesehen – wenn Hans rechtzeitig aus dem Urlaub wieder zurückgekehrt wäre; aber sie waren sich eben darüber nicht einig geworden. Die Mutter war nicht, wie Dagny angenommen hatte, nach Hause gefahren, um dort zu bleiben, sondern nur um sich die notwendigen Bestätigungen zu holen, sodass sie aller Wahrscheinlichkeit nach auch Dagnys Brief nicht erhalten hatte; die Tochter fragte auch nicht danach.

Sie hatte die Vorstellung, dass ein übermäßiges Gewicht auf sie gelegt ist, ein schwerer Deckel, der sie niederdrücken wird, eine Tür, gegen die jemand drückt, um sie eingeschlossen zu halten. Es wäre leicht dabei in Gedankenverknüpfung zu denken an Sarg und Sargdeckel, aber in diesen Vorstellungen lag keine Todessehnsucht oder Todesfurcht. In einer Ecke des menschlichen Bewusstseins ist dies genauestens registriert. Dagny war sich im Klaren darüber, es ist noch nicht zu Ende, sie hat noch eine weite Strecke Weges vor sich. Es steht ihr jetzt erst bevor, sich über das bisherige Leben einen Überblick zu verschaffen, die Bilanz zu ziehen und zu versuchen, das, was falsch gewesen ist, besser zu machen. Eine solche Erkenntnis ist unerbittlich wie ein Naturgesetz, unabänderlich – es hat keinen Zweck sich dagegen zu sträuben, dem entfliehen zu wollen, daher wehrt sie sich auch mit allen Kräften, ein Wunder an noch vorhandener Zähigkeit, gegen das Gewicht, das sie niederdrückt. Sie stemmt sich dagegen, sie hebt den Deckel, Zoll für Zoll. Sie öffnet die Tür, die sich zuschließen will, Spalt für Spalt. Alles dieses tut entsetzlich weh, es reißt an den Nerven, es ist, als ob die Eingeweide um die Magengegend herum mit Nadeln durchstoßen, mit einer Feile bearbeitet und angesägt werden. Sie muss diesen Deckel emporheben, wenn sie aus dem Bett aufstehen, am Tisch sich erheben, die Treppe hinunter- und hinaufgehen, mit irgendetwas sich beschäftigen und sprechen will. Nachher geht es wieder eine Weile, aber es wiederholt sich diese schmerzhafte Anstrengung, die sie rasch abmagern lässt.

Die Mutter bleibt in der Wohnung, sie hat nirgends mehr Unterkommen. Bisher war sie noch bei einigen von früher bekannten Familien aufgenommen worden, das bisher ihr bewiesene Wohlwollen schien verbraucht. Dagny hört meist nicht mehr hin, die Erzählungen wiederholen sich Punkt für Punkt und waren sich aufs Haar gleich, nur jeweils in einer anderen Situation, die Namen waren ausgewechselt. Es stellte sich heraus, dass die Mutter trotzdem ihren Lebensgefährten bei der Dienststelle des Ausbildungslagers als hier wohnend angegeben hatte, gleichzeitig sich beide auf der Insel abmeldend. Jetzt ist auch kein Grund mehr, die Nachfrage der Polizei zu verschweigen.

Die Mutter nimmt das sehr ruhig hin, sie wird davon nicht berührt, denn, sagt sie, »er ist inzwischen schon gegriffen worden.« Wahrscheinlich aufgrund der Denunziation eines ihrer Bekannten, dem die beiden zur Last gefallen sein mochten. »Aber es wird nicht viel herauskommen«, schließt sie ab. Sie hat zufällig auf der Straße einen alten Freund getroffen, der heute als Beisitzer bei einem Kriegsgericht viel von diesen Dingen zu verstehen scheint. Er wird ihr behilflich sein in der Anfertigung eines Schriftsatzes und der Beschaffung entsprechender Zeugen, sodass allein schlimmstenfalls eine Urlaubsüberschreitung infrage kommt, für die auch Gründe und Erklärungen genug gegeben sind; selbstverständlich sind auch Dagny und ihr Freund als Zeugen vorgesehen. Wozu sich darüber streiten – denkt Dagny.

Es schleppen sich die Tage und die Wochen. Es verändert sich nichts. Die Mutter hat es fertig gebracht, den Monteur wieder frei zu bekommen, allerdings wird dieser sogleich an die Front geschickt. Die Jüngere muss sich zugeben, in dieser Weise hat sie selbst sich nicht bisher für Menschen, die ihr nahestehen, eingesetzt, vielleicht später, wenn sie gesund sein wird und wenn sie erst rausfahren kann – sie hat keine Vorstellung mehr, wie es dann draußen sein wird, es ist alles wieder recht unwirklich geworden.

Es wird erwogen, sie in ein Krankenhaus zu bringen. Georg ist schon seit geraumer Zeit auf der Suche nach einer

Aufnahme. Es können aber wieder noch Wochen darüber vergehen. Inzwischen läuft die Arbeit weiter, der Körper ist schon so weit mechanisiert, dass er sich ohne Weiteres fügt; allerdings revoltiert er dafür zu Hause umso energischer, er revoltiert auch gegen die Medizin und die verschiedenen Beruhigungsmittel. Sie wirken nicht mehr, und die Grenze, bis zu der man sie steigern kann, ist bereits erreicht.

Die Mutter beobachtet das Hinschwinden Dagnys mit großer und echter Sorge. Nachdem der Kampf um Hans vorerst abgeschlossen ist, wird sie die Angelegenheit der Tochter in die Hand nehmen. Es kann nicht ausbleiben, dass sie auch die Hoffnungen und Pläne, ins Ausland zu kommen, erfährt, soweit diese bisher eingeleitet und fortgeschritten sind.

Für den jungen Mann ist die Ausreise bewilligt, es sind nur noch belanglose Formalitäten zu regeln. Dagny kommt indirekt ihre Krankheit zugute, allerdings kann sie den Erholungsschein erst Anfang nächsten Jahres beantragen; noch ist das Jahr 43 nicht zu Ende gegangen. Es steht sogar, versucht sie sich zu einem etwas wehmütigen Scherz aufzuraffen, im Dezember noch erst ihr Geburtstag bevor.

In diesem Hin- und Herziehen, in diesem Dämmer, der in der Oberfläche der Wellentäler ruht von Schmerzen, Verzweiflung und letzten Widerstandswillen, entfaltet sich eine gewaltsame Entladung. Die Mutter hat Anstalten getroffen, auch ihrerseits sich der geplanten Expedition der beiden anzuschließen. Nicht nur dass die Höhenluft der Tatra ihrem Kehlkopfleiden vielleicht guttun würde, entscheidend ist, dass Dagny kaum die Strapazen einer Reise allein wird ertragen können, sie braucht einen Begleiter – darauf ist der Plan der Mutter abgestellt; außerdem will sie nicht allein zurückbleiben, ihre Erstarrung scheint wesentlich gelockert.

»Ich verbiete dir, dich in meine Angelegenheiten zu mischen.«

»Wenn es den Vater angeht, habe ich schließlich auch

noch ein Wort mitzusprechen. Du denkst wohl, ich soll mich auf dich verlassen, dass du dem Vater gut zuredest. Nein – da kenne ich euch beide zu gut. Ich gehe lieber gleich selber mit.«

Die Tochter ist ruhiger geworden, die Explosion ist vorüber. »Es geht aber nicht.«

»Weiter weißt du nichts – du bist auch nicht besser als alle die anderen, dein Vater nicht ausgenommen – ein Haufen Dreck!« Georg, der zufällig anwesend ist, versucht einzugreifen, wird grob abgewiesen. Er gibt im Grunde nur das Stichwort zu gröberen Beschimpfungen, in den Minuten sich steigernder Erregung ist die Stimme der Frau weniger heiser. Sie überschreit sich, die Nachbarn laufen zusammen – auch Menschen dieser Zeit, auf die jetzt die Flut der Verwünschungen sich lenkt.

»Na so etwas –«, sagt die Frau des Nachbarn, die den Mut hat, den Kopf zur Tür hereinzustecken und sich nach der Situation umzusehen, »hat man schon so etwas gehört –!« Der Portier, von der Treppe her, murmelt etwelche Drohungen.

Die Mutter ist still geworden, hockt in sich versunken auf ihrem Stuhl. Die jungen Leute machen den Eindruck verprügelter Kinder – in der Tat wäre es eine falsche Beurteilung, wollte man annehmen, die Mutter hätte nur ihren persönlichen Vorteil im Auge. Sie hat nur eine beschränkte Anzahl von Ausdrucksmitteln, um sich verständlich zu machen. Anders kann sie die Sorge um ihr Kind noch nicht ausdrücken …

Dagny kehrt am nächsten Tage nicht mehr in die Wohnung zurück, sie ist zu der Schwester von Georg gefahren. Bei günstiger Benutzung der Fahrtverbindungen würde sich sogar kaum etwas ändern, wenn sie wieder dem Nachtdienst zugeteilt werden könnte. Es kommt nicht mehr dazu.

Sie hat die Wohnung fluchtartig im Stich gelassen, es ist möglich, dass sich die Mutter dort noch aufhält oder auch weggeblieben ist. Die Schwester Georgs ist liebevoll um sie besorgt; sie kann nicht viel tun, vor allem keine Hilfe bringen. Sie hat wenigstens einen Arzt bei der Hand, der nach wenigen Tagen schon eine Aufnahme von Dagny im Kreiskrankenhaus durchsetzt.

Damit begann der erste Stationsweg ihres Spitalaufenthaltes, über den schon eingangs gesprochen worden ist.

Das Jahr 43 ging gerade zu Ende.

Das Jahr der Entscheidung – Jahr ohne Gnade

Die Kranke in der Isolierzelle 4 der Station VI ist aufgewacht. Die traumhaften Vorstellungen, die in der das Hindämmern aufhellenden Erinnerung plastischer hervorgetreten sind, haben sich verflüchtigt. Das Bewusstsein tastet nach dem Greifbaren der Gegenwart: Was ist?

Es kann auch eine Täuschung sein, Schritte sind im Gedächtnis haften geblieben; das Geräusch schwebt noch im Raum – aber es ist völlig still. Sie ist allein. Selbst draußen vom Hof dringt kein Laut. Die Kranke greift nach den Gitterstäben des Bettes, sie muss fühlen, dass sie wach ist. Ein leises Klirren – sie atmet befreiter, sie ist wirklich wach und sie hat das Gehör nicht verloren, wie sie das in einer Sekunde des Erschreckens befürchtet hatte. Aber das Gitter ist heruntergelassen – richtig, vorhin war die Wärterin abberufen worden und hat vergessen, das Gitter wieder zu schließen. Jetzt ist sie völlig wach.

Es ist an der Zeit, dass sie wieder zu Kräften kommt. Sie richtet sich etwas auf, schiebt die Schulter an den Pfosten hoch und sitzt aufrecht – es geht. Über den Rahmen der Fensterverschalung, nur halb eingeschoben, hängt der Rahmen lose, dringt ein Strahlenbündel von Licht; es könnte vielleicht die Sonne sein. Es ist auch Zeit, dass sie sich aufmacht, von hier fortzukommen. Sie ist zuversichtlich, dass die Last dieser Krankheit und dieser Schwäche von ihr abfallen wird. Sie hofft es nicht nur, sie weiß es. Es ist eine schwere Prüfung gewesen, die bitterste in ihrem Leben bisher; schon im Vorübergehen, sie ist überwunden. Sie fühlt keinerlei Schmerzen mehr.

Die Kranke ist dabei, sich in der Zelle umzusehen. Der Blechtopf mit ihrer Suppe, er steht sonst am Kopfende des Bettes, ist nicht mehr da. Lisa wird ihn herausgeholt haben, um neue Suppe zu bringen und die Scheibe Brot. Sie hat Hunger.

Es kommt nicht mehr darauf an, sich eine eigene Schuld vorzuwerfen und nach dem Grad dieser Schuld zu messen –

Es kommt darauf an, zu einer Klarheit vorzustoßen, was jetzt geschehen soll. Die Trümmer und die Splitter liegen vor ihr ausgebreitet, es ist vieles zusammengebrochen und in Scherben gegangen, was noch nicht mal richtig hingestellt und aufgebaut war. Und es ist vieles, was am besten mit einer entschlossenen Handbewegung einfach beiseitegeschoben werden sollte. Es war ihr eben nicht gelungen, die beiden einzigen Menschen, bei denen sie sich hätte geborgen fühlen können, aufzufinden – den Vater und Georg. Sie hat allen Versprechungen geglaubt, mehr noch, sie hat sich daran geklammert, sodass sie von sich aus nichts oder nicht das Richtige unternommen hat. Das war es, sie hat hier in Wien gesessen und gewartet, dass sie jemand an der Hand nehmen wird und über die Grenze führen, hatte aber nicht der Vater immer davon gesprochen? – Aus den Mitteilungen, die er an sie hatte gelangen lassen, ging das deutlich hervor. Anders Georg, der nur von seiner kritischen Lage geschrieben hatte, und davon, dass er sich nicht mehr lange würde halten können, und dass er selbst Anstalten treffen würde, wieder schwarz über die Grenze zurückzukommen, um sie zu treffen und bei ihr zu bleiben. Wenn sie jetzt solche Gedanken vor sich ausbreitet, so erinnert sie sich, dass ihr die verzweifelten Briefe Georgs mehr zugesagt haben als die Anweisungen des Vaters, die sich zudem als undurchführbar erwiesen und von einer Hast diktiert schienen, die eher eine Last rasch abschieben als wirkliche Hilfe bringen will. In dieser Wartezeit hatte sie eingesehen, wie richtig ihr Entschluss gewesen war, mit Georg gemeinsam das Leben aufzunehmen, um sich gegen alle Schwierigkeiten zu stemmen, sie hatte den Freund erst überhaupt in seinem Wesen kennengelernt, den Lebenskameraden verstanden. In der immer drängender werdenden Unruhe dieser Wartezeit ist vieles in ihr ausgeglüht worden, was bisher dem gegenseitigen Verständnis im Wege gestanden war. Sie ist nicht mehr gleichgültig den Geschehnissen gegenüber, in die sie hineingestellt ist. Sie ist erfüllt von der Notwendigkeit, sich aus eigener Kraft durchzusetzen und die Vereinigung mit Georg zu erzwingen, sich loszulösen von der gewitternden Stimmung der Angst vor dem Zusammenbruch, die sie rings um sich spürt. Tag für Tag wird sie skeptischer den Beteuerungen des Vaters gegenüber, zuzuwarten und sich ruhig zu verhalten. Jahr für Jahr hat sie das gehört; zwar hat sie sich wenig darum gekümmert und vor allem es auch nicht zu ernst genommen, eigentlich ist es sie auch nichts angegangen. Hätte er sie nur verstanden – sie würde sich dagegen aufgelehnt haben. Der Blick ist schärfer geworden, der Blick ist offen. Die Not, zu leben, die Notwendigkeit, am Leben zu bleiben, hat den Dämmerzustand, in dem sie bisher herumgelebt hat, zerstieben lassen und den Blick geöffnet; die Gewissheit, für einen andern Menschen am Leben zu sein. Von der Gewissheit, von dieser Sehnsucht hat sie dem Vater schon früher geschrieben, aber im Grunde ist er darauf nicht eingegangen, hat solche Äußerungen vielleicht als übertrieben beiseite geschoben. Sie hat auch, das weiß sie heute, einen anderen Menschen gemeint, den Mann, dem sie verbunden sein will. Ob das die Liebe ist, von der in Büchern geschrieben wird? Der Gedanke steht in einer Schärfe vor ihr auf, dass sie ihn lieber nicht weiter verfolgen möchte. Die Kruste löst sich, das Eis schmilzt, Erschütterung will aufkommen – – –

Angefangen hat es seit ihrer Entlassung aus der Universitätsklinik in Greifswald. Sie fühlte sich nicht mehr allein. Über die räumliche Entfernung hinweg hielt sie Zwiesprache mit einem Menschen, und eine Stimme in ihr gab Antwort, die nicht ihre eigene war. Das Bild des Vaters begann zu verblassen. Es war, als ob es sich auseinandergefaltet und einem zweiten Gesicht Raum gegeben hätte, das dem ihres Freundes ähnlicher geworden war, es hob sich allmählich hervor aus dem Hintergrund und verschmolz dann mit dem anderen zu einem einzigen, dem immer ein wenig verlegenen von Georg, über dessen Hilflosigkeit sie so oft gespottet hatte. Eine große Kraft ging davon aus, eine große Freude, ein zäher Wille und die klare Erkenntnis von dem, was sie jetzt zu tun hatte. Sie war nicht mehr allein.

Denn es war notwendig geworden, hart zu kämpfen und im Ziel verbissen sich durchzusetzen. Die Wogen der Widerstände rollen heran, sie muss hindurch. Sie hat in den Monaten ihrer Krankheit gelernt, es wird ihr nichts geschenkt. Eine Schuld kann verziehen werden, aber das, was versäumt worden ist, muss nachgeholt werden. Damals waren die ersten Anzeichen des Frühlings über dem Land; bald ist ein volles Jahr vergangen seit ihrer Entlassung aus der Klinik, das Jahr ohne Gnade.

Habe ich das schon gesagt? – Ach ja, Dagny war zunächst wieder zur Mutter zurückgekehrt, anstatt die neu gewonnene Kraft dafür einzusetzen, mit einem einmaligen großen Anlauf über die Grenze zu kommen. Der Tisch in der Kajüte ist gedeckt, die Mutter hat von dem Bauern Butter, Eier und Schinken besorgt, das kleine Fischerdorf nimmt lebhaften Anteil an der Rückkehr der Kranken; die Mutter hat sie vom Festland abgeholt. Was tue ich eigentlich hier, denkt Dagny, als sich die beiden am Tisch gegenübersitzen. Die See ist unruhig, Brecher schlagen über das Heck des Wohnkahns, schieben sich unter den Kahn, der ins Rollen kommt.

»Hans hat geschrieben. Er scheint sich da draußen, wohlzufühlen. Er schreibt, dass er mit den Kameraden gut auskommt. Sie liegen am Wolchow. Willst du den Brief lesen?«

»Wozu? Ich wollte nur sehen, was von meinen Sachen noch geblieben ist. Du hast sie doch abgeholt –«

»Das sind nur Fetzen und Lumpen.«

»Ich meine die Koffer, die im Keller standen, die Wäsche, die Kleider. Der Portier hat mir gesagt, du hast alles von mir, was noch dort stand, abgeholt.«

»Die eine Seitenwand war eingedrückt, die Tür hing lose in den Angeln. Alles lag im Zimmer zerstreut. Was noch brauchbar gewesen sein mag, hatten die Nachbarn längst abgeholt. Hast du denn die Wohnung nicht gesehen –? Was noch herumlag, habe ich nicht erst mitgenommen. Es hätte sich nicht gelohnt.«

»Nein, das weiß ich ja. Ich meine die Koffer im Keller – die standen doch schon vorher dort.«

»Natürlich, die habe ich abgeholt. Hätte ich sie denn dort stehen lassen sollen – sie waren übrigens offen und Interessenten werden auch schon darüber hergewesen sein.«

»Das weiß ich; denn Georg hat noch seine Sachen herausholen müssen.«

Es ist so verwirrend, diese schrecklichen Umwege –

»Ich will sie aber sehen. Ich muss sie mitnehmen. Wenigstens das Notwendigste an Kleidern und Wäsche, Schuhe und die Koffer.«

»Mitnehmen? Wohin willst du sie denn mitnehmen?«

»Na, hör mal – das weißt du doch. Ich fahre hinüber und bin eigentlich nur gekommen, um sie abzuholen.«

»Daraus wird nichts. Vorläufig hast du deinen Schein vom Professor, dass du noch nicht arbeitsfähig bist. Mit den Leuten hier habe ich schon gesprochen. Du kannst dann später hier in der Gemeinde untertauchen. Da fragt niemand mehr nach. Möglich, dass im Herbst Hans wieder nach Hause kommt. Er schreibt, dass er dann Aussicht auf Urlaub hat; und wenn nicht, muss er sich eben krankschreiben lassen, und dann können wir sehen, dass wir vielleicht nach Schweden hinüberkommen können. So ist es das Beste."

»Ich will aber nach Ungarn. Und zwar sogleich. Ich denke schon in der nächsten Woche drüben zu sein.«

Die beiden verstehen sich nicht. Das Gespräch plätschert noch eine Weile hin und her, voller Hintergründe und Spitzen. Der gute Vorsatz, die Dinge gehen zu lassen und die Mutter nicht zu reizen, schwindet bei Dagny.

»Wie du meinst.« Die Mutter ist schon aufgeregt und böse.

»Du hast es immer verstanden, mit dem Kopf gegen die Wand anzurennen. An mich denkst du dabei nicht!«

»Es geht einfach nicht. Ich kann dich nicht mitnehmen. Wo willst du auch hin – du bist doch hier gut aufgehoben.«

»Ich will auch nicht – wenn du das meinst, dass ich deinem Vater nachlaufe. Ich habe genug davon.« Durch das Bullauge an der Kajütenwand tröpfelt das Sprühwasser. Es ist nicht wahr – von Neuem drängt in der Tochter der ganze Wust hoch, der ihr Leben bisher vergiftet hat.

»Wir werden dir schreiben. Der Krieg wird nicht mehr allzu lange dauern. Wenn ich erst mit Georg verheiratet bin, wird es leichter sein, dass du dann zu uns kommst.«

»Ich will nichts mehr hören. Auf eure Briefe bin ich nicht neugierig. Ich bin nicht gewöhnt, das Leben mit so schmutzigen Kompromissen zu verschwenden.«

Dagny hat den Teller beiseite geschoben. Wenn sie sich beeilt, kann sie die Fähre noch erreichen. »Dann gib mir jetzt meine Koffer.« Aus einem Kasten holt die Mutter ein Bündel Sachen. Es sind wirklich nur noch Lumpen.

»Das ist alles.«

»Das ist alles?«

»Nun ja – von was denkst du denn, dass ich hier lebe? Oder soll ich vielleicht verrecken?« Es entsteht eine Pause. Die Katze ist an den Rest von Schinken gegangen. Die Mutter ist dabei, sich eine Zigarette anzuzünden. Einladend liegt die Schachtel mit den Zigaretten auf dem Tisch – Dagny hat dem Professor versprochen, nicht mehr zu rauchen, wenigstens die erste Zeit, und so lange als möglich nicht.

»Du hast meine Sachen – verkauft? Die Schuhe, die Koffer?«

»Natürlich. Die Fischer rechnen auch. Wenn sie mir was geben, wollen sie auch etwas dafür haben. Geld braucht heute niemand. Davon kann ich hier eine ganze Weile auskommen, und du auch, wenn du vernünftig bist. Ich bekomme natürlich immer nur das, was sie selbst haben. Aber wir werden schon nicht zu kurz kommen.«

Dagny ist aufgestanden. Sie hat sich wieder in der Gewalt. Sie sucht aus dem Haufen noch einiges heraus. Die Leinentücher, die Unterwäsche, die Strümpfe sind weg. Ein zerrissener Wolljumper, ein schon aufgetrenntes Kleid, das sie hatte umarbeiten wollen, ein Paar abgetretene Halbschuhe – das ist alles, was sich noch des Mitnehmens lohnt. Sie packt es zusammen zu einem Bündel, das sie bequem unter dem Arm tragen kann.

Die Fähre wird bald fahren. Auf der jenseitigen Bucht der Insel ist der Dampfer schon ausgelaufen.

»Also dann – Lebwohl.«

»Adieu.«

Nach Berlin zurückgekommen, unternimmt Dagny einen Vorstoß bei ihrer alten Arbeitsstelle. Sie ist eigensinnig; auch dieser Besuch war im Programm nicht vorgesehen. Fast allenthalben neue Gesichter, die meisten Männer in Uniform, die zivile und militärische SS-Uniform überwiegt. Es konnte schon für Leute jüngeren Alters gelegentlich mit Unannehmlichkeiten verbunden sein, sich in gewöhnlichem Zivil auf der Straße zu zeigen; der Straßenstreifdienst der verschiedenen Parteiorganisationen pflegte, solche Leute aufzugreifen. Die große Ablöse war in dem Büro bereits durchgeführt, die Abteilungen sind noch mehr auseinandergelegt, das Personalbüro ist noch geblieben, der Aufnahmeraum in einer Militärbaracke in einem der abgelegeneren Vororte untergebracht. Sie hat trotzdem das Glück, sogleich einem etwas näheren Bekannten zu begegnen, einem Herrn von altem Adel, der sich Georgs immer besonders angenommen hatte. Er stand auch jetzt noch in direktem Briefverkehr mit Georg, hatte ihm in den Schwierigkeiten, die sehr bald mit der neuen Gesamtleitung und anlässlich der Umstellung auch des Budapester Büros entstanden waren, wohlmeinende Ratschläge gegeben. Die Entlassung war auf Termin erfolgt, im Augenblick sei Georg noch tätig, der Vertrag wird aber automatisch ablaufen, wenn Georg nicht zum Termin zurückkehrt. Dies alles sprudelte der Herr an Neuigkeiten heraus, in der liebenswürdigsten Weise – und versprach, sich Dagnys anzunehmen, den Freund zu verständigen, auch einen Brief zu übermitteln. Er gab ihr auch den Rat, vorerst den Personalchef nicht aufzusuchen, zu warten, bis sich die Firma von selbst meldet.

»Ich habe hoffentlich bald Gelegenheit, Sie wiederzusehen; dann müssen wir uns mal gründlich aussprechen.

Es waren so nette Abende bei Ihnen –«, dann verabschiedete er sich. In der Tat, der Herr war in den letzten Wochen vor ihrer Erkrankung öfters bei ihnen abends zu einer Tasse Tee erschienen.

Viele Neuigkeiten auf einmal, und Dagny machte kehrt, um das für sie zuständige Polizeirevier aufzusuchen. »Versuchen wir es mal«, hatte ihr liebenswürdiger Bekannter gesagt, als sie diesem ihre Ausreisepläne mitgeteilt und auf die Möglichkeit hingewiesen hatte, aufgrund ihres Krankenscheines eine Ausreise offiziell bewilligt zu bekommen, der Professor war so besorgt um sie gewesen, in seinem Gutachten ausdrücklich darauf hinzuweisen. »Versuchen wir es, meine Liebe, manchmal – gerade bei den unteren Stellen, wenn etwas Glück dabei ist, kann man damit durchrutschen.« Aber sie hatte kein Glück.

Sie steht eine gute Stunde an, dann kommt der übliche Alarm, der sich über die am Tor angeschlagenen Amtsstunden erstreckt, die dem Publikum eingeräumt sind. Nach dem Alarm bleibt das Amt geschlossen – also morgen, recht früh. Am nächsten Morgen erfährt sie, dass eine Bescheinigung vom Arbeitsamt eingereicht werden muss, bevor an sie der Fragebogen ausgegeben wird, den sie dann auszufüllen hat. Der Fragebogen wird, hört sie von einem Mann neben ihr in der Reihe, der ihr freundlicherweise und ungebeten Auskunft erteilt, wenn er vom Amt begutachtet und die Angaben bestätigt sind, an das Polizeipräsidium weitergeleitet, Dauer drei bis vier Wochen, ehe der Bescheid ans Amt wieder zurückkommt. Dann ist es so weit, der Pass würde ihr dann bestenfalls ausgestellt werden, das Visum erhält sie aber wieder nur von einer besonderen Stelle im Präsidium, nachdem noch vorher eine Bescheinigung vom Finanzamt einzuholen ist, der Nachbar fügt noch hinzu, sie möge noch ein wenig zuwarten, bis er selbst abgefertigt ist, und dann könnte er ihr das noch genauer erklären, er würde sie in ein Caféhaus einladen. Irgendwie ist das natürlich zum Lachen. Aber der Dagny ist durchaus nicht zum Lachen zumute. Sie muss sich erst absetzen von diesem Getriebe, sammeln und wieder zu Atem kommen.

Der Frühling hat nicht ganz Wort gehalten, es schneit, der Schnee wirbelt in großen regenfeuchten Flocken, die Straßen sind voller Schutt und Geröll, die Bahnen fahren meist nicht. Bis in die Knöchel versinkt sie über jedem Schritt in Schmutz und Schlamm. Es wäre gut, jetzt ihre festen Bergschuhe zu haben, auch den Mantel hätte die Mutter nicht weglegen sollen.

Sie war bisher bei einer Bekannten der Mutter untergekommen. Sie hatte den Leuten angedeutet, dass sie ihre Decke holen und sie für die Mutter zurücklassen würde, die Decke war noch im Luftschutzkeller ihres Büros liegen geblieben. Der Keller ist inzwischen umorganisiert worden, die Decke ist nicht gefunden. Dagny merkt bereits, sie fällt den Leuten zur Last, auf die Decke können die Wirtsleute nicht mehr rechnen. Sie schläft zwar auf dem Diwan ohne Decke, aber man ist nicht sehr freundlich zu ihr. Dagny gibt nicht nach, sie geht trotzdem am nächsten Tag zum Arbeitsamt. Hat es eigentlich Zweck? Sie lässt sich von dem Zweifel nicht zurückschrecken. Warten, Anstehen, Nummernausgabe. Ihre Nummer erweist sich später als nicht zutreffend für das, was sie beantragen will; Schalter 7! Der Schalter hinter dem Schalter 2, der sie zurückweist, gibt sich mit dieser Auskunft noch nicht zufrieden. Er beugt sich aus dem Kojenfenster heraus und brüllt die Nummer noch einmal hinter ihr her, anscheinend persönlich beleidigt. Vielleicht ist es aber auch die rauer gewordene Art, Freundlichkeiten zu erweisen.

Am Schalter 7, nach Wiederholung der vorangegangenen Prozedur, sitzt eine Frau. Nicht unschönes Gesicht, etwas schief und unregelmäßig verquollen beim näheren Hinschauen, unbestimmbaren Alters, breit ausladende Brust, am Hals die Falten, die den Wechsel anzeigen im Körpergewicht, die sieben fetten und die sieben mageren Jahre. Die Beamtin hat Dagnys Vorgängerin in der Reihe abgefertigt, verabschiedet sich, reicht ihr durch das Fenster die Hand, süßlich lächelnd – so uneben scheint sie also nicht zu sein. Dagnys Nummer wird aufgerufen.

Dagny setzt der Frau auseinander, was sie will und was sie braucht. Die Frau nestelt an ihrer Figur. Und jetzt sieht

Dagny verblüfft, das breite Gesicht ist kleiner geworden, geradezu zusammengeschrumpft, der Mund eingekniffen.

»Zeigen Sie mal her!« Sie nimmt das Gutachten des Greifswalder Professors und den Krankenschein, nimmt beide Papiere, nachdem sie ihr Dagny überreicht hat, und legt sie ungelesen beiseite. »Und nun will ich Ihnen mal etwas sagen«, fährt sie die völlig verdutzte Dagny an, »das ist schon der Gipfel der Unverschämtheit. Über zwei Monate und zwei Wochen sind Sie schon aus der Arbeit, und Sie haben sich noch nicht gemeldet? Ihr Arbeitsverhältnis bei Ihrer bisherigen Stelle hat automatisch aufgehört, wenn Sie über sechs Wochen der Arbeit fern geblieben sind.«

»Aber ich war doch krank –«, mehr weiß Dagny im Augenblick nicht zu sagen.

»Das wird sich finden. Sie werden natürlich hier noch untersucht. Solche Wische, die Sie jetzt bringen, zählen bei uns nicht.« Sie gibt dann in einem schnarrenden Ton Name und Dienststelle des Amtsarztes an, bestimmt die Zeit – zwei Tage – innerhalb derer sie sich wieder zu melden haben wird. Es wird die nächste Nummer aufgerufen.

In einer seltenen Eingebung von klarer Voraussicht vermag Dagny mit ruhiger und gleichgültiger Stimme um die Rückgabe ihrer Papiere zu bitten. Anscheinend war das nicht vorgesehen, die Frau hörte schon der nächsten Aufgerufenen zu. Aufrechterhaltung der Autorität, Ausdruck der Missachtung, Wut und eine augenblickliche Ohnmacht, das Zweckmäßige zu überlegen, gingen durcheinander und verwirrten sich, die Frau nahm die Papiere, während sie mit der anderen noch spricht, und warf sie zum Klappenfenster hinaus. Sie flatterten auf den Boden hin. Die hinter Dagny in der Reihe Stehenden kichern. Es ist nicht zu verhindern, Dagny ist rot geworden, wie sie die Blätter vom Boden aufhebt. Was war eigentlich – was hat die bloß? Aber einmal aus dem Vorraum hinaus und auf der Straße, ist Dagny zufrieden, war das eine Probe? Dann hat sie die Probe bestanden; es hätte schlimmer ausgehen können.

In dieser Stimmung geht sie sogleich zu dem Bekannten von Georg, um ihn um seinen Rat zu bitten. Es leuchtet ihr ein, dass bei der Firma nach dieser neuen Entwicklung zunächst der Rückhalt gesichert werden muss. Der Mann lässt sie außerordentlich lange warten. Es heißt zuerst, er ist überhaupt nicht im Hause. Aber sie hört ihn im Nebenzimmer sprechen und macht den Boten, der ihr diesen Bescheid bringt, darauf aufmerksam. Also kommt dieser mit einem zweiten Bescheid zurück, sie möge warten. Der Herr vom alten Adel hat seinen Charme verloren, er ist durchaus nicht mehr bezaubernd und liebenswürdig. Es ist, versteht sich von selbst, wie er das auszudrücken pflegt, ein Gegner des herrschenden Regimes und jederzeit bereit, sich an einer Aktion zu beteiligen, die geeignet ist, dieses Regime zu diskreditieren. Er hat einen Vetter in Dänemark, zu dem er sich, wie er allen erklärt, die es hören wollen, zurückziehen kann, wenn die Sache in Deutschland brenzlich wird. Solche Andeutungen sind bestimmt, seine Stellung zu festigen, sie sind dem Ansehen förderlich; vielleicht, dass er den einen oder anderen der Parteigenossen, die sich auf guten Fuß mit ihm gestellt haben, dann mitnehmen wird.

Dagny hat vor, ganz offen mit ihm über ihre Schwierigkeiten zu sprechen, ihn nicht um Rat, sondern um Hilfe zu bitten. Sie kommt nicht dazu. Als er endlich erscheint, unterbricht er sie schon nach den ersten Sätzen. »Ich muss Ihnen sagen, dass es absolut unmöglich ist, dass Sie mich hier aufsuchen. Für solche Dinge habe ich nicht eine Minute Zeit. Ich werde auch jede Verbindung zu Ihrem Freund aufgeben; ich bedaure schon sehr, mich überhaupt seinerzeit für ihn eingesetzt zu haben. Mit Menschen Ihrer Art kann man nicht vorsichtig genug sein. Ich kann für Sie nichts tun –«, und mit erhobener Stimme, »ich will auch nichts tun.«

Geräuschvoll die Tür hinter sich schließend, ist er wieder ins Nebenzimmer hinübergegangen.

Der Mann ist verrückt geworden, denkt Dagny.

Es ist nunmehr wirklich an der Zeit, alles stehen zu lassen und der Stadt den Rücken zu kehren. In dieser Welt der Schatten und der Bosheit findet sich Dagny nicht mehr zurecht. Vielleicht hätte sie schon früher die Leute aufsuchen sollen, deren Adressen der Vater ihr vor längerer Zeit einmal gegeben hatte; über eine dieser Adressen ist auch einmal eine Mitteilung aus Budapest an sie gelangt. Sie hat damals nicht weiter darauf geachtet, jetzt könnte das von großer Bedeutung für sie sein.

Der erste Gang ist umsonst, Mann oder Firma existiert nicht mehr. An einer zweiten Stelle findet sie das pompös eingerichtete Büro einer Maklerfirma, in dem noch wenig beschädigten Westteil der Stadt. Der eine Inhaber, den sie eigentlich entsprechend dem aufgegebenen Namen, der ihr nunmehr deutlich vor Augen steht, hat sprechen wollen, ist auf Reisen; der andere nicht im Hause – genauer gesagt, er ist längst im Ausland, was aber zunächst im Falle einer Nachfrage verschwiegen zu werden pflegt. Indessen ist aber noch der Bürochef erreichbar, augenblicklich auf Rücksprache bei Zentralbehörden unterwegs, wird aber zurückerwartet. Eine Sekretärin, die Dagnys Unentschlossenheit bemerkt, fordert sie zum Eintreten auf.

Im Chefzimmer findet die Eintretende ein halbes Dutzend Stenotypistinnen um den Konferenztisch versammelt. Die Damen trinken Kaffee, echten Bohnenkaffee. Dagny nimmt das schon nicht weiter Wunder, sie ist an erstaunliche Situationen bereits gewöhnt. Sie hat nur mit dem Blick der Sachverständigen feststellen können, dass keine einzige dieser Damen vom Lehrmädchen an in einem normalen Bürobetrieb gearbeitet haben dürfte. Sie sind sehr gut gekleidet, gut gepflegt, in guter Laune und in voller Harmonie; das sieht man auf den ersten Blick. Dagny wird mit zu einem Kaffee eingeladen.

Ins Gespräch gezogen, nennt sie ihren Namen und den Zweck ihres Besuches, sie will sich einen Rat holen. Sie ist dabei, ins Ausland zu fahren – und als sie dabei Budapest erwähnt, erinnert sich diejenige, die sie zuerst hereingebeten hat, auch des Namens ihres Vaters, sie glaubt, der Chef hätte ihn gelegentlich aufgesucht.

Die Mädchen tun sich in ihrer Unterhaltung keinen Zweck an, die meisten sind, wie aus den Bemerkungen hervorgeht, verheiratet; der Mann im Felde, Offizier oder auf Sonderkommando.

Die Zeit vergeht im Fluge, gearbeitet wird in diesem Büro anscheinend nicht. Erstaunlich, denkt Dagny, auf welche Weise der Mann sein Geld verdienen mag, irgendwo muss es schließlich doch herkommen.

»Nicht wahr«, sagt die eine zu Dagny, »Sie wollen schwarz über die Grenze? Der Chef soll Sie mitnehmen – er nimmt immer eine von uns mit, wenn er nach dort hinunterfährt.« Dagny hat das gar nicht zu hoffen gewagt und nickt beglückt. »Aber das nächste Mal fahre erst mal ich. Er hat es mir fest versprochen.« Die anderen lachen, anzüglich – wie es Dagny vorkommt. »Sie müssen nämlich wissen, für die Reisen nach Westen hat er seine besonderen Freundinnen. Damit können wir nicht konkurrieren, aber dahinunter nach dem Balkan lässt er eher mit sich reden, der Gute…«, der Ton ist wirklich ungezwungen.

Der Bürovorsteher kommt nicht mehr, die Damen rüsten sich, nach Hause zu gehen. In einigen Tagen, spätestens einer Woche wird der Chef zurück sein; sie möge nur wieder vorbeikommen. Einen Entschluss, das wird ihr schmerzlich klar, als sie jetzt auch aus dem Lederfauteuil sich erhebt, kann Dagny nicht fassen, so stark hat sie sich bereits einlullen lassen von dieser Atmosphäre der Wärme, des leichten Lebens und der abenteuernden Bequemlichkeit. Die Gleiche, die vorhin mit ihrer überraschenden Frage ins Schwarze getroffen hat, nimmt Dagny vertraulich unter den Arm und zieht sie ein wenig abseits. »Nicht wahr, Sie müssen doch verstehen können – ich muss nämlich hinüber. Ich kann es Ihnen ganz offen sagen, ich bin von einem SS-Mann schwanger, schon im dritten Monat. Der Mann sah ja fabelhaft aus, aber nicht mein Typ, und Erwin – das ist mein angetrauter Mann und Gebieter, wird damit nicht einverstanden sein. Obendrein ist er jetzt zu einer Sicherungstruppe im Osten kommandiert und lässt nichts mehr von sich hören. Dagegen sorgt mein Mann aus dem Felde wirklich rührend für mich. Sie verstehen, ich möchte ihm Kummer ersparen –«, sie hat dafür ein silbriges Lachen. »Erwin hasst solche Typen. Einmal haben sie ihn schon in der Mache gehabt und umerzogen. Das war ja schrecklich, was der Mann auszustehen hatte. Nicht wahr? Und wenn Sie irgendwie früher dahin kommen sollten, so lassen Sie mich Ihre Adresse wissen, ja? Es soll ja drüben so leicht sein, zwei Tage – und meistens bleibt der Chef vier bis fünf Tage, bis dahin muss alles fertig sein, und da haben wir noch Zeit etwas einzukaufen und uns ein wenig zu amüsieren, es soll ja großartige Nachtlokale dort geben, verstehen Sie ... das wäre herrlich. Und Sie könnten für mich schon etwas vorbereiten ... nicht wahr? Wir Frauen müssen uns in solchen Fällen gegenseitig helfen –«, sie lacht belustigt.

Aber Dagny wird jedem näheren Eingehen darauf – es wird auch kaum erwartet worden sein – enthoben durch einen späten Besucher, der sogleich von den Damen mit großem Hallo empfangen wird – Eberhard mit Vornamen.

»Eberhard, hast du mir etwas mitgebracht?«

»Eberhard, warum kommst du so spät?«

»Eberhard, heute Abend lädst du mich zum Essen ein, ich habe so großen Hunger –?«

»Ach Eberhard, Liebling, du hast ja wieder nur diese schlechten Zigaretten –«

Wie ein Schwarm ungezogener Kinder sind sie über ihn hergefallen, greifen rechts und links in seine Taschen, versuchen den kleinen Handkoffer zu öffnen, den er abgestellt hat. Eberhard strahlt über das ganze Gesicht. Der Mann ist Vertreter der Firma in Wien, Schrittmacher für die Balkanreisen des Chefs. Der erste Eindruck ist der eines mehr untersetzten, wohlbeleibten Mannes, aber er trägt sich nur schlecht, er lässt die Schultern vornüber hängen und scheint unsicher auf den Beinen, dicke Wulste um die Augen und Hängebacken, ein Mann vielleicht in den Sechzigern. Es gibt aber Augenblicke, wo er sich strafft, er wird größer, er ist sehr viel jünger, das Auge bleibt zwar starr, der Blick bekommt indessen etwas Drohendes, Herr und Kavalier alter Schule; denn im vorigen Weltkrieg ist er als Offizier im ersten Garderegiment zu Fuß ins Feld gezogen, Regimentskamerad mit Leuten königlichen Geblüts. Von den anderen kurz ins Bild gesetzt, nimmt er sich sogleich Dagnys an. Er ladet sie zum Essen ein.

Als sie einer kleinen Likörstube zusteuern, von denen es früher Dutzende von Filialen in der Stadt gegeben hat, möchte sie ihn darauf aufmerksam machen, dass ihr vom Arzt jeglicher Alkohol verboten ist. Er sieht sie verwundert an und heißt sie schweigen, denn selbstverständlich gibt es in diesem Lokal schon längst keine Liköre mehr. Eberhard ist dort gut bekannt. In dem an und für sich nicht sehr großen Gastraum, den sie vom Hof her betreten, die Tür nach der Straße ist geschlossen, die Gaststätte ist normalerweise überhaupt nicht im Betrieb – sind nur wenige Tische besetzt, die Gäste kennen sich untereinander. Ihr Begleiter bestellt das Essen und Dagny kommt aus dem Staunen nicht mehr heraus, so gut hat sie auch in Friedenszeiten nicht gegessen. Es gibt Wein und Dagny kann nach Zureden nicht widerstehen mitzutrinken. Eberhard ist sehr belustigt. Er begleitet jeden Satz mit einem Augenzwinkern – ein komischer Onkel, denkt sie, aber gutmütig und ein wenig vertrottelt. Er führt witzelnde Reden zu den anderen Tischen hinüber, die ihrerseits entsprechend und dröhnend Bescheid geben. Eine gemütliche Stimmung, keine Musik und eine gute Gesellschaft; die Gesellschaft ist bereits reichlich angetrunken.

Eberhard kann auch wundervoll unterhalten. Er tastet unmerklich die besonderen Interessensphären ab und schwimmt dann munter in diesen Themen. Dagny, von dem schon ungewohnten Wein angeregt, plaudert drauflos. Sie hört sich von Dingen sprechen, mit denen sie sich eigentlich noch schwer beschäftigt und die ihr selbst noch nicht völlig klar geworden sind. Es ist wie im Märchen.

»Und jetzt, meine Liebe, erzählen Sie mal, was Ihr Vater eigentlich vorhat.«

Dagny weiß es nicht. Die Frage erscheint ihr unpassend und falsch gestellt, im Grunde ist sie beschämt und irgendwie schmerzlich berührt, beiseitegeschoben – dass sie es wirklich nicht weiß, was der Vater vorhat. Es fällt ihr nichts anderes ein, als zu antworten: »Er wird wohl nur vorhaben, am Leben zu bleiben.« Sie braucht nicht erst hinzusehen, sie fühlt, wie der andere sie unter den heruntergelassenen Augenlidern beobachtet. Das Lachen, mit dem sie ihre Bemerkung begleitet, klingt nicht echt.

»Na sehen Sie – das habe ich mir auch gedacht.« Er beugt sich zu ihr hinüber, jovial und grinsend, und flüstert ihr vertraulich zu: »Sie brauchen sich nicht zu genieren vor denen da drüben. Alles alte Freunde, alte Kämpfer.« Dagny wird es sehr unbehaglich zumute. Die Stimmung ist verflogen. Der Begleiter hat die Spannung und den Kurzschluss gespürt. »Sie können mit mir reden wie mit einem alten guten Freunde. Ich habe mit Ihrem Vater oft schon darüber gesprochen. Ich verstehe nämlich nicht, ich sehe es doch, es geht ihm nicht gut, und er könnte viel Geld verdienen. Das müssen wir alle, wenn wir nachher, wenn erst einmal der große Zusammenbruch kommt, nicht auf der Straße liegen wollen. Hat er das nötig?«

Dagny ist hilflos, sie weiß nichts darauf zu antworten!

»Wie herzig! Kindchen, Sie sehen aus wie aus dem Wasser gezogen. Ganz wie der Vater. Ich sehe schon, ich muss euch beide in die Kur nehmen. Sehen Sie, ich rechne nämlich auf Sie. Wenn Sie nach drüben kommen, müssen Sie ernstlich Ihren Vater ins Gebet nehmen. Das ist er auch Ihnen schuldig. Heute darf man nicht mehr lange warten. Wir müssen Geld verdienen. Darin ziehen wir alle an einem Strick. Wir in unserer Firma – das bin ich schon allein der Firma schuldig, nicht wahr? Wir haben alle vor, am Leben zu bleiben.« Das Lachen des Mannes ist echter. Dann verbreitet er sich darüber, wie mühsam das ist, die Leute, von denen man abhängt, bei guter Laune zu erhalten. »Jeder will etwas haben und jeder hat seine besonderen Wünsche. Das sind die Direktoren der großen staatlichen Gesellschaften, bei denen die fettesten Polizzen zu holen sind. Solche Leute fahren ins Ausland, aber genieren sich etwas auszugeben, um keine Schwierigkeiten mit der Devisenverrechnung zu bekommen, und die zweite Garnitur, die auf Tagesspesen reist – auch diese Leute wollen einkaufen. Da müssen wir eben einspringen. Ihr Vater ist doch Devisenausländer?« Dagny weiß es nicht.

»Sehen Sie, er könnte für unsere Rechnung einkaufen, das Geld schicken wir ihm schon auf irgendeine Weise rüber, wir müssen nur einen entsprechenden Vertrag und Abschluss finden. Wir richten einen Pendelverkehr ein. Das wäre doch etwas für Sie? Und dann diese Lümmels von der Gestapo – die sind besonders unverschämt –, immer mehr und immer ausgefallenere Sachen. Wo soll ich das alles hernehmen, wenn ich mich gerade zwei oder drei Tage dort aufhalten kann. Ich gebe euch genaue Listen an die Hand, über den Transport müssen wir noch besonders sprechen. Ich habe da meine besonderen Ideen, Liebesgaben, Kameradschaftshilfe und so weiter. Also ich rechne mit Ihnen, im Ernst – Sie müssen den Schwung hineinbringen.« Der Redestrom fließt eine Weile so fort. Die Gesellschaft an den anderen Tischen ist noch lärmender und noch betrunkener geworden.

Dagny ist mit ihren Gedanken nicht ganz bei der Sache. Sie hat den ersten Schock überwunden; vielleicht ist das sogar alles möglich, und sie hätte für Georg bereits eine Basis – der Mann belustigt sie, der Mann ist drollig. Sie hat ein gewisses Zutrauen gewonnen.

Im Laufe der weiteren Unterhaltung hat sie ihm ihre besonderen Nöte geschildert, und Eberhard zeigt volles Verständnis dafür. Er rät ihr, so schnell wie möglich nach Wien zu fahren und dort das Weitere abzuwarten. Und merkwürdig, erst während des Gespräches ist ihr der Gedanke aufgetaucht, sie wird bei Georgs Vater Unterkunft finden. Sie erinnert sich, dass sie damals noch vor ihrer Erkrankung sogar eingeladen worden war. Das hatte sie ganz vergessen – aber wird sie auch mit dem Zuge mitkommen? Der Begleiter kann sie darüber beruhigen, es gibt nur ein Mittel – sich dumm zu stellen und den Geldschein nicht zu vergessen. Als sie sich dann trennen, verspricht sie ihm, sogleich nach ihrer Ankunft ihn in seinem Wiener Büro aufzusuchen.

Auf der verdunkelten Straße, zwischen dem Schutt dahinstolpernd, auf dem Wege zu ihrer gestrigen Schlafstelle – es ist gar nicht mal sicher, ob sie dort überhaupt unterkommt, fällt ihr ein, dass auch der Mann morgen nach Wien, wie er gesagt hat, zurückfahren will. Warum hat er eigentlich sie nicht mitgenommen, wenigstens auffordern hätte er sie sollen; über die Maklerfirma hätte sie übrigens leicht den Dringlichkeitsschein für die Reise bekommen können – es ist wie ein Blitzstrahl, der sie ernüchtert, der sie in ihren hoffnungsvollen Gedankengängen wieder völlig aus der Bahn wirft. Was hat sie dem Mann nicht alles erzählt –! Sie ist verzweifelt. Erstens hat sie die Gelegenheit nicht ausgenutzt, zweitens sich in der übelsten Weise gehen lassen und dann sich wieder Illusionen hingegeben, die sie glaubte, sich bereits ein für alle Mal abgewöhnt zu haben – der Professor würde sehr ungehalten sein, Pfui! In diese Gedankengänge hinein überrascht sie der Alarm.

Im öffentlichen Luftschutzkeller hat sie Gelegenheit, noch weiter darüber nachzudenken. Die Luft ist zum Ersticken. Bomben schlagen in der nächsten Nachbarschaft ein, sodass sich der Boden hebt, der Kalk bröckelt von den Wänden. Sie war noch nicht gefestigt genug. Sie möchte weglaufen; laufen und laufen, dass sie das Ziel nicht verliert. Es geht schon in die Morgenstunden, als sie wieder auf der Straße steht. Planlos und noch immer nicht entschlossen, steuert sie dem Bahnhof zu. Im Laufe der nächsten Stunde wird vielleicht ein Zug fahren, der wegen des Alarms nicht weitergekommen ist. Sie wird ihn benutzen können, denn die Strecke wird wahrscheinlich umgeleitet werden müssen, sodass sie die gute Hälfte ihres Weges auf alle Fälle dem Ziele näher kommt. Vermutlich wird sie den Anschluss an den Zug vom letzten Abend noch erreichen, der irgendwo auf der Strecke liegen geblieben sein dürfte, heißt es in der Auskunft, je unbestimmter die Auskunft, je sicherer ihr Entschluss – sie wird sogleich fahren. Mögen ihre Sachen, das Wenige, was noch im Koffer ist, liegen bleiben. Schluss damit! Und sie hat Glück. Der Zug fährt ab, und infolge der besonderen Umstände ohne Kontrolle. Am nächsten Morgen ist sie in Wien.

Das innere Gleichgewicht war bereits wieder bedenklichen Schwankungen ausgesetzt. »Achten Sie auf das innere Gleichgewicht«, hatte Dagny der Professor in Greifswald mit auf den Weg gegeben, »lieber einmal die Hände in den Schoß legen und nichts tun, das Leben benötigt Vorbereitung und innere Sammlung. Im Allgemeinen bekommt das der Mensch von der Erziehung her im Hause der Eltern mit, Sie haben das nicht mitbekommen. Da heißt es aufpassen ...« Auf der Fahrt hat sie sich diese Worte wieder ins Gedächtnis gerufen. Ruhig bleiben, das Ziel nicht verlieren, die Augen offen halten und die Schwierigkeiten nehmen, um sich hindurchzuwinden. Fehler sind schon bei ihren ersten Schritten auf dem neuen Lebensweg genug unterlaufen.

In dieser Stimmung macht sie sich sogleich auf die Suche nach dem Büro, in dem der Vater von Georg seine Amtsgeschäfte leitet. Die strapaziöse Fahrt hat sie nicht müde gemacht, im Gegenteil erfrischt – ein wohliges Gefühl, wieder bei Kräften zu sein. Alles verläuft nach Wunsch. Dagny findet einen springlebendigen alten Herrn, der vor Überraschung und Aufregung ganz außer sich gerät, als sie sich vorstellt. »So habe ich Sie mir vorgestellt ... welche Freude! Wie bin ich glücklich, Sie kennenzulernen!« Später sagt er im Gespräch: »Ich habe mir nicht vorstellen können, dass der Georg überhaupt eine Frau findet. Die Frau, die zu diesem unerzogenen und schwachen Jungen passen würde, habe ich mir nicht vorstellen können.« Es gilt als selbstverständlich, dass Dagny bei ihnen wohnen wird, die Frau wird sich außerordentlich freuen, und es ist noch ein Baby im Haus. Die Wohnung entspricht allerdings nicht dem, was Dagny der äußeren Stellung nach erwartet hat, zwei kleine Zimmer und ein Vorraum, der zugleich als Küche dient. Ihr wird eine Lagerstatt in dem Vorraum bereitet. Die Aufnahme ist wirklich herzlich. Dagny hat sich zunächst nach der Frau umgesehen, als ein junges Mädchen sie in die Wohnung bittet; es ist eine große Überraschung, als das junge Mädchen, viel jünger als sie selbst, tatsächlich die Frau des Hauses ist, sie hätte eher die Enkelin des Mannes sein können. Tagsüber ist Dagny meist allein, die Frau geht mit dem Baby in ein Säuglingsheim, wo sie zugleich auch verpflegt wird. Abends, wenn sie zu dritt um den Tisch sitzen, sprechen sie von Georg und der Zukunft. Sie muss dem Alten gegenüber den Freund nach Kräften verteidigen, der Vater hat nicht das geringste Zutrauen zu seinem Sohn. Ein wenig störend noch, dass der Alte scheints ein fanatischer Parteigänger des Regimes ist. Es kostet Mühe, politische Gespräche, die zu Leitartikeln und Versammlungsreden sonst ausarten, abzubiegen. Dagny, vorsichtiger geworden, weicht aus, zeigt sich uninteressiert und unterdrückt jede Andeutung, dass sie etwa die Absicht haben könnte, schwarz über die Grenze zu gehen. Der Alte hat sie schon am ersten Tage ziemlich unverblümt gerade danach gefragt. Er hat nicht hinzugefügt, er würde sich sonst Schwierigkeiten zuziehen, wenn sie dann in seinem Hause gewohnt hat, aber Dagny hat das ohne Weiteres herausgehört. Es ist alles in bester Ordnung, sie hat ihm den Schein gezeigt, sie wartet jetzt nur auf Pass und Visum, das ihr nachgeschickt werden soll. Inzwischen muss sie warten – das ist bei der heutigen Lage selbstverständlich, stellt der Alte fest, und so weit auch ganz in Ordnung.

Das Gleiche hat sie auch erfahren müssen in der Maklerfirma, nämlich, dass sie warten muss. Es bleibt nichts übrig als abzuwarten. Nach einigem Zögern hatte sie am nächsten Tage dennoch das Wiener Büro der Maklerfirma aufgesucht; die Möglichkeit, im Auto mitgenommen zu werden, war zu verlockend. Der Vertreter, der gerade erst selbst mit dem Zuge eingetroffen war, zeigte sich nicht sonderlich überrascht. »Tapfer, tapfer – wie haben Sie das angestellt?« – Er sagte das nicht, aber Dagny hörte es; das sind Gesprächsschattierungen, die präziser zu hören sind als tönende Worte. Er war gleichzeitig liebenswürdig und zuvorkommend und lud sie sogleich zum Mittagessen in sein Hotel ein; Eberhard war nicht gewohnt, sich mit dem Risiko einer eigenen Wohnung zu belasten, er wohnte im Hotel. Gesprächsführung, Witze und Ermahnungen waren die gleichen geblieben. Dagny hörte nur heraus, dass vielleicht schon in der nächsten Woche der Chef über Wien nach dem Südosten reisen würde,

Eberhard selbst dann wahrscheinlich schon einige Tage früher, sie solle nur nächstens mal im Büro vorbeikommen und dort würden sie dann alles weiter besprechen. Bis dahin – ein kräftiger Händedruck, ein Blick aus den blauen Portweinaugen, alles Gute! Sie war verabschiedet. Sie würde warten. Der Frühling war jetzt über die Stadt hergefallen. Sie hatte es bisher nicht bemerkt, die gelben Blüten des Pfeifenstrauchs, die ersten Anemonen und Gänseblümchen hatte sie vom Fenster der Klinik aus gesehen, hier waren über Nacht Flieder, Vergissmeinnicht, Kuhblumen und Stiefmütterchen in Blüte gekommen, die grünen Flächen längs der Straße sind zwar nicht gepflegt, aber noch nicht mit Schutt zugedeckt. Wird dieses Jahr den großen Umschwung bringen, die große Wandlung in ihrem Leben? – Sie wagt sich die bange Frage nicht zu beantworten. Das Warten ist schwer.

Es wird noch schwerer, als nach der ersten Woche das Interesse der Familie an ihrer Person und Gegenwart abzuflauen beginnt. Sie hat keine Marken, sie hat auch kein Geld mehr; mit jedem Tag – sagt sie, müssen ihre Sachen eintreffen. Die Frist, die sie sich gestellt hat, ist vorübergegangen, sie kann wieder zu der Maklerfirma gehen. Sie muss draußen bei der Sekretärin warten, es ist geschäftlicher Besuch da. Vom Nebenzimmer kommt das Geräusch einer angeregten Unterhaltung, Gläserklirren, eine spitze Frauenstimme, dazu der dröhnende Bass eines Herrn, der über einen Witz von Eberhard in ein schallendes Gelächter ausbricht. Trotzdem weiß Dagny die Sekretärin zu bewegen, eine robuste und griesgrämige Person, die indessen zu ihr nicht unfreundlich ist, dass sie angemeldet wird. Durch das Haustelefon kommt der Bescheid, sie möge morgen wiederkommen. Es ist ganz natürlich, aber Dagny wird ein unangenehmes Gefühl nicht los. Sie kommt am nächsten Tag wieder, das Büro ist geschlossen. Sie spaziert in der Umgebung auf und ab – sicher, es ist immer noch Frühling –, eine Stunde, zwei Stunden, das Büro bleibt geschlossen. Was bleibt anders übrig – sie geht am nächsten Tage wieder hin. Die Sekretärin hat einen Zettel an der Außentür angeschlagen, dass sie vorübergehend nur von acht bis zehn Uhr im Büro anwesend sein wird.

Es ist elf Uhr vorbei. Dagny wird einen weiteren Tag warten. Die junge Frau von Georgs Vater ist schon ungeduldig geworden. Sie versucht es nicht zu verbergen, Dagny erfährt am nächsten Tag, dass die Herren verreist sind, gestern früh sind sie abgefahren, nach Budapest – »Wussten Sie das nicht?« –, ja, auch der Chef der Firma, der im Nebenzimmer war, als sie draußen wartete – »Schade«. ·Dagny wird aufgefordert, Platz zu nehmen. Sie nimmt Platz. Vielleicht, dass ihr die Tränen aufgestiegen sind, aber sehr unwahrscheinlich – denn Dagny kann nicht weinen, das Gemüt ist noch hart verkrustet, aber die andere muss doch etwas gemerkt haben, sie erkundigt sich teilnehmend, ob ihr nicht wohl sei.

Dagny vermag stockend herauszubringen, welche Hoffnungen sie auf eine Begegnung und Aussprache mit dem Chef gesetzt hatte. »Aber das macht doch nichts. In ein paar Tagen ist er wieder zurück. Ich will es bestimmt einrichten, dass er Sie sogleich empfängt.«

»Ja – das wäre sehr liebenswürdig.« Dagny hat wieder etwas Mut gefasst und erzählt Näheres von sich, was sie erhofft und was ihr auch der Herr hier in Wien versprochen hat.

»Das, glaube ich, geht ohne Weiteres. Da sind keine Schwierigkeiten. Wir haben öfter mit solchen Reisen zu tun«, beruhigt sie die Sekretärin. »Wohnen Sie hier bei Verwandten?«

»Ja, aber das wird auch nicht mehr lange gehen –«, sie hat keine Abmeldung, keine Marken, kein Geld.

Bei der Sekretärin schwingt in ihrem nach außen zwar liebenswürdigen Ton etwas Grobes mit, Ablehnung, Verachtung und Bosheit – praktisch hat sie den Betrieb in der Hand, wenigstens nach der geschäftlichen Seite. Eberhard versteht davon nichts, wird sie später Dagny, als diese sie schon regelmäßig Tag für Tag aufsucht, erzählen. »Der Mann ist gutmütig, aber er hat einen Vogel, den Adelsfimmel, und weiß Gott, was der für Ansprüche noch stellen will.« Sie selbst hat sich mit dem Gedanken getragen, Eberhard zu heiraten, als unlängst ihr langjähriger Freund gestorben ist, ein älterer und verheirateter Mann, den sie übrigens die ganze Zeit über hat nur pflegen dürfen. Der Mann hat ihr nichts hinterlassen, dieser schieche Trottel, obwohl sie es ihm immer und immer wieder gesagt hat, denn wie leicht kann so ein Alter plötzlich abkratzen, und richtig – so ist es auch gekommen. Da wäre Eberhard gerade recht gewesen, aber er macht keine Anstalten; »eher im Gegenteil, ich spüre das, er ist auf der Suche, und da habe ich schon gedacht, Sie wären das Opfer, wie er neulich so um Sie herumgeschwänzelt ist. Denn, sage ich mir, was will denn dieser Mann mit so einem jungen Ding« – als Dagny entrüstet ablehnen will, lässt die andere eine Gegenrede erst nicht aufkommen. »Es ist schon gut. Ich weiß schon. Ich habe mich geirrt, ich habe ja auch nur einen Augenblick so gedacht. Wir können beide von dem Geschäft hier gut auskommen. Also was setzt sich der Mann nur in den Kopf? So großartig ist es mit ihm auch nicht bestellt, und viel habe ich nicht von so einem Mann, wenn er manchmal auch noch recht gut aussehen mag, habe ich nicht recht?«

Aber ich sagte bereits, bei aller inneren Grobheit hat Dagny am wenigsten vermutet, dass die Frau an dem Schreibtisch ins Nebenzimmer gehen würde, um sie schließlich hereinzurufen, sich das anzusehen. Da lagen nach den einzelnen Fächern geordnet Strümpfe, Seife, Schokolade, Zigaretten, Lebensmittelkarten. Dagny bekommt reichlich Marken und auch Geld, von den anderen Sachen kann sie sich einiges mitnehmen. »Das wird schon irgendwie geregelt werden. Wenn Sie erst drüben sind, können Sie es Eberhard wiedergeben.« Eberhard unterhält diesen Fond für seine Kunden.

Warten – warten – warten!

Das Kinderheim ist an den Westrand des Wienerwalds verlegt worden und von der Stadt nur sehr umständlich zu erreichen. Die Familie, bei der Dagny wohnt, verpflegen muss sie sich schon selbst von den Marken, die ihr hin und wieder die Sekretärin zusteckt, wird mit dem Heim zugleich übersiedeln. Georgs Vater, bisher der Leiter einer staatlichen Akademie, zieht die Leitung eines Kinderheimes vor, falls ihm diese übertragen wird; er hat die erforderlichen Schritte eingeleitet. Die Frau ist mit dem Kind schon vorausgegangen, Dagny und der Alte sind vorerst noch allein im Haus, die Wohnung soll vermietet werden.

Dagny hat eingesehen, dass sie von keiner Seite mehr Hilfe erwarten kann, und sie ist inzwischen auch überzeugt, dass der Weg über die Grenze nur wieder neue Abenteuer zur Folge haben würde, die im Grunde unnötig und zwecklos geworden sind. Sie wird warten; in diesem Ausharren liegt zugleich auch eine Hilfe für den Freund. Diese Erkenntnis bringt geradezu eine Erlösung von den ständigen Grübeleien um die verpassten Gelegenheiten. Sie muss die Augen offen halten, sie muss endlich lernen zu verstehen, was um sie herum vorgeht.

Sie ist so durchdrungen von der Aufgabe, Georg zu erwarten und sogleich in Empfang zu nehmen, dass sie, wie sie das jeden Tag tut, am Bahnhof den Zug aus Budapest zu erwarten, die Halle nicht verlässt, auch wenn der Zug erst mitten in der Nacht nach stundenlangem Warten einläuft. Dabei weiß Dagny ganz gut, dass an und für sich nur eine geringe Wahrscheinlichkeit besteht, Georg aus der Menschenmasse in beinahe völliger Dunkelheit herauszufinden; nur der Bahnsteig ist schwach beleuchtet, der trübe Schein verschluckt mehr die Menschen, als dass er sie preisgibt. Zu vielen Hunderten liegen die Menschen in der Dunkelheit, in den Korridoren, in den ehemaligen Restaurationsräumen, die für den Schankbetrieb schon seit Langem geschlossen sind, in den Warteräumen, draußen auf der Freitreppe und längs der Frontseite des Bahnhofsgebäudes. Es herrscht zeitweilig tiefe Stille, sodass man vom Bahnsteig her den Beamten oder den Bahnarbeiter hört, der über die Gleise steigt. Was denken diese Menschen? Was erwarten sie –? Diese Frage gleitet in einer monotonen dumpfen Tonfolge auf und ab. Die weit überwiegende Mehrzahl sind Soldaten mit ihrem schweren Gepäck; kommen sie vom Urlaub oder fahren sie nach Hause? Ab und zu klirrt das Eisen im Gewehrschaft, das Kochgeschirr und das Schanzzeug. Es riecht durchdringend nach Leder und Schweiß. Frauen mit großen Bündeln, in denen der Hausrat untergebracht ist, alte Männer und viele

Halbwüchsige. Das Schweigen dieser Masse hatte in den ersten Nächten für Dagny noch etwas Bedrohliches. Wenn ein Zug aufgerufen wird, die Betroffenen sich erheben, sich zur Tür hinschieben, die Kontrolle aufleuchtet, durch die alle für diesen Zug Berechtigten hindurchgeschleust werden, ist ein Funken von Unruhe aufgesprungen, manche von den Soldaten sind in Begleitung, die Frauen drängen nach – es besteht strengste Bahnsteigsperre. »Nur die mit Fahrtausweisen Versehenen zur Kontrolle« – tönt es im Lautsprecher. Hasten – Schieben – Drängen, aber kein lautes Wort der Auflehnung, der Wut und des Abschiedsschmerzes. Eine unwirklich gewordene Welt, eine Welt boshafter Schatten.

Denn die Auflehnung, die Wut und Bosheit liegen im Schweigen begraben. Wehe, wenn jemand aus dieser Masse gewagt hätte, den Nachbarn um etwas zu fragen. Aus einer lange aufgestauten Flut wären die Verwünschungen über ihn hereingebrochen. Schon allein die Kraft, mit der einer sich den Platz erkämpfen muss, um zu stehen, zu liegen, auf dem Gepäck zu sitzen – hat ein Höchstmaß von Härte und Brutalität zur Voraussetzung. Wer sich dem nicht anpassen kann, ist in dieser Masse rettungslos verloren, er wird von dem Schweigen, das mit Ellbogenstößen und Fußtritten begleitet ist, zugedeckt und erstickt. Es ist nur eine Vorspielung der Phantasie, damit zu rechnen, dass diese Masse noch auf eine Gelegenheit lauert, zu einem letzten Sprung ansetzt und noch einmal zuschlagen wird. Und dennoch sind es einmal Einzelmenschen gewesen, in Freud und Leid und beschäftigt mit ihren Erwartungen, in Hoffnung oder Verzweiflung in ihrem Schicksal. Einen davon herausgreifen, ans Licht zerren und fragen – sie gibt sich selbst die Antwort, sie glaubt nicht mehr an die Möglichkeit, wieder zu erwachen. Ob sie wohl schon selbst dazugehört? Sie wird, wenn der Zug eingelaufen ist, wieder nach Hause gehen. Sie hat das erfüllt, was sie sich vorgenommen hat, mehr nicht; keine Enttäuschung mehr, nicht mehr die Verzweiflung der Ungeduld, die Gedanken wie hinter einem Vorhang.

Das Schweigen ist auch nicht ein Ausdruck der Disziplin, es ist ein Erschöpfungszustand aus der Überspannung dieser Disziplin geworden, die Grenze des Widerstandswillens ist bereits überschritten, die Möglichkeit der Auflehnung aus dem Einzelwesen heraus verloren gegangen. Wo das noch geschieht, da ist die fremde Welt. Dagny hat mehrmals am Tag den Weg über die Kärntner Straße, das Zentrum der Wiener weltstädtischen Eleganz, zurückgelegt. Der größte Teil der Geschäfte ist geschlossen, was noch offen hält, dient nur dazu, einem Ausländer, der etwa zufällig in der Stadt ist, etwas vorzutäuschen; zu verkaufen ist nichts. Trotzdem ist der Gehsteig überfüllt von einer lärmenden Menge, meist jüngeren Leuten beiderlei Geschlechts; ausländische Zwangsarbeiter. Die Franzosen und Belgier stellen das größere Kontingent, die Slawen sind eher schon ältere Leute. Die alten Leute sind in den Kleidern zerlumpt und abgerissen, der Hunger hat die Wangen hohl gemacht, in den Augen flackert die Angst und die Ungewissheit über ihr Schicksal. Während die jüngere Generation sich des freien Tages freut, irgendwie sind Betriebsstätten ausgefallen, die Arbeit ruht, bis die Organisationsmaschine erst wieder eingreifen kann – diese Leute sehen aus, als kämen sie soeben von einer Sportveranstaltung. Sie stehen an den Straßenecken in größeren Gruppen, debattieren und kümmern sich wenig darum, dass sie dem anderen Element, das diese Verkehrsader auch benutzen muss, den Weg versperren, ich meine den Wehrmachtsangehörigen; Einheimische sind hier sowieso nicht zu sehen. Zwei Wellen begegnen sich, gehen aneinander vorüber und sehen sich nicht.

Vor einem Restaurant am Südteil der Straße staut sich die Menge. Im Innern wird eine breiige Suppe an die ausländischen Arbeiter auf Bons als Tagesration ausgeteilt. Vordem gehörte dieser Betrieb zu den gepflegteren Gaststätten für die sogenannte gute bürgerliche Gesellschaft, im Laufe des Krieges war daraus eine einfache Bierhalle geworden, jetzt macht es eher den Eindruck einer offenen Scheune. Zwar sind die Wände dieselben geblieben, aber statt der Tische und Stühle sind über primitive Holzblöcke lange Bretter gelegt, an denen der Einzelne seine Mahlzeit herunterschlingen kann; vorausgesetzt, dass er eine Schale oder Blechtopf in seinen Besitz gebracht hat. Um die wenigen Schüsseln muss man kämpfen, auf eine Schüssel kommen ein Dutzend Anwärter, Löffel und Gabeln werden nicht gereicht; wer ein Taschenmesser besitzt, kann sich als Herr fühlen. Es herrscht ein wildes Durcheinander, ein großes Stimmengewirr. Manche haben das Essen in der Mütze, schlingen aus der hohlen Hand. Die ehemalige Drehtür ist längst aus den Angeln gehoben, die Spiegelscheiben nach der Straße sind zerschlagen, mit Brettern verschalt; aber es gibt Lücken, durch die man auch durch das Fenster ins Innere gelangt. Alle zwanzig oder dreißig Minuten sind die Kessel leer. Diejenigen, die nicht mehr bis zur Ausgabe vorgestoßen sind, müssen eine gute Stunde warten, dann setzt der Sturm wieder ein. Die Menge staut sich, dass die Straßenbahn darin stecken bleibt. In großem Bogen gehen die wenigen Passanten auf die andere Seite und hasten vorüber, berührt bemüht, das Bild sofort wieder zu vergessen, die Erinnerung nicht erst aufkommen zu lassen. Werden diese Menschen der Bevölkerung dazu verhelfen, die Augen aufzumachen und sich zu besinnen, verstehen lernen, was ist und was sein wird? – Sie werden nicht, stellt Dagny in der Beobachtung fest. Es ist die andere Welt, für den Einzelnen vielleicht mit noch größerem Leid und Schrecken erfüllt.

Einmal hat sogar Dagny Gelegenheit, einen Ausbruch dieser unmenschlichen und unerträglichen Qual zu erleben, eine Äußerung des noch vorhandenen Lebens – also war doch noch nicht alles Leben in Agonie verfallen. Sie war verspätet nach einem längeren Bombenangriff aus der Kanzlei gekommen, es lohnte sich nicht mehr, nach Hause zu gehen, sie hatte einen Weg zum Bahnhof durch ein an diesem Tage besonders getroffenes Stadtviertel gewählt; es war ein Umweg, und es war auch ein wenig Neugierde dabei. Vereinzelt brannten noch die Häuser. Es brannte noch unter dem Schutt, der längs den Straßen hoch aufgeschichtet lag. Die Bewohner waren damit beschäftigt, die Eingänge zu den noch unversehrten Häusern freizuschaufeln. Aber noch mehr Leute waren dabei, aus den brennenden Trümmern Holz herauszuholen. Möbel, die noch unversehrt gerettet worden waren und auf der Straße standen – die Kinder der Eigentümer zur Bewachung da, die Mutter ist nach einer Hilfe gelaufen, um die Sachen wegschaffen zu können –, werden von einer besessenen Menge zerschlagen und in Stücke gerissen; der Winter stand vor der Tür. Und wieder ein Stück des Weges weiter war eine Frau inmitten eines Kreises von Zuhörern, Dagny hörte ihre gellende Stimme schon von Weitem. Aus dem Haus schlugen noch die hellen Flammen, aus diesem Haus war nichts mehr zu retten. Die Frau gestikulierte wild im Kreise, als wollte sie jeden Einzelnen der Zuhörer besonders ansprechen. »Alles ist darin, was wir in zwanzig Jahren zusammengespart haben. Die Hunde! Und was haben sie uns versprochen ... der Meine ist schon drei Jahre draußen und rührt sich nicht. Briefe schreibt er, als ob ihn das alles gar nichts anginge; dieses Schwein! Und wenn er wirklich mal auf Urlaub kommt, will er nichts hören und von nichts wissen. Er kann kaum erwarten, dass er wieder fort ist, weil er draußen satt zu fressen hat. Und so ist die ganze Männerbrut. Aber wenn er nochmals nach Hause kommt, achtkantig schmeiße ich ihn raus, diesen Feigling!« Die Männer standen dabei und verzogen keine Miene. Die Frauen machen Anstalten wegzugehen. Die Frau fühlt, dass sie allein ist in dieser Welt, in diesem Grauen. Sie fängt an, laut zu weinen. Kein Wort, kein Zuspruch, keine Frage, ob etwas für sie getan werden kann. Die Frau weint und fängt wieder zwischendurch an zu schreien. Der Zuhörer werden immer weniger, sie verflüchtigen sich – hier kann es schließlich noch Anstände geben. Jetzt steht die Frau auch wirklich allein. Das brennende Haus – eine Mine ist durch die Straßendecke gegangen, das Wasserrohr ist getroffen. Jetzt ist das angestaute Wasser nach oben durchgebrochen und sprudelt hoch.

Das Warten, die Ungeduld und die Schwankungen zwischen Mutlosigkeit und Hoffnungen sind geblieben. Sie hat in der Zwischenzeit mehrere Mitteilungen erhalten, Georg ist bemüht wieder zurückzukommen. Er schreibt im letzten Brief: Ich komme auf jeden Fall, was auch immer sein mag. Wir müssen uns noch einmal sprechen – du hast nur die eine Aufgabe zu warten.

Sie geht noch immer zur Ankunft des einzigen direkten Zuges aus Budapest zum Ostbahnhof. Sie hatte sich diesen täglichen Gang vorgenommen wie ein Gelübde – einmal wird er kommen. Was tat es, dass die Leute im Maklerbüro schon anfingen, sich über sie lustig zu machen.

Gelegentlich sieht sie den Versicherungsvertreter aus dem Budapester Zug aussteigen, inmitten einer großen Gesellschaft, umgeben von Koffern und Kisten. Sie fragt jedes Mal nach Georg oder dem Vater – er hat sie nicht gesehen, er weiß von nichts. Er macht schon von Weitem eine abwehrende Geste, sobald er ihrer nur ansichtig wird. Sie hört, wie er zu einem Begleiter sagt, nachdem er sie in barscher Weise abgefertigt hat, im Vorübergehen und ihr über die Schulter zurück antwortend auf ihre bange Frage zwischen Angst und Hoffnung – hört, wie er sagt: »Schrecklich, diese aufdringliche Person ...«, und wird noch einige boshafte Bemerkungen über den Zweck ihrer Anwesenheit am Bahnhof hinzugefügt haben, denn sie hört noch, wie der andere schallend auflacht, er hat sich interessiert nach ihr umgedreht. Sie ist nicht mehr schüchtern und empfindet auch keine Scham. Mögen sie denken, was sie wollen –

Längst haben die Spenden im Büro aufgehört. Die Sekretärin versucht, ihr das verständlich zu machen. Eberhard sei jetzt anderweitig sehr in Anspruch genommen und auch sehr nervös. Er habe ihr Vorwürfe gemacht, dass sie ohne seine ausdrückliche Genehmigung unlängst noch einige Marken abgegeben habe, und er sehe es auch nicht gern, wenn sie weiter ins Büro käme; er hätte doch für sie schon genug getan.

»Es ist doch vereinbart worden, er bekommt drüben alles wieder –«

»Davon weiß ich nichts.«

Übrigens hatte Eberhard über die Sekretärin bestellen lassen, die Verhältnisse seien wesentlich anders geworden, seitdem die Deutschen in Ungarn einmarschiert sind. Dagny kann sich Verschiedenes zusammenreimen.

»Also muss es jetzt doch leichter sein, über die Grenze zu kommen.«

Die andere zuckt die Achseln.

Dagny erfährt bald noch mehr. Inzwischen ist der Chef der Firma wiederum, ohne dass man sie benachrichtigt hätte, drüben gewesen, er hat Georg gesprochen und auch ihren Vater, er hat sogar Briefe mitgebracht. Also – wiederum ein anderes Bild. Es dauerte aber erst noch einen vollen Tag, ehe Dagny diese Briefe in Empfang nehmen kann.

Danach sind beide der Ansicht, dass sie in Wien bleiben und versuchen soll, sich zu halten. Vielleicht würde die Lage bald eine grundlegende Änderung erfahren, also keine Überstürzung …

»Auch unser Chef ist der gleichen Meinung«, sagt der Vertreter, »Ihr junger Mann hat ihm sehr gut gefallen.«

»Also hat er ihn gesprochen?«

»Natürlich. Wir haben uns die Mühe gemacht, Ihren Vater und diesen jungen Mann aufzufinden. Es war durchaus nicht einfach.«

Bei Dagny keimten die Gedanken wie in einem Strudel.

»Der Chef hat auch bereits Ihre Papiere bei Ihrer alten Firma angefordert, vielleicht können wir Sie solange bei einer befreundeten Firma unterbringen.«

»Aber um Himmels willen – hat das der Vater gesagt? Jetzt bekomme ich doch die Leute auf den Hals.«

»Nein. Das ist uns eigentlich erst auf der Rückreise eingefallen.«

»Das ist völliger Wahnsinn.« Sie ist blutrot im Gesicht, zittert vor Erregung.

»Wie Sie meinen –« Der Mann ist tief beleidigt. In seinen Kreisen pflegt man nicht den andern in dieser Weise zu unterbrechen.

Sie fühlt sich nicht aus der Bahn geworfen, wie das früher der Fall gewesen wäre, aber an Armen und Beinen gefesselt, zurückgestoßen, einer Meute kläffender Hunde preisgegeben. Kennt denn der Vater ihre wirkliche Lage? ... und Georg steht einfach unter seinem Einfluss.

Die Wohnungsmöglichkeit geht zu Ende. Die Wohnung sei an eine Hamburger Familie vermietet, die überglücklich ist, eine Unterkunft gefunden zu haben und wahrscheinlich jeden verlangten Preis zahlen wird. Bis zu deren Eintreffen soll Dagny die Wohnung hüten. Eines Tages ist einfach der Alte nicht mehr erschienen und hat ihr schriftlich seine Dispositionen, die Einzelheiten der Übergabe, und was damit zusammenhängt, hinterlassen. Sie bekommt zwischendurch noch einen Besuch, Georgs Bruder, von dessen Existenz sie bisher überhaupt nichts gewusst hat. Mit Georg hat der Mann nicht die geringste Ähnlichkeit, auch seinem Wesen nach ist ihr der Bruder fremd und unsympathisch. Ich brauche nicht zu erwähnen, dass das Gleiche auch für die übrige Familie gilt. Der Bruder ist als Ingenieur bei den Fliegern beschäftigt und hat irgendwo mit dem Bau von Flugzeugplätzen zu tun. Sie übergibt ihm die Schlüssel und wünscht, mit der Wohnungsregelung nichts mehr zu tun zu haben. Aus Trotz, aus der inneren Notwendigkeit heraus, wie sie fühlt, sich den Kopf freizuhalten, aus berechtigter Angst, dass sie das Arbeitsamt auffinden wird, ehe es ihr gelungen ist, aus Wien fortzukommen. Immerhin ist es für sie noch belustigend, von dem Bruder zu hören, dass der gute alte Papa ein doppeltes Spiel treibt. Er spielt zwar den fanatischen Parteimann, ist aber – der Sohn macht sich darüber lustig, bis zu seiner Einziehung selbst ein Illegaler – auf der Gegenseite gut verankert, hat irgendwie in der Widerstandsbewegung zu tun. Die gute Anstellung, die er seinem Parteibuch zu verdanken hat, ist jetzt nicht mehr interessant, eher eine Belastung, daher jetzt Kinderheim. Ursprünglich war er Reklameagent in Amerika drüben, später verschiedentlich Kurdirektor in den österreichischen Landen. Übrigens hat er noch seinen amerikanischen Pass.

»Dann kann doch Georg auch die amerikanische Staatsbürgerschaft beantragen?«

»Ich glaube wohl. Zumindest ist das theoretisch möglich.«
»Na also.« Die Sache vereinfacht sich.

Der Auszug war diesmal allerdings weniger der Akt einer unbeherrschten Gemütsstimmung, im Grunde war die Loslösung von Georgs Familie schon seit einiger Zeit erwogen und vorbereitet. Es wurde nur der Schlussstrich unter eine Illusion gezogen, die sich verflüchtigt hatte. Dagny begann jetzt, diese Wartezeit hinzunehmen, in der Lage eines vom Jäger gestellten Wildes.

Über die Gefahren kann man nicht mehr hinwegtändeln. Sie wird sich langsam bewusst, was sie versäumt und welche Fehler sie wieder gemacht hat. Vieles ist davon nicht mehr einzuholen, vieles ist uneinbringbar verpasst, aber neue Fehler können und müssen vermieden werden. Etwas von einer neuen Lebenshaltung, weg mit allem Verschwommenen und Triebhaften, löst sich in ihr zu der Notwendigkeit, die drohenden Gefahren anzugehen.

Auf ihrem ziellosen Herumstreifen hat sie schon früher eine Frau kennengelernt, ist mit ihr ins Gespräch gekommen anlässlich der Frage nach einer Auskunft, die beiden sind ein Stück Weges miteinander gegangen und haben sich ein paar Tage später zufällig in dem öffentlichen Luftschutzraum unter dem Burgtheater wiedergetroffen. Fünf Meter unter der Erde war dieser Keller ein Geheimtipp der Wiener, obwohl nach oben hin alles Luft war; endlose Gänge verbinden die zu Hallen geweiteten Räume, die für die Versenkung der Bühnenfläche bestimmt sind, Maschinenanlagen und der Lagerraum der Soffitten. Noch ist die Bestimmung des Theaters vorherrschend, und hier herumzuspazieren, heißt bereits, dazuzugehören und mit vom Bau zu sein. Auch die Frau hatte, wie sie sehr bald bemerkte, einmal dazugehört, die Theaterschule absolviert, in kleineren Rollen in der Provinz auf der Bühne gestanden, bald aber die gesichertere Erwerbsquelle einer Garderobiere vorgezogen, beziehungsweise war dahin abgeschoben worden. Dagny wusste in leichter Abwandlung das Gleiche von sich zu erzählen, von der Schauspielerelevin und Filmkomparsin war sie zur Sekretärin avanciert. Eine gegenseitige Anteilnahme hatte die beiden unmerklich näher verbunden. Dagny war eingeladen worden, die andere zu besuchen. Dem ersten Besuch im Vorübergehen waren noch mehrere gefolgt und die Frau, verheiratet mit einem städtischen Kanzlisten – eine noch gut erhaltene Zwei-Zimmer-Wohnung –, hatte Dagny die Möglichkeit eröffnet, zu ihr zu ziehen und die Wartezeit durch Gespräche miteinander und gemeinsames Wirtschaften zu verkürzen. Dagny siedelt in die Wohnung über.

Die Frauen verständigen sich untereinander in einer besonderen Weise. Der Trennungspunkt zwischen Freund und Feind, Sympathie und Ablehnung liegt an einer anderen Stellung der Beziehungslinie als unter Männern. Der Mann ist schon seit Beginn des Krieges im Felde. Als Frau eines städtischen Beamten bekommt sie Sonderzuteilungen, auch die Arbeitsdienstfrage ist geregelt. Die Arbeit in der Wäscherei ihres Bruders, zumindest ist sie dort registriert, denn in Wirklichkeit arbeitet die Wäscherei nicht mehr wegen des Mangels an Seife und Waschmittel, die nur auf dem Papier zugeteilt werden. Manchmal werden Behördenaufträge an die noch vorhandenen Wäschereibetriebe gegeben, dann geht die Frau hin und arbeitet ein paar Tage, Dagny hilft mit. Der besonderen Umstände wegen – der Betrieb steht auf der Zuteilungsliste für ausländische Arbeitskräfte, die aber von anderen Stellen abgefangen werden – lässt das Arbeitsamt solche Betriebe ungeschoren. Dagny könnte sich dort ohne Weiteres registrieren lassen.

Diese Wochen sind für sie die Zeit der großen Einkehr und Sammlung. Ihr Aufenthalt in der Klinik war dafür noch zu kurz. Das ganze Bild aus den Bruchstücken liegt erst jetzt ausgebreitet vor ihr. Das gibt genügend Gesprächsstoff. Die Tage vergehen ohne äußere Ereignisse, und Dagny hat Gelegenheit, für sich selbst die einzelnen Stationen ihres bisherigen Lebensweges zu skizzieren und nach den Hintergründen, mehr noch nach der Begründung zu suchen. Es macht ihr keine so große Freude mehr, als sie dies seinerzeit bei ihren ersten Versuchen mit glückserfüllter Befriedigung feststellen konnte. Im Grunde genommen, weiß sie heute, hat die schriftstellerische Tätigkeit bereits keinen Zweck mehr. Wenn die Leser fehlen, sind dem persönlichen Ehrgeiz Schranken gesetzt; der Leser, dem sie von sich etwas würde erzählen wollen, hätte dafür keine Zeit. Obendrein – wer zu stark beschäftigt ist mit sich selbst, um am Leben zu bleiben, wünscht nicht, dass ihm ein anderer auch noch hineinredet. Die Frau hatte für diese Zweifel volles Verständnis. Sie lässt sich erzählen und vorlesen und macht sie dann darauf aufmerksam, dass aus der Art, wie Dagny die Menschen ihrer Umgebung, die bisher in ihrem Leben eine Rolle gespielt haben, sieht und schildert, eindeutig hervorgeht, dass sie diese Menschen nicht kennt und deswegen auch die inneren Zusammenhänge nicht begreifen wird; eine mütterliche und sehr verständige Frau. Das ist richtig, fühlt Dagny; die Welt, in die ich hineingeboren bin, die Zeit, in der ich mein Dasein abzuarbeiten gezwungen bin, die Gesellschaft, deren widerstrebender Teil ich bisher gewesen bin, habe ich noch nicht begriffen.

So vergehen in voller Ruhe und Ausgeglichenheit Tage und Wochen. Über den Wäschereibesitzer bekommt sie Verbindung zu einem Bürovorsteher eines Anwaltes, der zwar eingezogen, von seiner Dienststelle aus aber seine Zivilverfahren weiter bearbeitet. Sie kann sich durch stundenweise Aushilfe einiges Geld verdienen. Das Warten hat seine nervöse Unruhe verloren. Dagny sieht, dass alle Menschen warten, jeder auf seine eigene Art.

Denn auch die Frau, in der sie eine echte mütterliche Freundin gefunden hat, gibt ihr darin ein Beispiel. »Dass ich als Lehrmädchen aus dem Schneideratelier weggelaufen bin, hat mir eigentlich nie besondere Kopfschmerzen gemacht. Unter den heutigen Verhältnissen wäre ich vielleicht, wenn ich mich nicht schon zu etwas Höherem berufen fühlte, Anprobierdame geworden oder, wie man jetzt sagt, Mannequin. Darauf hätte ich mich verstanden. Zu meiner Zeit war das noch kein besonderer Beruf. Jedenfalls wollte ich nicht Schneiderin bleiben. Ich war froh, dass ich ziemlich schnell einen alten Herrn gefunden habe, der mir die Theaterschule bezahlt hat. Zu lange darf man nicht suchen, sonst hätte ich den Anschluss verpasst und wäre unter die Räder gekommen. Überhaupt – mit dem, was die anderen Moral nennen, ist es so eine eigene Sache. Jeder hätte mir nicht gepasst, und dann fängt man eben an zu suchen. Ich halte das für ganz natürlich. In diesem Alter gefällt den Mädchen jeder Mann ein wenig. Ob man aber den Mann schließlich halten will, ist wieder eine andere Frage. Beim Theater hätte ich schon Gelegenheit gehabt, den einen oder anderen zu finden, an den es sich gelohnt hätte, auf die Dauer sich zu gewöhnen. Entweder ist etwas dazwischen gekommen oder es war eben doch nicht der Richtige. Schließlich bin ich eben wieder Schneiderin geworden. Zur Künstlerin hat es nicht gelangt. Ich hätte auch schon mit den Männern anders umgehen müssen. Dafür bringe ich wohl nicht die Zähigkeit auf. Die gehört in dem Falle auch dazu, wenn man sich als Künstlerin durchsetzen will. Ohne Hilfe wird das eine halbe Sache.

Ehe ich hier den Mann heiratete, habe ich mir das lange überlegt, und manchmal zweifle ich heute noch, ob es richtig gewesen ist. Wir sind zur Not gut miteinander ausgekommen. Allerdings hätte ich gern Kinder in der Ehe aufwachsen sehen, aber er wollte durchaus nicht. Das Gehalt ist klein, und Kinder bringen eine gewisse Unruhe ins Haus, mich hätte das nicht gestört. Wenn überhaupt so etwas wie Streit manchmal gewesen ist, so deswegen, weil der Mann so sehr auf die kirchlichen Vorschriften gehalten hat. Ich bin wenig in die Kirche gegangen, manchmal das ganze Jahr über nicht, während er keinen Sonntag ausgelassen hat. Ich habe einfach nicht das Bedürfnis gefühlt und bei ihm war es mehr Gewohnheit; er hätte auch ebenso gut zu Hause bleiben können. Er wollte mich dazu zwingen. Ich glaube heute, dass er eine dunkle Vorstellung davon hatte, dass ich für ihn hätte beten sollen, denn das Gebet einer Frau wiegt schwerer als dasjenige eines Mannes. So nahe sind wir aber eigentlich nicht gestanden. Mir ist das klar geworden in den Wochen, als die Zeitungen angefangen haben, von den Kämpfen um Stalingrad zu schreiben, dort war er dabei. Sehen Sie Dagny, dann hat es mir leidgetan, dass ich nicht für ihn gebetet habe. Viel hat ja so ein Mann nicht vom Leben, wenn ihm die Frau nicht hilft. Im Allgemeinen sind die Männer blind und unbeholfen. Ich hätte ihn mir müssen erziehen; so ein Mann hat für nichts Interesse. Als die Nazis gekommen sind, hat er erst aufmucken wollen; vielleicht hätte er seine Stelle verloren, es wäre besser gewesen. Ich weiß jetzt, er hat in mir einen Rückhalt gesucht, ich hätte ihm raten sollen, wir hätten ernster darüber sprechen müssen. Denn mit meiner Näherei würde ich uns beide schon haben durchbringen können. So aber hat er sich nach den anderen gerichtet und sich still verhalten. Aus dem Felde hat er dann traurige Briefe geschrieben, die immer verzweifelter wurden. Es bedurfte keiner besonderen Worte, und ich habe es auch so gefühlt, er hat sich sehr gequält. Jetzt hat es eigentlich erst angefangen, dass ich mit ihm zu sprechen begonnen habe; es war schon zu spät. Dagny – deswegen kann ich Sie, wenn Sie von sich erzählen, so gut verstehen. Ich will nicht sagen, dass ich mich direkt um ihn gesorgt habe, aber ich hätte bei ihm sein wollen. Ich habe sogar gefühlt, dass es unbedingt notwendig ist, wenn er am Leben bleiben soll. Dann ist dieses Stalingrad gekommen, seither habe ich nichts mehr von ihm gehört. Ich fühle auch nicht mehr, dass er zu mir spricht. Er wird nicht mehr am Leben sein, und wenn es trotzdem sein sollte und er würde wieder zurückkehren, dann haben wir uns nichts mehr zu sagen. Das Eigentliche, was uns hätte zusammenhalten sollen, haben wir verpasst, und was noch an innerem Leben zwischen uns vorhanden war, ist in diesen Tagen ausgebrannt. Ich glaube, ich möchte ihn auch nicht mehr sehen.

Ich verstehe nicht viel von solchen Zusammenhängen. Ich denke, wenn ich Ihnen manchmal so zuhöre, wenn ich auch nicht darüber rede – genauso wie Sie wäre ich auch im Leben gewesen, und ich hätte genauso gehandelt und würde mich nicht eher zufrieden gegeben haben, bis ich mir das Leben so einrichte, dass es mich ausfüllt. Mein Mann hatte gelegentlich noch in der ersten Zeit Schriften mit nach Hause gebracht, in denen darüber geschrieben wurde, dass der

Mensch sich zunächst um seine äußere Lebensexistenz kümmern muss, dass er hier auf dieser Erde sein Leben für sich und auch für die anderen einrichten muss, ob es ein Leben nach dem Tode gibt, wissen wir nicht. Ich habe so manchmal in diesen Schriften herumgeblättert und mich gewundert, wie bescheiden und kleinmütig doch die Leute sind, die darüber schreiben. Denn, wenn ich auch nicht viel davon verstehe, aber gerade das weiß ich, dass unser Leben nach dem Tode nicht aufhören wird. Wie sollte es auch – von mir zum Beispiel weiß ich, was ich noch nachzuholen habe. Ich muss wieder von vorn anfangen. Von ganz klein an. Ich muss näher an die Dinge herankommen, mehr verstehen, mehr lernen im Leben zu stehen so ungefähr wie Sie Dagny ...«

»Das möchte ich Ihnen nicht wünschen.«

»Doch – doch, denn auch Sie werden dann schon wieder einen weiteren Schritt näher sein.«

Der Herbst ist schon in seiner zweiten Hälfte und der Winter steht vor der Tür. Dagny zählt nicht mehr die Tage, sie merkt kaum, wie sie vorübergehen. Die Wirtsfrau ist unermüdlich in der Heranschaffung des notwendigen Lebensmittelbedarfs. Dagny hat einen weiteren Bekannten des Vaters aufgesucht, der sie gleichfalls mit Lebensmitteln unterstützt. Der Mann ist seiner politischen Vergangenheit wegen nicht wehrdienstwürdig und hat bereits ein Hochverratsverfahren hinter sich. In der Ostmark werden schon Leute aus dem KZ entlassen. Die Maschine läuft, um die Stimmung im Lande nicht zu überspannen, bereits gelockerter – der Mann hat eine Anstellung gefunden bei einem Fuhrunternehmer, der für das städtische Lebensmittelamt Zucker ausfährt. Fahrer und Begleiter haben sich auf eigene Füße gestellt, es gibt viele Unfälle, Zusammenstöße, der Wagen wird beschädigt, die Säcke platzen auf, das Papier ist schadhaft geworden – jedenfalls hat der Mann immer Zucker im Hause, und er gibt Dagny reichlich ab, sie kann den Zucker gegen Brot und Kartoffeln eintauschen, sodass sie für die gemeinsame Wirtschaft beitragen kann.

Sie trifft bei diesen Bekannten auch andere Gleichgesinnte, politisch Verfolgte, Deserteure, die in der einen oder anderen Weise sich ähnlich über Wasser halten. Es ist nicht so sehr der Wille, dem Regime zu schaden, sondern mehr aus seinem immer sichtbarer werdenden Verfall Nutzen zu ziehen. Gemeinsam ist allen das Fehlen einer einheitlichen Linie des Widerstandes. Bei aller Hilfsbereitschaft, die sie dort findet, wirkt es beinahe noch deprimierender als das apathische Schweigen. Woher soll das Wunder kommen, diesen Zustand zu beenden? Zudem merkt Dagny, dass sie selbst schon dabei ist, in diesen Geisteszustand hineinzurutschen.

Da ereignet sich eines Spätnachmittags dennoch das Wunder, auf das sie in diesem Augenblick längst nicht mehr vorbereitet ist: Aus dem einfahrenden Zug ist der Freund, ihr Verlobter, ihr Mann ausgestiegen und kommt auf sie zu. Die vielen Wochen und Monate hat sie sich dieses Zusammentreffen ausgemalt. Es ist ihr oft der Atem ausgeblieben in der Vorstellung von all dem Glück und Geborgensein, und nichts von dem ist in der Wirklichkeit gegenwärtig. Sie hat sich nicht durchkämpfen brauchen und den Strom der Reisenden einfach beiseiteschieben, um zu dem Geliebten zu gelangen, nicht ihn an der Hand gefasst und zitternd festgehalten, sie ist nicht schwach geworden und die Knie haben nicht versagt.

Georg ist vor Überraschung, sie sogleich am Zug zu treffen, eher verlegen. »Hast du denn gewusst, dass ich komme?«

»Ich habe es gefühlt.« Der Ton ist viel zu sachlich, merkt sie, und ohne Wärme, und obendrein ist es nicht wahr; mechanisch und ohne weitere Erwartung ist sie an diesem Tag zum Zuge gekommen, wie all die Tage vorher, und ebenso wäre sie wieder nach Hause gegangen. Georg ist nicht nur verlegen, er ist rot geworden.

Dagny nimmt ihm den einen Koffer aus der Hand, er will nicht loslassen, sie streiten sich und zerren, und Dagny muss energisch ihm den Koffer aus der Hand winden.

»Hast du denn den Vater nicht mitgebracht?«

»Ich habe ihn nicht mehr aufsuchen können.«

Im Grunde hat Dagny überhaupt nicht an den Vater gedacht. Es drängen sich tausend Fragen empor. Sie hat sie in dieser allgemeinen Frage zusammengefasst, die ihr geläufig ist.

»Ich habe ihn auch die letzte Zeit nicht mehr gesehen; vielleicht ist er schon weg. Es ist ein ziemliches Durcheinander geworden.«

»Habt ihr denn viele Fliegerangriffe?«

»Das auch.«

Sie hat dafür nicht das geringste Interesse. Sie hat an der Genugtuung ein größeres Interesse, dass sie unter den Ankommenden auch Eberhard mit einigen Herren bemerkt; Eberhard hat sogar, sichtbar erstaunt, gegrüßt.

Georg hat einen Beherbergungsschein und müsste ihn sich abstempeln lassen in der Bahnhofskommandantur. Dagny möchte den Freund lieber unterbringen in einem der Ringstraßen-Hotels. Es müsste herrlich sein, einmal dort zu wohnen. Die Herren aus dem Versicherungsbüro sind immer dort untergekommen, notfalls kann sie sich an Eberhard wenden.

In diesen Hotels ist nichts frei, der Portier lässt erst nicht ein weiteres Gespräch darüber aufkommen.

Georg hat nur Zeit bis zum nächsten Tag, wird mit dem Nachtzug weiterfahren. Er hat sich gemeldet zu einer Kriegsberichter-Kompanie.

»Aber warum denn? Das ist doch völliger Wahnsinn!«

Georg erklärt, dass ihm alle das geraten haben, er wäre sonst nicht über die Grenze gekommen und auch sonst hätte er sich dort nicht länger halten können. Er muss einen Kurs durchmachen von drei bis vier Wochen, dann wird sich schon irgendetwas finden.

»Dann bist du also jetzt Soldat?«

»Vorläufig ja.«

»Wir müssen uns um deine Unterbringung kümmern, du könntest natürlich auch bei mir wohnen, aber dann haben wir die Frau die ganze Zeit auf dem Halse.«

»Dann würde es das Beste sein, ich gehe noch einmal zur Kommandantur zurück. Die stellen mir einen Zettel aus, hat man mir gesagt.«

Dagny hätte laut herauslachen können.

Dagnys Wohnung liegt in der Nähe des Westbahnhofes. Nach einigen Versuchen gelingt es, in einem der dortigen Hotels ein Zimmer für die Nacht zu bekommen, für zwanzig Zigaretten, Georg hat Zigaretten mitgebracht. In den beiden Koffern sind seine alten Sachen, die er seit einem Jahr mit sich herumschleppt. Es wäre besser gewesen, schon damals die Sachen im Keller stehen zu lassen; neue hat er sich noch nicht anschaffen können. »Das Büro ist schon seit Langem aufgelöst, aber auch schon vorher habe ich kein Geld mehr bekommen.«

Im Zimmer sind die zerbrochenen Fensterscheiben mit Pappe geflickt, es ist ziemlich kalt. Die Verdunkelungsanlage ist heruntergerissen, das Licht darf nicht angeschaltet werden; Georg hat eine Kerze im Koffer, das Fenster wird mit dem Mantel verhängt. Den schmalen Tisch an der Wand kann man in die hintere Ecke stellen und dann die Kerze anzünden. Dort sitzen sie sich gegenüber.

Georg erklärt, dass die Kriegsberichterkompanie nur noch eine Formsache ist. Allerdings hat er einen Marschbefehl, sodass er übermorgen an seinem Bestimmungsort eintreffen muss.

Dagny würgt es in der Kehle, sie kann von sich nicht sprechen. Es ist alles so anders, als sie es sich vorgestellt hat, dass sie keine Worte findet.

»Und was soll nun werden?«

Der junge Mann zuckt die Achseln. Er erzählt vom Büro, den Intrigen und der Auflösung, nachdem man ihm schon vorher gekündigt hatte, der Unmöglichkeit, eine Beschäftigung zu finden, den Schwierigkeiten mit den Behörden und beginnt Wurst und Brot auszupacken, die er mitgebracht hat.

Dagny fühlt: Es ist eben anders; nicht nur viel schwieriger als ich es mir vorgestellt hatte, es ist irgendwie anders – die ganze Zeit, die ich hier nutzlos herumgesessen habe, ist verpasst, ich hätte ihm helfen sollen; jetzt ist es zu spät.

Wenn jemand an einem steilen Berghang ausgleitet und ins Rutschen kommt, so setzt im Hirn der Alarm noch nicht unmittelbar ein. Der Strauchelnde überlässt sich für eine kleine Spanne der Ratlosigkeit, dem Abgleiten. Dann erst greift er in das Wurzelwerk, eine bisher ungefühlte Kraft schießt hoch, mit der er sich an den Wurzelstock klammert – er erkennt unter ihm den drohenden Abgrund.

Es darf nicht sein, dass es wiederum nur Illusionen gewesen sind, sie zwingt sich die Worte heraus, mit denen sie von der Krankheit erzählt, von den Briefen, die sie ihm hat schreiben wollen. Sie hört sich sprechen, aber was sie erzählt, gehört zu einem Wesen, an dem sie ganz unbeteiligt ist und das ihr fremd erscheint. Wenn sie sich gehen lässt, wird sie alles verlieren – sie zwingt sich, auf seinen Ton einzugehen. Es gelingt. Sie kommen ins Plaudern.

Der Wurzelstock hat vorerst noch gehalten.

In ihrem Plauderton schwingt eine störende Saite – wie hat es die Mutter angestellt, ihren Monteur zu halten; das fehlt. Sie wird diesen Mann nicht halten können, sie kann ihn nicht auf die Beine stellen. Aber Georg kommt ihr sehr entgegen. Es wird offensichtlich im Laufe der weiteren Unterhaltung, dass es ihm in erster Linie darauf angekommen ist, sie zu sehen und sich mit ihr abzusprechen. Pläne zeichnen sich am geistigen Horizont ab, die den ihrigen parallel laufen – was weiter geschehen soll und was sie noch tun können, um die letzte Krise zu überwinden.

Es ist die Zeit gekommen, sich im Abenteuer zu bewähren und optimistisch zu sein. Ein wenig innere Wärme beginnt sich schon zu verbreiten, als sie spürt, dass seine bisherige schroffe Ablehnung, wenigstens noch einen Tag länger zu bleiben, bereits Überlegungen Platz gemacht hat, mit denen er ihr erklärt, dass es unzweckmäßig wäre und seinen Absichten nicht förderlich, so reibungslos wie möglich über den Kurs zu kommen, um das Ganze bald hinter sich zu haben. Hier kann man einsetzen, merkt Dagny, jede Überlegung kann man auch umdrehen und anders deuten. Es macht sie im Gespräch freier.

Natürlich weiß Georg auch über Dagnys Vater zu berichten und von den vielen fehlgeschlagenen Bemühungen, ihr den Grenzübertritt zu erleichtern. Dagny gleitet darüber hinweg, sie will mehr von ihm selbst hören, wie er gelebt hat und mit was er sich beschäftigt – es scheint demnach, dass er bei Eintritt halbwegs normaler Verhältnisse durchaus in der Lage ist, Geld zu verdienen. Er spricht sehr verständig, wenn auch nur darüber, dass ihm dies unter den Budapester Verhältnissen unmöglich gewesen sei. Immerhin hat er die feste Absicht bewiesen, und die Verhältnisse können sich von nun an nur zum Besseren gestalten. Er geht jetzt auch mehr aus sich heraus; sie erzählen sich gegenseitig, dass sie aufeinander gewartet haben, um sich darüber klar zu werden, dass sie bisher eigentlich recht dumm und oberflächlich gewesen sind, und dass sie inzwischen gelernt haben, das Leben und ihre eigene Aufgabe darin ganz anders zu betrachten, sich mit den Einzelheiten zu beschäftigen, ist noch so lange Zeit. Es ist schon sicher, dass Georg noch nicht am nächsten Tage fahren wird. Er hat eigentlich noch einen Brief zu bestellen von seinen letzten Wirtsleuten an den Bruder der Frau, der bei Baden eine Gastwirtschaft betreibt. Sie beschließen also, morgen in aller Frühe den Mann aufzusuchen. Und dann hat er einen Freund gefunden in Budapest, von dem auch der Rat mit der Kriegsberichterkompanie stammt. Der Freund ist jetzt in Wien in einem Nachrichtenbüro beschäftigt. Sie werden ihn aufsuchen, sicher wird er auch einen Rat wissen, dass Georg noch ein paar Tage länger bleiben kann.

Dagny atmet auf, als sie dies wenigstens erreicht hat. Zwar ist es noch weit entfernt von ihren Erwartungen, wenn sie an das Beispiel der Mutter denkt, aber ist wenigstens ein Anfang, vorläufig ein Kompromiss.

Über dem vielen Reden ist sie recht müde geworden. So viele Wochen und Monate hat sie sich nach dieser Stunde gesehnt, und nun, wo sie eingetroffen ist – sie will zufrieden sein mit dem, was ist. Sie sitzen sich gegenüber und lächeln sich an. Das Licht ist inzwischen heruntergebrannt.

Am nächsten Morgen gehen sie schon in aller Frühe auf die Suche nach einer Verkehrsmöglichkeit nach Baden. Die elektrische Bahn, die zeitweilig den Fahrverkehr eingestellt hatte, ist wieder im Betrieb, ein gutes Vorzeichen. In Baden angekommen, müssen sie hören, dass die Gastwirtschaft, früher ein Ausflugsziel der Badener Kurgäste, oben in den Bergen liegt, eine gute Stunde Weges bergauf und bergab. Es ist ausgeschlossen, dass sie noch rechtzeitig zurückkehren können, um Georgs Freund in seiner Dienststelle zu erreichen. Von Gedanken darüber unbeschwert, machen sie sich auf den Weg.

Einen Tag im Zauber der Herbstwälder. Dagny ist des Steigens ungewohnt, der Weg ist steil und voller Geröll; aber die Oktobersonne zieht sie hoch. Ein Tag, den Dagny in der Erinnerung immer von Neuem durchleben möchte – so schön ist dieser Weg. Tiefer Frieden, kein Mensch begegnet den Wanderern. Sie erinnert sich an den letzten Spaziergang mit dem Stockholmer Vertreter – wie viel Umwege muss der Mensch machen, ehe er erst wieder einen Schritt näher zu sich selbst kommt. Georg trottet, gehorsam auf ihren Wink, ihren Bemerkungen, den gelegentlichen Ausrufen des Entzückens, trottet gutmütig neben ihr her. Es ist ihr bisher nicht aufgefallen, dass er zunehmend schweigsamer geworden ist. Die Wirtschaft liegt auf der Höhe einer Bergkuppe; wie ein umgestürzter Kegel steht diese letzte Höhe vor ihnen, die letzten hundert Meter sind noch zu steigen. »Wahrscheinlich ist die Wirtschaft geschlossen, der Mann in der Holzbeschaffung und die Frau in der Fabrik«, sagt Georg. Die Männer haben ein besonderes Geschick, eine Stimmung zu zerstören ... Sie fühlt mit einem Stich, dass sie noch lange nicht die Geduld hat, Männer zu behandeln; am liebsten hätte sie ihn soeben mit einer groben Beschimpfung zum Teufel gejagt. Ist es denn nicht mehr erlaubt, die Gedanken ein wenig treiben und schwimmen zu lassen –? Anscheinend verstehen das die Männer nicht. Sie nimmt sich vor, ihn zu erziehen, streng und gerecht; darüber fängt sie an, laut zu lachen, wie ihr das durch den Kopf geht.

Oben, endlich oben ist der Wirt natürlich anwesend. Und sehr freundlich, als er den Zweck des Besuches hört und den Brief in Empfang nimmt. Die Frau wird sogleich gerufen. Es wird eine Suppe aufgetragen, die gerade auf dem Herd steht, und Brot auf den Tisch gestellt. »Sie müssen wissen, wir haben sonst keine Gäste, wir haben geschlossen; mit den Gästen, die sonst kommen würden, möchte ich nichts zu tun haben«, entschuldigt sich der Wirt. Die Frau kann nicht genug hören an Auskünften über ihre Verwandten in Ungarn. »Es wird wohl noch so weit kommen, dass sie wegmüssen. Wir werden sie jederzeit aufnehmen, und hier sind sie sicher.« Der Mann erzählt, dass er neulich zu einer Arbeit einberufen worden ist, aber sich nicht darum gekümmert hat; es ist auch niemand gekommen, der ihn etwa abgeholt hätte, wie die Frau schon befürchtete. Dagny hat kaum zugehört. Sie vernimmt aus dem Gespräch nicht die Worte, sondern nur den Ton – das ist der Friede. Sie ist so beglückt, so gelöst aus einer jahrelangen Verkrampfung, dass sie die Leute bitten möchte, sogleich hier bleiben zu dürfen, vielleicht können sie beide aufgenommen werden. Platz wäre schon genug, schmunzelt der Wirt, aber er nimmt die Frage nicht allzu ernst. Aus dem Fenster des Gastzimmers sieht man weit hinaus in das im Sonnenglanz ruhende Flachland – bis nach Wien, wenn das Wetter danach ist, sagt der Wirt.

Auch der Blick von der Terrasse des Ferienhauses im bayrischen Hochgebirge will nicht aus der Erinnerung weichen.

Als sie beide für eine Zeit allein sind – die Wirtsleute haben sich entschuldigt, die Frau muss das Futter für die Tiere vorbereiten, und der Mann hat eine Zimmermannsarbeit im Keller stehen lassen –, sagt Dagny zu Georg: »Jetzt wollen wir heiraten.«

»Das geht leider nicht.«

»Wieso denn nicht?« Sie hat wahrscheinlich noch nicht richtig gehört.

»Es sind da gewisse Schwierigkeiten.«

»Aber hör mal – jetzt besonders, wo du eingezogen bist, geht das doch von einem Tag auf den anderen. Es ist doch gleichgültig, was du für Papiere vorzeigen kannst.«

»Jedenfalls geht es nicht.« Der Ton, beinahe unwillig und barsch, lässt sie aufhorchen.

»Ich verstehe nicht …« Es entsteht eine Pause, die für das Gleichgewicht gefährlich werden kann.

Der junge Mann reißt sich zusammen, er ist wütend und kann es nicht verbergen, es sieht so komisch aus, dass Dagny versucht ist, ihn auszulachen.

»Weil ich«, bringt er endlich heraus, »weil ich schon verheiratet bin. Ich habe in Budapest geheiratet.«

»Davon weiß ich ja nichts –« Sie kommt nicht mal auf den Gedanken, es als Scherz zu nehmen. Der Ton ist in sich abgekastelt, heiser.

»Wie ist denn das gekommen?«

»Du musst mich dir das ruhig erklären lassen.« Georg ist bereits über den Berg, er ist geradezu befreit.

»Warum hast du mir denn das nicht geschrieben?«

»Dein Vater meinte auch, du würdest es vielleicht nicht verstehen und dir besondere Gedanken darüber machen. Wenn du mich nicht direkt danach gefragt hättest, würdest du es sicher besser verstehen, wenn ich dir erst die ganze Sache erklären kann.«

»Nun ja – wenn es für dich besser ist ...« Jetzt ist der Wurzelstock ins Wanken gekommen, der Halt gibt nach, der Absturz!

»Sei doch vernünftig, Dagny. Hör mich doch erst mal an.« In Georg ist die Angst hochgekommen. Er verlegt sich aufs Bitten. Und er erzählt, dass es eine reine Formsache ist, es hat ihm die Passfrage erleichtert. Er hat zugleich eine Unterkunft gehabt und die notwendigen Existenzmittel, um sie die Monate über zu halten, ein reines Geschäft, wobei beide Teile ihren Vorteil gehabt haben. Nach sechs Monaten, die Hälfte ist davon schon vorbei, wird die Ehe wieder geschieden. Aber wenn sie will, kann auch die Ehe sofort wieder für ungültig erklärt werden. »Es dauert trotzdem dann noch ein oder zwei Wochen, und dann ist es auch besser, wenn ich verheiratet zu dem Kurs komme, dann werde ich eher frei. Auch deinem Vater habe ich wahrscheinlich damit einen Gefallen getan, er hat die Sache sehr unterstützt.« Es ist alles gesagt und Georg atmet auf.

»Du hättest mir das alles schreiben sollen.« Sie ist müde, sie findet nicht den richtigen Ton; die breite Fläche unter ihr, die durch die Fenster hineinleuchtet, greift wie mit spitzen Fingern, sie sagt, sie möchte gehen. Georg ist gehorsam und steht auf. Die Wirtsleute kommen und verabschieden sich.

Es ist doch nichts, sagt Dagny immer wieder zu sich selbst. Es ist wirklich ganz gleichgültig. Wahrscheinlich mag es notwendig gewesen sein, sogar der Vater war damit einverstanden. Was rege ich mich denn auf, eine reine Formsache; sie merkt, wie sehr sie sich daran klammert. Zu vieles Zureden ist auch nicht von Nutzen, es bestärkt den Verdacht. Aber sie hat, stellt sie fest, gar keinen Verdacht, was rede ich mir nur ein –! Jetzt wäre es richtig zu weinen, fühlt sie, sich das bittere Gefühl aus dem Herzen weinen, um dann, wie die Sonne durch die Wolken bricht, zu erkennen, dass alles maßlos übertrieben gewesen ist, es lag kein Grund vor – sie kann sich von der Bitterkeit nicht befreien, es ist der endgültige Sturz. Mit Mühe bringt sie sich wieder in die Gewalt. Sie kann sogar einige gleichgültige Worte hervorbringen. Sie gehen wieder bergab und bergauf und wieder bergab zur elektrischen Bahn. Es ist alles gleichgültig geworden ... Der junge Mann ist hilflos und trottet neben ihr her.

Gewogen und zu leicht befunden

Dagny – wenn du noch einmal das Leben von vorne anfangen solltest...

Ich würde nicht noch einmal anfangen, denkt Dagny.

Höre zu. Was würdest du tun, wenn du wieder im Leben auf den Platz gestellt würdest...

»Ich würde nichts tun. Die Hände in den Schoß legen und warten. Es hat alles keinen Zweck.«

»So wird das Leben ohne Frucht bleiben.«

»Wozu auch –«

»Sei nicht eigensinnig. Jeder Mensch bleibt dem anderen fremd. Nur du selbst darfst dir nicht fremd sein.«

»Es hat keinen Zweck mehr.«

»Soll ich dir von der Drohung erzählen, der die Existenz von denen, die dir noch nahe stehen, ausgesetzt ist?«

»Nein.«

»Du würdest sie verstehen. Nur ein wenig Einsicht, nur ein wenig Geduld mit dir und den andern –«

»Wozu?! Ich will nichts mehr hören.«

»Du musst aber hören. Es ist nicht wahr, dass das Leben vertändelt und verspielt worden ist. Nur falsch ist deine Kraft und aller Lebensmut eingesetzt, ohne Freude – du bist in die Irre gelaufen, vielleicht nur ein Umweg.«

»Auch der Vater hat mich im Stich gelassen.«

»Was konnte er anders tun?«

»Eben.«

»So verstockt?«

»Lasst mich in Ruhe.«

»Gut – wie du willst.«

Weg mit dem Gepolter.

»Haben Sie wieder Schmerzen?«

Das ist die Assistenzärztin, die in der Türöffnung steht. Dagny hat ihr Kommen nicht gehört; Allgemeines Krankenhaus in Wien, Station VI, Isolierzelle 4. Es muss gegen den Spätnachmittag sein, die Fensterläden sind zu, das Licht ist eingeschaltet.

Die Kranke hat sich ein wenig aufgerichtet und sucht sich zu besinnen. Sie ist aus ihren Gedanken aufgeschreckt. Sie schüttelt den Kopf.

»Es ist nur«, sagt die Ärztin, die einen Schritt näher zum Gitterbett tritt, »weil ich die ganze Zeit schon hier stehe und Sie beobachte. Sie stöhnen wieder, der Atem geht schwer, Sie haben Schmerzen. Das wird vom Herzen kommen, denke ich.«

Dagny ist wach. Sie zieht sich am Pfosten hoch, sodass sie sitzt. Das Schwindelgefühl ist weg, sie fühlt sich leicht.

»Nein wirklich – ich habe keine Schmerzen.« Sie möchte der Ärztin etwas Freundliches sagen ... »Aber ich habe Hunger.«

»Ja so – aber solange Sie noch diese Schmerzen haben, ist

es nicht gut, allzu viel zu essen und den Magen zu überladen.«

»Ich habe doch heute noch nichts bekommen.«

»Ja so – ich kann ja mal nachsehen, obwohl ich nicht glaube ... vielleicht, dass bei der Schwester der Topf noch stehen geblieben ist. Indessen werde ich Ihnen die Injektion vorbereiten.«

»Ach immer diese Injektionen – ich möchte keine Injektionen mehr. Ich fühle mich so leicht, und es geht mir sehr viel besser.«

»Sehen Sie – das haben Sie schon vergessen. Sie erinnern sich nicht mehr. Sie haben doch heute früh selbst den Professor darum gebeten.«

»Nein, das weiß ich nicht. Ich fühle mich zwar noch schwach, jetzt nicht mehr so wie heute Morgen, aber – ich erinnere mich jetzt, der Herr Professor hat davon gesprochen.«

»Eben. Damit Sie wieder rascher in die Höhe kommen.«

Das Fräulein Doktor merkt zu ihrem Erstaunen, dass sie sich in ein Gespräch eingelassen hat, wie unklug – es ist Zeit, das Gerede abzubrechen. Die Kranke hört sich reden und antworten, als sei das das Natürlichste von der Welt, welche Wandlung – sie holt unwillkürlich tiefer Atem.

»Also, wünschen Sie noch etwas?« Eine geschäftsmäßige Routinefrage, die ihr durchrutscht. Das mag nur durch die Nervosität an diesem Tage zu erklären sein ...

Dagny versucht zu lächeln. »Ja – etwas zu essen.«

»Wir haben hier kein Hotel. Das sollten Sie inzwischen wissen.« Endlich hat sie den passenden Ton wiedergefunden.

Das Fräulein Doktor hat die Zelle wieder verlassen. Dagny achtet nicht darauf. Sie ist mit ihren Überlegungen noch nicht ganz zu Ende und spinnt den Gedanken fort. Sie hatten beide noch Georgs Freund aufgesucht. Georg ist noch zwei weitere Tage geblieben, denn der Freund hat ihm einen Schein ausgestellt, auf dem die Notwendigkeit eines Aufenthaltes bestätigt wurde. Ein sehr umgänglicher und aufgeschlossener Mensch, durchaus nicht eingebildet, eher bescheiden. Die Stelle war mehr wie nur ein Nachrichtenbüro, wie Georg ihr gesagt hatte. Sie verstand sich besser darauf, es war so eine Art Kontrollstelle für die verschiedenen Büros, die im Südosten an der Arbeit waren, ein reiner Parteibetrieb. Erstaunlich, dass Georg sich mit dem Mann hatte anfreunden können. Er würde schon nach vierzehn Tagen Georg aus dem Kurs für sein Büro anfordern, damit er zunächst einmal aus dem Militärbetrieb herauskommt. Vielleicht sei es dann schon so weit – nämlich der Zusammenbruch schon in greifbarer Nähe; der Mann, Dagny glaubte ihren Ohren nicht zu trauen, sprach ganz offen darüber.

Sie erinnert sich, es hatte ihr gewaltig imponiert. Und so ist es dann auch nicht mehr schwer gewesen, dass sie sich von den beiden Männern überreden ließ, etwas für ihre eigene Sicherheit zu tun. Das weitere Verbergen vor dem Arbeitsamt, wurde gesagt, könnte noch in letzter Minute schwere Folgen nach sich ziehen; mit der Gefahr eines Aufplatzens sei immer zu rechnen. Der Mann schlug vor, er würde die Sache in die Hand nehmen und von der Firma die Papiere einfordern, notfalls das Arbeitsamt benachrichtigen; er würde sie bei einer seinem Betrieb verwandten Dienststelle unterbringen können. Diese sei nach der Steiermark bereits evakuiert, mit dem Leiter wäre er persönlich befreundet, voraussichtlich würde dann Georg bald nachfolgen können. Es ist sowieso nicht mehr für lange Zeit – es war sehr einleuchtend und einfach, und es ist ihr auch gleichgültig. Kann sein, dass sich auf diese Weise viele ihrer Schwierigkeiten lösen. Dagny war nicht mehr mit dem Herzen dabei, es ist nicht in Einklang zu bringen mit dem, was aus der Qual ihrer ersten Erkrankung geboren worden war. Sie hatte ein Gewicht in diesen Tagen gespürt, das sie nach unten zieht. Vielleicht hatte sie zu lange warten müssen, vielleicht war sie noch immer in Illusionen befangen, sicherlich hatte sie sich alles anders, strahlender und kämpferischer vorgestellt – etwas war zerbrochen.

Im Nebenraum sind jetzt Stimmen laut geworden. Sie erkennt die Stimme des Professors, der heftig auf jemanden einredet; es wird wohl die Ärztin sein. Dann entfernen sich die Stimmen wieder, sie hört Schritte nach dem Korridor hin. Schade – dass die beiden nicht bis zu ihr vorgedrungen sind; sie hat Hunger.

Draußen im Korridor ist der Herr Professor zu seiner Assistentin sehr ungnädig. Er geht mit langen Schritten den Gang hinunter, sodass das Fräulein Doktor kaum folgen kann.

»Was stehen Sie denn hier herum –! Wir haben hier kein Privatsanatorium mit hochzahlenden Patienten, denen man die Langeweile vertreiben muss. Wie viel haben Sie noch? – Fünf? Wie stellen Sie sich denn das vor –? Sie wissen doch, wir müssen noch den Exitschein ausstellen. Den nimmt uns niemand mehr ab, wenn das so weiter bis in die Nacht hinein geht.« Die Ärztin kommt nicht zu Wort. Sie hat schon mehrmals versucht, den Chef zu unterbrechen, aber der Mann hat eine Art, sie zum Schweigen zu bringen, die man bei dem oft so liebenswürdigen Plauderer nicht erwartet hätte.

Endlich kann sie eingreifen. »Wir haben doch sonst auch erst immer nach dem Schlafmittel und in der Nacht …«

»Haben wir. Aber vielleicht nehmen Sie Ihren Verstand zusammen, wenn ich Ihnen sage, dass niemand Ihnen mehr den Gefallen tun wird, bis in die Nacht hierzubleiben. Dann bleiben Sie gefälligst allein da und sehen Sie zu, wie Sie mit den Fünfen fertig werden. Ich werde mich nicht mehr darum kümmern.«

»Herr Professor, ich habe noch weniger damit zu tun.« Sie hat sich endlich aufgerafft, diesem Grobian entgegenzutreten.

»Wie Sie meinen–« Der Professor ist stehen geblieben und sieht sie mit einem schiefen Seitenblick an, denn im Grunde genommen hat dieses stockige Wesen recht, er trägt die Verantwortung, und er muss auch den Schein unterschreiben, was er zwar schon vorher tun kann, aber sie muss ihn wenigstens ausfüllen. Im Überlegen fügt er noch hinzu: »Für den Abteilungsstab ist bezüglich der Evakuierung noch keine besondere Anweisung ergangen. Ich nehme an, dass Sie morgen im Laufe des Tages darüber werden etwas in Erfahrung bringen können.«

»Bleiben Sie denn nicht hier, Herr Professor?« Sie muss sich zu dieser Anrede zwingen.

»Die Abteilung ist aufgelöst. Ich bin anderweitig eingesetzt.« Ruhe – denkt er, muss er noch bewahren, er darf sich nicht gehen lassen, sonst spielt ihm dieses Weib noch in der letzten Minute einen Streich. »Wie Sie sehen, warte ich nur noch auf Sie, dann ist meine Tätigkeit hier beendet.«

»Und was wird aus mir?«

Der Professor zuckt die Achseln.

»Sie müssen mir doch sagen können, an wen ich mich wenden soll –«

»Wenden – wir wenden uns nach rückwärts. Wir wenden uns so rasch als möglich von hier weg, das wollten Sie doch wissen. Es heißt, ich weiß es aber nicht, zum Mindesten nicht offiziell, dass die Gebäude zeitweilig von der Wehrmacht belegt werden, möglicherweise als Lazarett. Vielleicht kommt morgen schon so ein Stabsarzt oder ein Feldwebel – sprechen Sie mit dem. Es ist ja nicht ausgeschlossen, dass man Sie gebrauchen kann. Ich habe jedenfalls nichts mehr damit zu tun.«

Das also war es, was sie heute schon den ganzen Tag über gefürchtet hat, sie wird einfach abgestellt. Dabei weiß der Professor so gut wie sie, dass sie dann auf alle Fälle vorerst zur Ärztekammer gehen muss.

Wieder ist er über das Ziel hinausgeschossen, merkt er. Unnötigerweise lässt er hier einen Feind zurück. Er hätte ebenso gut die ganze Angelegenheit auch anders behandeln können, eingewickelt in Bedauern, die besonderen Umstände und Ähnliches; es geht zu vieles heute durcheinander, kann nicht an alles denken. Man ist soeben noch an ihn herangetreten mit der versteckten Aufforderung, in der Stadt zu bleiben, von einer Seite, von der er es nicht für möglich gehalten hätte – die Zumutung, dass er seinen Auftrag im Stich lassen soll. Es werden auch später Ärzte gebraucht, hat ein Kollege ihm zu verstehen gegeben, und es könnte vielleicht einmal als Pflicht angesehen werden, denn es ist vieles wiedergutzumachen, was durch einen solchen Entschluss sehr erleichtert werden würde.

Natürlich, das war auf das erste Wort hin zu erkennen, das ist die andere Seite – also rechnen sie doch noch mit ihm. Mit einer gewissen Befriedigung ist ihm das im ersten Augenblick durch den Kopf gegangen. Aber die Frau ist schon weg, mit der er sich hätte beraten können, er hat niemanden zur Hand, mit dem er sich darüber aussprechen kann. Vorläufig scheint es für ihn noch leichter, in seiner Stellung, die ihm Befehlsgewalt und Autorität verleiht; indessen auf längere Sicht mag es leichter sein, jetzt hierzubleiben und die große Wandlung damit einzuleiten. Er wird das Gefühl nicht los, dass er einen verhängnisvollen Schritt unternimmt, in dem einen wie in dem anderen Fall, wie er es immer zu tun pflegt, wenn er allein ist. Er verwendet auch nicht einen einzigen Gedanken darauf, aus seiner Unsicherheit für die gegenwärtig zu erfüllende Aufgabe einen Schluss zu ziehen, fünf Injektionen zu verabfolgen oder zu testieren, von denen die Opfer nicht mehr ins Leben zurückkehren dürfen.

Schließlich findet er sich wieder in die Wirklichkeit zurück.

»Aber liebe Frau Doktor« – er verwechselt sie sogar in seiner Nervosität mit ihrer Kollegin –, »sperren Sie sich doch nicht. Mir sind die Hände gebunden. Ihre Papiere sind doch noch vorn – ich schreibe Ihnen die Arbeitsbestätigung, und bei den augenblicklichen Zuständen – Sie können wählen, Sie werden sofort irgendwo unterkommen, nicht wahr?« Sie verabreden, es ist noch nicht so spät, wie er sich immer eingeredet hat, er wird in einer Stunde etwa wieder zurück sein, er hat den Schrank offen gelassen, das heißt, er bewilligt das Schlafmittel.

Das Fräulein Doktor hat sich auf den Weg gemacht; sie wird keine Gedanken aufkommen lassen, sie muss förmlich mit jedem Schritt den Ärger, die Enttäuschung niedertreten. Als sie in Dagnys Zelle tritt, ist die Kranke wieder eingeschlafen. Die tiefen, ruhigen Atemzüge kündigen die allmähliche Wiederkehr der Kräfte an. Sie hat Mühe, die Schlafende aufzuwecken. Sie flößt ihr, die noch nicht zu vollem Bewusstsein gekommen ist, den Schlaftrunk ein. Es ist nicht notwendig gewesen, noch eine allgemeine und beruhigend wirkende Bemerkung zu machen, wie sie sich es vorgenommen hatte. Schon immer hat die Assistentin es als besonders unangenehm und geradezu entwürdigend empfunden, Worte wechseln, Entgegenkommen und Freundlichkeit zeigen und eine Betreuung vortäuschen zu müssen, die ihr durchaus nicht liegt. Sie löscht das Licht.

Es ist sehr still auf der Station. Das Chefzimmer ist alles andere als freundlich. Sie hat eine Anzahl Papiere aufgeschichtet, die möglicherweise der Professor noch unterschreiben muss. Dann wird sie ihn nach vorn begleiten und dort hören, was morgen etwa noch zu tun sein wird. Sie wird lieber jetzt in der Eingangshalle warten.

Noch niemals hat sie sich so verlassen gefühlt. Ohne jeden Halt. Das ist es – sie empfindet, dass man ihr bitteres Unrecht angetan hat. Aber das war auch in den früheren Stellungen nicht anders; sobald man sie nicht mehr braucht, wird sie beiseite gestellt. Als wohlbehütetes Kind ist sie im Elternhaus aufgewachsen, zusammen mit vier Geschwistern, die Schwestern sind verheiratet. Sie haben so wenig innere Verbindung miteinander gehabt, dass sie es kaum gemerkt hat, als sie aus dem Haus gekommen sind.

Der Vater in seinem Amt und seinen gesellschaftlichen Verpflichtungen hat für die Kinder nicht viel Zeit übrig gehabt, die Mutter nur darauf gesehen, dass alles korrekt und traditionsmäßig verläuft. Ob sie wohl jetzt zufrieden sind? – Nachdem sie ihr Ausstattungsgeld für das Studium verbraucht hat, ist mit einem Erbteil nicht zu rechnen. Im Grunde wäre das das Einzige, was sie noch an das Elternhaus binden könnte. Selbstverständlich steht das Haus der Eltern dem Kinde jederzeit offen.

Sind so die Jahre dahingegangen, von denen es heißt, dass sie sich unvergesslich in die Erinnerung einprägen und dem weiteren Leben den Stempel aufdrücken? Der Mensch, der da am Fenster der Halle steht, könnte verzweifeln, aber auch dazu langt es nicht. Es ist ihr nur gegeben ein tiefes

Unbehagen über die eigene Nutzlosigkeit. Gewohnt an psychologische Erfahrung, sieht sie in sich nur Instinkte, gemäßigt durch Erziehung und Gewohnheit. Mit ihrer etwas groben Figur, dem stark knochigen Gesicht bietet sie anscheinend einem männlichen Partner wenig Reize, sich mit ihr näher zu beschäftigen. Sie hat sich auch wenig bemüht, einen Mann zu fesseln, denn es ist sicherlich unbequem. Dabei ist sie bereit sich unterzuordnen, zu dienen, für eine große Sache sich einzusetzen, das heißt, wenn dies alle tun und besonders diejenigen, die für ihr Urteil maßgebend sind. Sie will nur, so wohlbehütet und vorbildlich sie in ihrem Familienkreis aufgewachsen ist, nicht allein sein, und es muss in der allgemeinen Linie liegen, das heißt, es muss bequem sein. So ist sie in die Partei und in den Beruf gekommen, erreicht hat sie, stellt sie mit steigender Erbitterung fest, für sich nichts. Das flüchtige Lächeln, das sie gelegentlich dem Professor geschenkt hat, ist nicht beachtet worden. Jeder Mensch ist in einem solchen Falle von sich überzeugt, es hätte sich vielleicht gelohnt – sie denkt nicht anders und eben wie ein Lebewesen, das erstarrt von der Wärme erwartet, es aufzutauen. Aber die Zeit ist nicht danach.

In diesem Grübeln, das einmal, so hofft sie, noch zu einer geschlossenen Analyse sich formen wird, kommt ihr nicht ein einziger Gedanke an die Kranken, die ihr anvertraut sind, und daran, aus dem Gefühl der Ausweglosigkeit irgendwelche Schlüsse zum Leben, insbesondere zum Leben der ihrer ärztlichen Autorität unterstellten Mitmenschen zu ziehen. Der Beruf ist ihr noch nicht verhasst, sie kämpft noch, den Beruf ihren Lebenserwartungen ungefähr anzupassen; aber er ist ihr gleichgültig. Der Kranke gehört dazu als Objekt und das Handwerkzeug, nicht viel anders als die Injektionsnadel und das Hörrohr.

Währenddessen ist die Kranke in Zelle 4 in schweren Schlaf zurückgesunken. Gleich einer regenschweren Wolke überzieht der Schlaf das Bewusstsein noch im Dämmer des Traums und senkt sich tiefer und tiefer. Für die Unruhe ihres bisherigen Lebens hat die Träumende jetzt eine befriedigendere Lösung sich aufgebaut. Sie sieht sich liegen in ihrem Korb, in der Wiege, im kleinen Gitterbett. Aber ihre Hilflosigkeit hat nichts Quälendes, sie ist voller Ruhe und voller Geborgensein. Dann sieht sie die Sonne und das Licht heraus aus dem wohligen Dunkel in ihrem Nest. Die Geräusche schrecken noch, die Schritte der Mutter, der Vater und die Schatten, die sich vor ihr aufbauen, wenn die Mutter an die Wiege tritt, um das Kind wieder zurücksinken zu lassen in die Geborgenheit; und es schreckt die Tür, die ins Schloss fällt. Später wird sie greifen nach allem, was sie aufschrecken kann, nach den Geräuschen und den Schatten und siehe – es hat nichts Schreckhaftes mehr, es ist das Leben selbst, das sich über sie beugt, das sie in den Arm nimmt und mit Liebkosungen das Empfinden in sie hineinträufeln lässt, dass sie geborgen ist. Das Kind muss in sich alles das aufnehmen, was es heißt, am Leben zu sein; es beginnt, daran zu lernen und zu beobachten, es sieht die Eltern, die sich bereits unbeschwert darin bewegen. An sie muss es sich wenden, wenn es wo anstößt und nicht mehr weiterkommt. So festigt sich dieses Band, das dann im späteren Leben nicht mehr verloren geht. Inzwischen hat sich der Spielraum erweitert, der Bewegungskreis wird nach allen Richtungen hin größer, die Schwierigkeiten werden größer, sich zurechtzufinden. Es sind schon die eigenen Gedanken, die eigenen Instinkte, die nach Selbstständigkeit drängen, sich zu behaupten – und der Widerspruch. Nicht ohne innere Beglückung das erste Aufwachen von Trotz, im Rahmen von Ermahnung, Liebkosung und Strafe. Noch gleichen die Eltern aus, sie müssen sich zurückfinden in ihre eigene Kindheit; später wird sie in der Liebe zu den Eltern selbst diesen Ausgleich finden müssen, das Gleichgewicht. In den ersten Schwankungen zur Bereitschaft der verstehenden Liebe entsteht bereits so etwas wie Ordnung und Gesetz. Einmal wird die Umzäunung fallen, die Palisaden werden niedergerissen und eine Tür wird geöffnet – das Kind an der Hand von Vater oder Mutter wird in den größeren Raum außerhalb geleitet und muss sich auch dort bewegen lernen, dass es nicht stolpert und fällt und überall aneckt. Gesetz und Ordnung des Heims sind zu einem Erinnerungspunkt zusammengeschmolzen, tief verankert im Bewusstsein, eine Quelle nie versiegender Kraft, wenn es gilt, das nunmehr weitergreifende Gesetz, Anpassung und Unterordnung in sich aufzunehmen. Und siehe – es ist nicht so schwer, nicht so bedrückend, wie das Kind gefürchtet hat. Es ist schon so weit, sie steht bereits draußen im Leben. Sie muss die Schwankungen im Leben nach Glück und Leid, im Gleichgewicht, Hoffnung und Enttäuschung überwinden lernen, die Liebe und das Verbundensein in ihrer Erinnerung geht immer mit. Die Umwelt und die Gesellschaft tragen die vertrauten Züge des Geborgenseins. Sie trifft auf die allgemeinen Gesetze des menschlichen Zusammenlebens, die erfüllt werden sollen, denn die Zeit und deren Ablauf schließt den Kreis ihrer Erfahrung, das Leben will sich erneuern – wiederum kündigt sich das Kind, noch ungeboren, bereits an. So soll es sein, so ist es gewesen, nickt jemand der Träumenden zu; nur hat es bald da, bald dort an einigen Ecken gefehlt, die du hättest ergänzen sollen. Je größer das Verdienst, wenn du selbst dann mithilfst – aber wem soll ich Rede stehen, vor wem mich verantworten, und wer richtet mich, wenn nicht ich selbst? Ich weiß nichts von einem Verdienst, nichts von einem Richter – darüber hat mich niemand belehrt. Aber ich will trotzdem wieder von vorn anfangen, noch einmal den ganzen Weg gehen, Schritt für Schritt – jetzt weiß ich schon ein wenig besser. – War es eine vertraute und bekannte Person, ein Schemen, eine Fee? – Wer immer es gewesen sein mag, das Wesen lächelt darüber freundlich in den Traum hinein.

Der Traum nähert sich einer Krise. Das endliche Ziel ist klarer geworden, die Umwelt, in der sie sich bisher behauptet hat, ist dabei, sich zu entfalten.

Das Ziel leuchtet als Richtungsweiser auf den Weg, es strahlt eine eigene Kraft aus, die den Wanderer, der müde zu werden beginnt, zu sich heranzieht. Aber wohin – und es kann sein, dass ich den Weg dieser Hilfsbereitschaft, sich gegenseitig zu stützen, nicht richtig erkannt habe –? Im Grunde ist das ganz einfach, behauptet der Traum; die Vergangenheit und das Zukünftige wirken mit, denn wir sind alle nur und jeder für sich der winzige Teil einer Einheit, wir sind die Späne, die unter dem Einfluss des Magnets sich ordnen, und auch wenn wir widerstreben, so sind das nur Umwege, die in der Wechselwirkung von Bestimmung und Schicksal zusammenschrumpfen und sich einmal auflösen wie alle Widersprüche. Geduld ist notwendig, gegenseitiges Sich-Vertrauen, die werktätige Liebe und die Freiheit, sich selbst zu sehen rückwärts in die vergangene Folge der Geschlechter und in das zukünftige Erlebnis der Gemeinschaft. Die Gegenwart ist nur ein Aufenthalt der Besinnung, der Niederschlag und die Kristallbildung unserer so vielfältig zusammengesetzten Wesenheit. Das wäre schön ... und ich brauche keine Angst mehr zu haben, dass mir für das, was ich versäumt habe, nicht verziehen wird! – Nein. Der Weg ist offen, er ist immer geöffnet gewesen, Felsstücke sind darübergerollt, Fluten haben tiefe Löcher gerissen. Deswegen erscheint es oft mühsam, diesen einfachen Weg zu gehen. Aber der Fluss gleitet trotzdem über diese Hindernisse hinweg, es geht sogar erstaunlich leicht, und wer zu Fall gekommen ist, der steht wieder auf, es sei denn, dass er die Geröllmasse, die sich über ihm zu einer Decke zusammengeschlossen hat, nicht mehr bewegen kann. Die größeren Steine lasten schwer und drücken nach unten. Dann verflüchtigt sich dieser Traum in tiefe Bewusstlosigkeit.

Draußen, in der Stille der Empfangshalle, grübelt das Fräulein Doktor weiter nach dem entgegengesetzten Weg. Sie hat sich verlaufen, sie ist stehengelassen worden, sie will umkehren. Beinahe ist es ein freudiges Erschrecken, als ihr der Gedanke aufsteigt, dass sie weglaufen kann, fliehen, sich verstecken – sie hat noch die Heimat, das Elternhaus. Es ist durchaus nicht notwendig, sich um eine weitere Arbeit hier zu reißen; Einbildung, dass sie verlangt wird, dass sie überhaupt von Nutzen sein kann. Erst muss der Sturm dieses Zusammenbruchs vorüber sein – – – soviel sie weiß, ist das Heim der Familie unversehrt, sie hat bisher wenigstens keine gegenteilige Nachricht erhalten. Sie ist mit sich und diesem Gedanken zufrieden. Sogleich wird sie – nein, am besten überhaupt nicht mit dem Professor sprechen. Die Loslösung regelt sich leichter von selbst, sie ist schon geregelt. Es sind noch diese fünf Assistierungen, der Endbefund – sie hört vom zweiten Hof her schnelle Schritte, das wird der Professor sein –, dann ist sie damit fertig, mit einer ganzen Reihe von ehrgeizigen Illusionen; nie wieder!

Der Professor kommt. In größter Eile. Ein Herr soll hier sein, wollte ihn erwarten; der Herr ist noch nicht da. Er hat bereits wieder die primitivste Form der Höflichkeit vergessen, darauf verzichtet. Er grüßt sie kaum.

»Na –« Eine unmögliche schrille Stimme, die zu dem Manne nicht passt.

Sie nickt.

Es ist so weit.

Es muss jetzt nachgeholt werden, dass Dagny nach einigem Zögern, das sich später noch eingestellt hatte, als der Freund längst abgefahren war, die neue Stellung angetreten hatte. Georgs Freund hat sie vorübergehend in seinen Betrieb aufgenommen, ohne sie allerdings zu beschäftigen, nur damit Anmeldung und Kartenzuteilung geregelt werden könnte. Der Chef der neuen Dienststelle würde in den nächsten Tagen durch Wien kommen und mit ihr sprechen.

Die Darstellung dieser letzten Wochen stützt sich auf den Bericht eines Freundes des Vaters, den dieser gebeten hatte, sich um die Tochter zu kümmern.

Kann eine Stunde schwerster Enttäuschung solche Folgen haben –? Sie hat ihren Unterschlupf aufgegeben, in dem sie verhältnismäßig sicher war, sie hat sich von ihren Vorsätzen abgekehrt, sie ist dabei, sich selbst aufzugeben; Dagny zögert, sie würde nach einem Halt greifen, aber … vielleicht, dass Georg bald zurückkommt, sie würden über die gleiche oder eine verwandte Arbeitsstelle in Verbindung miteinander stehen, trotzdem wird der Freund in der Welt der schattenhaften Figuren, die sie jetzt umgeben, nur ein neuer Hinzukömmling sein. Sie hat sich aufgegeben, weil auch der Freund dabei ist, sich aufzugeben – das ist ein schlechter

Rückhalt. Musste das sein? Gewiss nicht; es steckte auch ein Gutteil Trotz darin.

Die Verzauberung, in der sie die erste Zeit ihres Wartens hingebracht hatte, war aus dem Glücksgefühl geflossen, von dem Sich-Treiben-Lassen gelöst zu sein. Sie hatte nicht verstanden, dieses Gefühl zu einer inneren Festigung umzusetzen, ohne weitere Anleitung war das Fundament zu schwach.

Was jetzt noch folgt, ist nur der natürliche Ablauf. Sie hat den Fragebogen über ihre bisherige Beschäftigung ausgefüllt. Es erscheint ein Herr im Spitzbart, Gelehrtentyp aus der Vorkriegszeit, der ein paar Fragen an sie richtet und sogleich ihre Unentschlossenheit bemerkt und daher auch sogleich die Taktik ändert. Dagny hat einige Bedenken vorgebracht – Schuhe werden sich beschaffen lassen, ebenso der Mantel und wahrscheinlich auch warme Unterwäsche. Ja – es ist schon sehr kalt in den Bergen, etwa 1500 Meter hoch, aber es ist Holz genug vorhanden, es wird geheizt. Als er vor einigen Wochen weggefahren wäre, ist der Schnee noch nicht liegengeblieben, aber jetzt wird schon eine Decke sein von zwei bis drei Metern. Skilaufen? Natürlich, er selbst und auch seine Frau sind begeisterte Skiläufer. Dagny entschließt sich, als ihr auch noch zugesagt wird, ein Zimmer für sie allein freizumachen.

Die Dienststelle ist ein ehemaliges Kloster, das Hauptgebäude ein mittelalterlicher Bau von gewaltigem Ausmaß. Aus der Verpachtung des zum Kloster gehörenden landwirtschaftlichen Besitzes hatten die Mönche die Kosten für die Instandhaltung der Gebäude, der Aufrechterhaltung einer weltberühmten Bibliothek gedeckt, nach Ansicht des Regimes eine Misswirtschaft, Kloster und Besitz waren beschlagnahmt worden, die kostbare Bibliothek irgendwo anders untergebracht, wahrscheinlich aufgeteilt. Dafür dienten die Säle jetzt der Aufbewahrung zahlreicher Archive von Forschungsinstituten parteiamtlichen Charakters, die hier untergebracht werden, hauptsächlich statistischen Inhalts über die rassenmäßige, biologische und soziale Zusammensetzung der europäischen und außereuropäischen Völker; eine Weltkartei sollte nach Beendigung des Krieges aufgebaut werden.

Daneben ist aller verfügbarer Raum vollgestellt mit Kisten, die wertvolle Gemälde und Kunstgegenstände aus den besetzten Gebieten enthalten, aber auch Teppiche und Spitzen, Instrumente und kurz alles, was man für wertvoll genug gefunden hat, aus den Museen wegzuschleppen, schließlich auch, was davon in den Privatbesitz prominenter Persönlichkeiten übergegangen war. Es gab eine eigene Transportabteilung und eine eigene Lagerhaltung, mit Dutzenden von Mitarbeitern, ein größeres SS-Bewachungskommando und viele Gefangene, Franzosen und Rotspanier, die für die gröberen Arbeiten eingesetzt sind.

Der ganze Betrieb stand unter der Leitung eines Brigadeführers, jenes Herrn im Spitzbart, der in der Dienststelle nur mit »Doktor« angeredet zu werden wünschte. An der Spitze der Archivabteilung steht die Frau des Chefs. Zur Registrierung der Materialien war ein Sekretariat eingerichtet, das nunmehr in Tätigkeit treten sollte. Für die Arbeit in diesem Sekretariat war Dagny mit noch einigen anderen bestimmt. Es würde zu weit führen, der beinahe unvorstellbaren Phantastik dieses Unternehmens, das vorerst noch in der Planung stecken geblieben war, nachzugehen – so fanden sich, um nur ein Beispiel zu nennen, einige Tausend Blatt Protokolle und Memoranden eines Instituts zur Gründung einer Welteinheitsreligion, ebenso einige Kisten mit rund zwei Millionen ausgefüllter Fragebogen, die in den Ostländern aufgenommen waren von Menschen aus der besetzten, der unbesetzten oder wieder geräumten Zone.

Die Frau des Chefs, eine akademisch geschulte Archivarin, war von Beginn an Dagny sehr freundlich entgegengekommen, und da sie sich gern dozieren hörte, immer bereit, ihrem Personal einen Überblick über die Gesamtaufgabe zu vermitteln. »Natürlich ist das Russland-Institut nur ein Anfang. Für jedes einzelne Land sind ähnliche Institute im Entstehen. Mein Mann hat in dieser Hinsicht vieles durchgesetzt. Ich sehe, dass Sie für solche Dinge eine gewisse Begabung mitbringen, oder täusche ich mich?« Dagny kam aus der Verwunderung nicht heraus; hier wurde anscheinend ganze Arbeit gemacht. Allerdings waren nicht alle Versprechungen des Doktors in Erfüllung gegangen, aber es wimmelte ja auch vorerst alles durcheinander wie in einem Ameisenhaufen. Wenn sie schon sowieso die letzten Monate bis zum Ende irgendwo unterkriechen muss, so wird sie hier oben ganz gut auskommen, hatte sie dem Bekannten des Vaters geschrieben.

In der Privatwohnung des Chefs hatte die Frau, eine leidenschaftliche Büchersammlerin, eine Blütenlese der verbotenen und verpönten Literatur untergebracht, eine beinahe vollständige Sammlung aller Schriften gegen das Regime, die zu beschaffen ein eigener Einsatzstab vorhanden war – alles stand wohlgeordnet nach Gruppen und in Themen unterteilt auf den Bücherborden; Dagny arbeitet auch hier mit an der Vervollkommnung der Bestandsaufnahme. Als Dagny obendrein noch die Erlaubnis bekommen hatte, sich beliebig in den Büchern umzusehen und die Wohnung wohlig warm geheizt war, grenzte der Zustand schon an Begeisterung. Die Frau nahm das für eine persönliche Huldigung und blieb Dagny sehr gewogen. Oft fragte sich Dagny, ob das Ganze nicht nur ein wilder Spuk oder eine der vielen Tarnungen der Untergrundbewegung war. »Für Deutschland kommt es jetzt darauf an«, hatte ihr die Frau erklärt, »eine Generation aufzuholen. Die Macht des Unterworfenen ist nicht zu unterschätzen, sie ist stabiler und im Grunde unangreifbarer als diejenige des Siegers. Denken Sie an das jüdische Volk. Erst unterworfen hat es das Christentum geboren, durch das dann das römische Imperium zur Auflösung gebracht worden ist. Man denkt in unserem Führerkorps an etwas Ähnliches. Die meisten von uns sind überzeugt, dass nach den ersten Jahren des Übergangs nicht nur das Volk, sondern auch die Sieger auf unsere Organisation wieder zurückgreifen werden. Mein Mann ist dagegen Optimist. Er glaubt, dass wir noch vor dem endgültigen Zusammenbruch dem Sieger werden dienen können. Das ist Ihnen neu, nicht wahr? Ich sehe es Ihnen an. Es ist einfach unsere Pflicht, nicht in der allgemeinen Propaganda stecken zu bleiben.« Dagny schwirrt der Kopf. Aber sie hütet sich mitzureden, obwohl es sie dazu drängt.

»Neulich hatten wir hier einen Überfall von der roten SS – ja, ja. Sie staunen, das gibt's bei uns auch. Das sind meist Deserteure oder sonstwie Unzufriedene, denen die Entwicklung zu langsam geht. Es war eine gut organisierte Bande, vermischt mit Partisanen aus dem Slowenischen. Mein Mann hat sich fabelhaft benommen. Es ist überhaupt kein Schuss gefallen. Wir haben ja mit dem Gut drüben, auf das es abgesehen war, nichts zu tun. Der Obersturmführer, dem das Gut untersteht, sitzt mit seinen Leuten im Dorf, die zwei Mann Pferdewache, die er hier oben hat, zählen doch kaum. Infolgedessen hat mein Mann das Vieh ohne weiteres herausgegeben. Aber sagen Sie selbst: Sollen unsere Wachmannschaften schießen und sich auf einen Kampf einlassen, bei dem unser ganzes Ansehen bei der Zivilbevölkerung auf dem Spiel steht? Mein Mann ist mit seiner Ansicht auch bei der Obersten Führung durchgedrungen, sodass wir jetzt mit dem Gut drüben auf gespanntem Fuße stehen, wir müssen uns unsere Verpflegung anderwärts besorgen. Außerdem ist es vielleicht von Nutzen, sich bei den Roten durch diplomatisches Vorgehen ein wenig Rückendeckung geschaffen zu haben.«

Aber jetzt genug davon. Es liegt so viel Abenteuer darin, in der Grausamkeit dieser Gegenwart über so ernste Dinge, an denen die anderen zerbrechen, einfach und leicht hinwegzuschweben. Es sind immerhin gewisse beunruhigende Vorzeichen vorhanden, die Leber hat wieder die ersten Merkmale einer Störung gemeldet. Dagny war sogleich zum Arzt gegangen. Ein ziemlich netter Mann, hat Dagny in dem schon erwähnten Brief von ihm geschrieben, für die Betreuung der Dienststellen vom Fronteinsatz freigemacht und daher sehr entgegenkommend, aber er achtet das Gutachten der Greifswalder Klinik gering, er hat wieder mit Injektionen angefangen. Sie verschweigt, dass sie, verführt von der Fülle des Gebotenen, ihrerseits auch wieder angefangen hat zu rauchen. Auch zu Trinkereien wird bald Gelegenheit sein. Es werden Gäste aus den verschiedenen Instituten erwartet und es soll eine Art Kongress abgehalten werden. Sie hat schon jetzt mit der Vorbereitung viel Arbeit, sie kann ihr Dispositionstalent beweisen. Darüber wird auch der Rest ihrer guten Vorsätze verschwinden, Wien liegt weit, von Georg obendrein noch keine Zeile.

Es fehlt nicht an Möglichkeiten, zur Besinnung zu kommen. Sie ist schon nach Ablauf der ersten Woche im Dorf einquartiert worden, und sie bekommt auch einen eigenen Raum, den sie herrichtet und ausstattet mit Tisch und Sesseln und einem Läufer, die sie leihweise aus dem Speicher des Klosters entnehmen darf. Das Haus bewohnt die Frau eines höheren Parteibeamten, die dieser hier abgesetzt hat, und die der Form wegen auch im Archiv mitarbeitet, aber meist zu Hause bleibt. Die Frau ist sehr froh, die Abende jemanden zu haben, mit dem sie sich unterhalten kann. Sie hat zwei Jungens im Alter von vierzehn und sechzehn Jahren, die stolz darauf sind, bereits in den Reihen der Wehrmacht als Flakhelfer und bei der Nachrichtentruppe zu dienen. »Es reißt mir an den Nerven. Ich konnte die ständigen Reden nicht mehr mit anhören. Sie werden sich allein und ohne mich besser fortbringen können.« Um den Mann ist sie allerdings sehr besorgt. »Es geht ihm ziemlich nahe, dass dieser unser Krieg so enden muss, denn es war doch wirklich unser Krieg, nicht wahr? Die ganze Zeit über ist es uns recht gut gegangen. Wir haben eine sehr schöne Wohnung in München und ein nettes Landhaus in den Bergen, gar nicht so weit von der Führerburg, in der Nähe wohnen nur Kollegen und Amtskameraden meines Mannes. Nur haben wir das eine verpasst, uns ein kleines Gut zu kaufen. Wir hätten das so leicht durchführen können, und es ist doch eine größere Sicherheit, denn so an die zweihundert bis dreihundert Morgen –, das genügt schon und die nimmt uns niemand weg. Jetzt tut es meinem Mann sehr leid, aber die Männer sind ja meist so beschäftigt, dass sie ernstlich an unsere Zukunft nicht denken. Wir müssen nun in manchem nachgeben und stillhalten. Denken Sie, hier hat jemand bei offenem Fenster das englische Radio gehört, sodass ich Wort für Wort mithören konnte. Es wird wohl einer der Unsrigen gewesen sein, der den Erlaubnisschein hat, aber wo wäre das früher möglich gewesen …«

Dagny hat sich dem Plauderton dieser Frau bereits weitgehend angepasst. Sie hat nicht diese Sorgen, und ihr kann es gleich sein – sie findet, wie sie an den Bekannten schreibt, die Frau reizend, so natürlich und völlig ohne Vorurteil. Dagny sieht in dieser Gleichgültigkeit nicht die Gefahr, dass in diesen Wochen schon ein Fußbreit vom Wege ab den Absturz zur Folge haben kann. Sie ist stehen geblieben, sie ist umgekehrt, um sich von Neuem treiben zu lassen – vielleicht, Verzweiflung im Herzen. Es kann nicht meine Aufgabe sein, mich in die Erörterung der Schuldfrage einzulassen.

Den Doktor hat Dagny übrigens die ganze Zeit nicht zu Gesicht bekommen, anscheinend war er wieder verreist. Dagegen hat sie sich mit seinem jüngeren Bruder angefreundet, der schon verschiedentlich mit seinem Kommando in Ungarn gewesen ist und ihr von dort jetzt auch warme Unterwäsche, eine Decke und Zigaretten mitgebracht hatte. Nach seiner Darstellung würde Ungarn demnächst vollständig geräumt werden. Das Schicksal des Vaters fällt ihr dabei ein, das Unwirkliche ihrer Lage kommt ihr stärker ins Bewusstsein.

Eines Tages nimmt sie der junge Mann beiseite und fragt sie in teilnehmendem Ton nach den Differenzen, unter denen sie aus ihrer früheren Arbeitsstätte ausgeschieden ist. Es waren keine Differenzen, sagt sie; aber sie weiß sofort Bescheid. Der junge Mann, im Range eines Untersturmführers, stellt sich nichtwissend – der Bruder ist von einer Dienstreise zurückgekommen; aus dem Skiausflug, der für den nächsten Sonntag geplant war, kann nichts werden.

»Liegt denn etwas vor?«

»Es scheint fast so – eine Anzeige übers Arbeitsamt.«

»Das sollte doch geregelt werden –« Der Doktor hatte es übernommen, fällt ihr ein.

»Das wird wohl geschehen sein«, auch junge Leute, soeben noch freundlich und zuvorkommend, haben gelernt einen Befehlston zu finden, der alle weiteren Fragen abschneidet.

In der Privatbibliothek hat der Doktor, sanfter Gelehrtentyp, eine erregte Auseinandersetzung mit seiner Frau.

»Das Mädchen muss aus dem Haus und zwar am besten sofort, ehe ich mir noch größere Schwierigkeiten auf den Hals ziehe.«

»Ich weiß nicht, ob das richtig ist«, erwidert die Frau. »Außerdem brauchen wir sie jetzt doch.«

»Darauf kommt es nicht an. Ich verstehe nicht, wie du mir nach alledem noch widersprechen kannst.«

»Zum Mindesten hat sie dir bisher nicht geschadet.«

»So, meinst du? Ich habe mich selten in einer peinlicheren Situation befunden. Als ich die Akten durchgeblättert hatte, bin ich geradezu sprachlos gewesen. Das muss mir passieren –! Du hättest das auch schon früher merken müssen …«

»Was denn? Ein harmloses, etwas verwaschenes und haltloses Wesen. Und ihre Arbeit macht sie doch sehr gut.«

»So – dass ich das von dir hören muss! Vor zehn Jahren hätte ich eine solche Antwort nicht aufkommen lassen dürfen.« Er wirft ein Bündel Briefe auf den Tisch, die ihm die Postleitstelle gesammelt hat.

»Sieh dir das an, da schreibt ein Mann, anscheinend Verlobter oder so etwas, wegen der Heiratspapiere, und hier sogar, dass er einen Urlaub erwirkt und sich nach hier versetzen lassen will, sie hier aufsuchen kommt – glücklicherweise ist der Mann in einem Kurs, und ich kann sofort die Sache stoppen, ich kenne dort den Leiter; so rasch wird der keinen Urlaub bekommen und auch keinen mehr beantragen –!« Er strafft sich. »Und hier schreibt so ein Dunkelmann aus Wien, dass sie besser auf sich aufpassen soll. Was heißt das – in einer Untersuchung bekommt so etwas ein besonderes Gewicht. Verstehst du das noch immer nicht?«

»Nein, das scheint mir doch die Vorsicht zu weit getrieben.«

»Wenn ich dir aber sage, dass die Person bisher auf raffinierte Weise verstanden hat, sich der Beobachtung durch die Staatspolizei zu entziehen, dass die Person schon seit Langem vors Volksgericht gehört, aber aus irgendeinem taktischen Grund bisher laufen gelassen worden ist? Und wenn ihre frühere Arbeitsstelle über das Arbeitsamt obendrein eine Fahndungsaktion eingeleitet hat, denn schließlich trifft diese Leute zuerst die Verantwortung, wenn es ihr gelingt, irgendwo unterzutauchen und zwar noch ausgerechnet bei mir? – Eine tolle Schweinerei!«

»So schlimm wird es wohl nicht sein.«

»Schweige jetzt! Du verstehst nichts davon.«

»Ich weiß – Und wo willst du sie denn hinschicken?«

»Das meine ich ja, das ist eben der kritische Punkt. Ich will mir doch die Untersuchung nicht auch noch nach hier auf den Hals ziehen.«

»Das tust du, wenn du sie jetzt der Gestapo übergibst. Und soviel ich verstehe, laufen lassen kannst du sie doch ohne Weiteres auch nicht.«

»Eine tolle Schweinerei.« Aber der Doktor ist schon ruhiger; endlich kommt die Frau auf Touren.

Nach einigem Hin und Her wird beschlossen, die weitere Entwicklung an sich herankommen zu lassen, sich mit den einzelnen Stellen in Verbindung zu setzen, sodass der Eindruck erweckt werden kann als Plus für die Dienststelle, die Gesuchte hier aufgefunden zu haben. Dagny soll zunächst noch in der Transportabteilung im großen Refektorium beschäftigt werden, dort sind ein halbes Dutzend arbeitsverpflichtete Mädchen aus der Umgebung untergebracht, dort kann sie am wenigsten schaden. Als der Doktor noch hört, dass sie den hiesigen Arzt konsultiert, nimmt er sich vor, auch mit diesem zu sprechen. Die Frau kann es sich nicht versagen, abschließend zu äußern:

»Vielleicht liegt doch ein Missverständnis vor. Ich habe eigentlich nicht den Eindruck gewonnen einer besonderen staatsfeindlichen Gesinnung, und es würde mir leidtun …«

Der Mann unterbricht schroff. »Was geht das uns an! Die Person gehört nach Ansicht der maßgebenden Stellen ins KZ. Oder meinst du, ich soll mich vielleicht dafür einsperren lassen, denn das ist unbedingt die Folge, wenn ich noch weiter in dem Fall herumrühre.«

Die Frau lächelt. »Rege dich nicht auf. Du weißt, dass dir das Pathetische nicht liegt. Ich meinte nur so…«

»Na also.« Die Frauen verstehen, zum Schluss immer noch einen Schnörkel anzubringen.

»Willst du mit ihr reden.«

»Ich denke nicht daran. Der Bruder soll sie einweisen. Es ist sowieso seine Abteilung.«

»Mir tut das Mädchen offen gestanden leid.«

»Nein, ich selbst tue mir leid –« Damit ist diese Unterhaltung beendet.

So geschieht es. Dagny wird in das Refektorium versetzt. In dem großen Saal steht in der Mitte ein eiserner Ofen, der nur für den engeren Umkreis Wärme spendet. Um den Ofen herum sind die Arbeitstische gestellt, Dagny als die Zuletztgekommene natürlich am weitesten ab. Die Wachmannschaften lungern in dem Saal herum und treiben die Rotspanier je nach Laune zur Arbeit an. Es herrscht ein unglaublich rauer und rüder Ton, die Mädchen haben sich dem allgemeinen Ton bereits gut angepasst. Dagny wird behandelt wie Luft. Es ist viel, wenn sie auf eine geschäftliche Frage überhaupt eine Antwort erhält. Abends legt sie sich mit Gallenschmerzen ins Bett. Die Nachbarin, die sich zur gewohnten Plauderstunde eingefunden hat, weist sie aus dem Zimmer; sie hört hinter der Tür Bemerkungen wie Unverschämtheit, Arroganz und so weiter.

Schluss damit! Der Doktor kommt und verabfolgt ein Schlafmittel. Morgen, denkt Dagny, wenn er wieder kommen sollte, wird sie ihn auch hinausjagen.

Es vergehen einige Tage. Eine merkwürdige Veränderung war in ihr vorgegangen, eine tiefe Apathie hatte von ihr Besitz ergriffen. Irgendwo lauert bereits der Schlag, der jetzt kommen musste – er soll nur kommen, recht bald. Sie hat alles falsch gemacht, alle Ermahnungen in den Wind geschlagen, alle Vorsätze aufgegeben, ohne auch nur den Versuch gemacht zu haben, darum zu kämpfen. Das schreibt sie auf einer offenen Postkarte jenem Bekannten, der ihr anfangs so väterlich zugeredet hat und jetzt nichts mehr von sich hören lässt; er wird sich verärgert zurückgezogen haben. Sie schreibt diese Karte auf einem Ausflug des Wachkommandos, zu dem sie überraschenderweise aufgefordert worden ist, und zwar von einem jungen Mann, der gleichfalls ein wenig fremd unter den anderen erscheint; er hat auch unter dem Spott seiner Kameraden zu leiden. Dagny selbst hat sich schon an die Grobheit ihrer Kolleginnen gewöhnt.

Der Ausflug nach der nächstgelegenen Skihütte scheint sogar ganz harmonisch zu verlaufen – auf der Abfahrt kehrt die Gesellschaft im Nachbardorf beim Ortsbauernführer ein. Der junge, kräftige Mann, der sich bei den Behörden und Dienststellen durchzuhalten verstanden hat, verschlagen, rücksichtslos, mit allen Wassern gewaschen, macht sich einen Spaß daraus, seine Gäste unter Alkohol zu setzen. Die Stimmung wird bald sehr aufgekratzt, es wird getanzt, es gibt reichlich zu essen und immer mehr selbst gebrannten Kirsch. Dagny löst sich die Zunge. Sie ist frei von Rücksichten und Hemmungen, den anderen macht das großen Spaß. Sie zieht keine größere Bilanz, sie sagt nur, was ist, nämlich eine viehische Gemeinheit, hier herumzusitzen und es sich gut gehen zu lassen. Das ist der Ton, den alle verstehen, und der sie der Gesellschaft näherbringt, der Ortsbauernführer ist geradezu begeistert, die Gesellschaft muss versprechen, ihn noch öfter zu besuchen.

Aber wie Dagny wieder auf die Straße hinauskommt, versagen die Beine den Dienst, zum Trinken gehört Gewohnheit. Der Bauer muss anspannen und sie im Wagen nach Hause fahren. Es ist durchaus nicht einfach, die inzwischen völlig steif Gewordene bis ans Bett zu bringen; peinliches Aufsehen.

Am anderen Tage ist es für Dagny schwer, sich wieder zurechtzufinden. Der Alkohol ist verflogen, aber ein unerträglicher seelischer Katzenjammer zurückgeblieben. Der Tag dämmert vorbei, Schmerzen stellen sich ein, sie ist unfähig, sich zu bewegen. Abends kommt der Arzt und fährt sie grob an und geht wieder. Sie hört den ganzen Tag über die abfälligen Bemerkungen der Nachbarin hinter der Tür.

Nunmehr ist es so weit. Der Weg ist zu Ende. Es wäre zu

viel gesagt, sie quält sich im Bedauern über sich selbst. Sie hat überhaupt keine klare Vorstellung. Sie nimmt ohne sonderliche Erregung ein Messer und versucht sich die Pulsadern aufzuschneiden. Das Blut spritzt nach oben. Sie beginnt zu schreien. Sie weint laut auf und schreit. Die Nachbarin alarmiert die Nachbarschaft.

Wieder kommt der Arzt. Sie hört nicht, sie antwortet nicht, sie sieht nichts. Der Widerstand ist aufgegeben, der Rückfall in die frühere Krankheit hat begonnen. Jetzt erst, fühlt sie, wäre es an der Zeit gewesen, sich umzubringen – dazu hat sie aber nicht mehr die Kraft.

Der Arzt hat eine lange Aussprache mit dem Dienststellenchef. Er schreibt jene Einweisung in die geschlossene Abteilung der Station VI des Allgemeinen Krankenhauses in Wien, von der eingangs die Rede gewesen ist. Mit dem Hinweis auf Simulation und Arbeitsscheu und der Nachbemerkung, dass über den Verlauf der Beobachtung und im Falle einer Entlassungsmöglichkeit der Staatspolizeibehörde Bericht zu erstatten ist.

Was soll bewiesen werden?

Auf die Seitenwand der Zelle ist ein großes weißes Tuch projiziert. Jemand steht davor, mit dem Kohlestift in der Hand, und zieht Striche, von oben nach unten, von rechts nach links. Was wird da gezählt – die Erfolge oder die Misserfolge, die guten oder die schlechten Tage –, im Ausdruck der Gedanken und Handlungen, was hingestellt worden ist oder was fehlt? Die Mutter oder die Großmutter kann das nicht sein, auch der Vater nicht, denn der hat sich niemals darum gekümmert; es wird wohl eine Lehrerin sein, aber sie erinnert sich eigentlich nicht, dass das Bild einer Lehrerin aus der Schulzeit sich ihr besonders eingeprägt hätte – eher ist es die Frau dieses Wiener Kanzlisten, der sich bei Stalingrad verabschiedet hat. Merkwürdig, wie tief diese Frau sich in ihren Gedanken verwurzelt hat, von der sie eigentlich nichts weiß; sie kennt sie in Wahrheit kaum. Sie hat diese Frau, die doch erst gegen Ende und nur für einige Wochen ihren Weg begleitet hat, hingenommen – hingenommen, ohne weiter danach zu fragen, ob sie wirklich etwas Gemeinsames haben. Jetzt soll sie diejenige sein, die alles aufrechnet und zusammenzählt, die Schlussrechnung – ein grauer Zufall, ohne innere Anteilnahme, aus Höflichkeit, ohne Leidenschaft und ohne Liebe; darin spiegelt sich zugleich das Wesentliche ihres Lebens, das nirgendwo tief genug fundiert ist und auch ohne Nachwirkung bleibt.

Dabei ist sie dieser Frau, die es so gut mit ihr gemeint hat, eines Tages einfach davongelaufen. Das tut sie immer – es war keinerlei Anlass gegeben, noch ist irgendein Gegensatz aufgekommen, vor dem sie hätte davonlaufen müssen. Es hat sie niemand aufgehalten, niemand sie bedrängt, niemand etwas gefordert. Die Zeit war nur reif geworden, bei sich selbst Einkehr zu halten und sich selbst anzuschauen, nur so im Vorübergehen – hatte das nicht die Frau gemeint?

Sie hatte das Vertrauen gestört – sicher, sie hat der Frau nicht mehr die Wahrheit gesagt, eigentlich ohne jeden Grund, sie hat geschwiegen oder gelogen, sie hat sich immer feindlicher und ablehnender gezeigt. Darum hat sie auch Georg nicht in die Wohnung gebracht, warum nur –? Um der Frau dadurch etwas Böses anzutun, dass sie das gegenseitige Vertrauen bricht? – Sicher hat das die Frau gemerkt, sie hätte sehr weit ausholen müssen, um die andere davon zu überzeugen, dass sie sich im Grunde genommen nur geschämt hat.

Und dann ist sie einfach eines Tages ganz weggeblieben. Das wird vielleicht mit dem Kohlestift allein nicht mehr aufzuzeichnen sein. Es liegt bereits jenseits der Leinwand, auf der das Gitterwerk ihres Lebens soeben aufgezeichnet wird. Auf der rechten Seite geraten die Striche schräg; wie Schattierungen. Es sind die Hoffnungen und die Vorsätze, die Widerstände und der Trotz. Wie wenig hat sie mit diesem Trotz ausrichten können – es wäre besser gewesen, wenn jemand durch ein gütiges Lächeln ihr solche Aufenthalte hätte beseitigen helfen, ein wenig mit abgestoßen hätte. Der Boden der Barke, die sich im Strudel der Stromschnelle dreht, scheuert sich leck. Denn diese Scheinehe von Georg, bei der die Partner übereinkommen, auf ihre äußeren Vorteile zu sehen, kann nicht ausschlaggebend gewesen sein, sich von einem Tage zum anderen völlig dem Zufall, das ist der Vernichtung zu überlassen. Diese Sucht zu zerstören ist nicht aus einer besonderen Bosheit hervorgegangen, es ist mehr eine Begleiterscheinung, gegen die sich zur Wehr zu setzen sie niemand gelehrt hat. Vielleicht ist sogar die Ehe schon geschieden, es würde ihr sogar nicht schwerfallen, sich zu erinnern, dass diese Ehe überhaupt ungültig ist. So fügen sich die Querstriche aneinander, so schrägt sich die rechte Seitenwand zu Schatten.

Das Böse, das sich wehrt, auch wenn es gestreichelt wird, sodass die Ecken entstehen im Gesamtbild des Charakters, die Wut, die Verzweiflung, die Reue und die Ohnmacht – kurz das Böse im Leben, das hat sie bei sich selbst nicht gesehen, sie hat es nur immer bei den anderen empfunden. Sie ist davor zurückgeschreckt, sie ist in panischem Schrecken davongelaufen und hat es dann schließlich hingenommen, als muss es so sein. An wen hätte sie sich auch wenden können, der sie schützt?

Und eigentlich – irgendwie ist das sogar beruhigend, war sie eben doch nicht richtig auf dieser Welt. Eine Linie, die in Wellenbewegungen auf und ab geht, eine Zeichnung, eine Perspektive – auf der gegenüberliegenden Wand wird das deutlich sichtbar; zum plastischen Hervortreten, zum Sichtbarwerden des Organismus haben die Ecken gefehlt.

Vorstellungen und Gedanken spinnen sich zu einem Netz, das sich allmählich vom Körperlichen löst. Die Gedanken werden freier und beginnen bereits ein Eigenleben zu führen, während das Leibliche noch in der Erdenschwere stöhnt. Wie war das doch – warum hat denn die Mutter die Sachen verkauft, sodass sie in der langen Zeit des Wartens sich so schlecht fühlen musste und dadurch so gehemmt war – hat die Mutter es nicht erwarten können, dass sie schon aus dem Leben gegangen ist?

Und das ist es, die Mutter hat vieles von dem, das ihr fehlt und das sie ängstlich für sich behütet, anstatt ihr etwas abzugeben, wenn sie es zum Leben braucht. Denn wie anders soll sie sich zurechtfinden als wenn nicht über die Mutter.

Dann dieser wütende Personalchef mit seinem Beinleiden, das ihn bisher verschont hat; sie ist doch mit ihm ganz gut gestanden. Bis dann bei ihm der Zorn ausgebrochen ist und er angefangen hat, sie zu verfolgen – obwohl sie ihm nichts getan hat, nicht mal böse kann sie auf ihn sein, denn er muss doch wohl eine Gefahr gesehen haben für sie und auch für ihn.

Mit den Männern hat sie nicht viel anfangen können. Ist es wahr, dass sich Mann und Frau zu einer Einheit ergänzen, und dass erst diese Einheit in der Welt etwas zählt? Es wird wohl so sein, denn sie hat doch einige von diesen Männern, die wie am laufenden Band an ihr vorübergezogen sind, halten wollen, um sie näher zu betrachten, vielleicht ist es das, wenn eine Einheit sich bilden soll. Welche Bindung das sein mag, das hat man ihr nicht gesagt, aus der Familie heraus hat sie es nicht kennengelernt. So ist es gekommen, dass sie mehr auf die komische Seite gesehen hat, die eigentlich jeder Mann irgendwie aufweist. Es entstehen daraus Verpflichtungen, denen sie sich nicht gewachsen gefühlt hat, von denen sie obendrein angenommen hat, dass sie für sie nur eine Belastung bedeuten, und dass man sie dazu nicht zwingen kann; der Mann ist schließlich trotzdem ein Wesen, das ihr fremd ist. Es scheint, dass bei allen ihren Bemühungen, einem Mann näher zu kommen, sie diesem mehr geschadet hat, als in die Lage gekommen ist, ihm zu helfen. Da war der Musiker, dem sie damals als Schauspielelevin nachgelaufen ist, als hätte das Leben ohne diesen Mann überhaupt jeden Sinn verloren, und der sie dann auf die Straße gesetzt hat, als sie wahrscheinlich angefangen hat, ihm lästig zu werden. Und dieser Freund aus Stockholm, der bei ihr irgendetwas gesucht haben mochte, was ihm selbst fehlte, sicherlich um zu dieser Einheit zu kommen – sie hat es gefühlt, aber nicht verstanden; so ist auch dieser Mann wieder in den Schatten zurückgetaucht und anscheinend zugrunde gegangen; die Bindung war nicht stark genug, um sie beide zu retten.

So muss es wohl sein. Die Mutter ist auf der gleichen Suche unterwegs gewesen und ist immer einsamer und starrer geworden, sodass sie mit ihr nie hat darüber sprechen können. Diese hat es eben verstanden, von vornherein jede Frage abzuschneiden. Denn wenn sie überhaupt jemals eine Bindung erlebt hat, so war es diese zum Vater – in den Fieberträumen der unerträglich gewordenen Schmerzen, als Vorstellungen und Begriffe durcheinandergeraten waren, hat sie nach ihrem Vater gerufen: Bleibe bei mir – Verlass mich nicht – Komme zu mir! War das der Halt, den sie ihr Leben lang gesucht und der ihr gefehlt hat? – Es muss ein Missverständnis gewesen sein; nichts ist eingetreten, keine Äußerung ist erfolgt, die Einheit ist nicht daraus erwachsen.

Das andere, was noch so ringsum gewesen sein mag, zählt nicht mehr. Auch das Körperlich-Gebundene zählt nicht mehr.

Die Vorstellungswelt, die alle die Eindrücke ihrer Lebensjahre in sich aufgenommen hat und jetzt erst zu verarbeiten beginnt, wird nicht davon beschwert. Hier wird mit anderen Maßstäben gemessen. Es werden die Ursprünge aller Bindungen sichtbar, die ihr im Leben nicht bewusst geworden sind. Sie greifen weit in die Vergangenheit der Generationsfolge, und sie gehen auch in das Zukünftige voraus. Über die vergangene Zeit hinweg folgt das Schlechte nach, während das Gute in die Zukunft wirkt, um mit dem, was nicht mehr lebt und schon abgestorben ist, weil es schlecht ist, zu einer Einheit zu gelangen, dem Ausgleich der menschlichen Wesenheit, in der Erfüllung der Lebensgesetze im Rahmen der Einzelpersönlichkeit, die dann berufen sein wird ... So viele Millionen, Lebewesen und Schatten sind unterwegs, ein wenig nur, eine Sekunde des Glücks, dazu beizutragen, diesen Ausgleich und die Einheit zu finden; aus der Vergangenheit für die Zukunft!

In dieser Aufrechnung ist nur die eine Größenordnung unbekannt, die Gegenwart. Die Vorstellungen ordnen sich bereits ein in jene große Spange von Vergangenem und

Zukünftigem, die alles Gegenwärtige zusammenschließt. Die Gegenwart ist dunkel, das Gegenwärtige der Umwelt ist schlecht gewesen. Das Licht leuchtet nur in dem Grade von Helligkeit, den die anderen wollen, zusammen mit dir oder auch ohne dich. Genauer gesagt ist sie mit der Gegenwart kaum in Verbindung gekommen, sie hat außerhalb dieses Kreises gelebt, zu leben versucht; denn man kann das tun, besonders wenn man an dem Widerstand zeitweilig Gefallen findet. Aber man darf sich nicht wundern, wenn zu irgendeiner Zeit, nämlich wenn die zur Verfügung stehende Kraft verbraucht worden ist, die Abrechnung vorgelegt wird; um diese Abrechnung kann sich niemand drücken. Ein solcher Mensch ist dann leicht geneigt zu jammern und um Hilfe zu rufen – dabei ihm selbst tut es nicht weh, es ist doch nur ein Vorübergehen, hinter dem Ende steht eine neue und bessere Gewissheit; ich will sagen, es tut den anderen weh!

Es scheint doch zu sein, dass der Einzelne, um vor der Gegenwart zu bestehen, sich als Teil einer größeren Einheit, von ihr abhängig und ihren Formen angepasst, erkennen muss; wenn der Einzelne dann zu sprechen beginnt, sprechen Tausende von Stimmen mit. Es ist notwendig, diese Harmonie nicht zu stören; es kann zu einer tödlichen Gefahr werden, in diesem Chor durch einen zu offenkundig falschen Ton aufzufallen. Einzelne Missklänge vermögen einen Chor nicht zu ändern, wohl aber der gute Wille jedes Einzelnen, die Harmonie wiederzugewinnen und zu vervollkommnen. Die Gemeinschaft lebt von der Lebensfähigkeit der Einzelnen, nicht umgekehrt. Das Gesetz dieser Harmonie trägt jeder Einzelne in sich, er muss es entwickeln und zur Geltung bringen. Versagt hier der Einzelne, so kann das Zerrbild einer Gemeinschaft entstehen, die ihrerseits wieder jedes Eigenleben ersticken muss, denn von dem einordnenden Prinzip lebt die Gemeinschaft überhaupt. Es ist der Lebensatem, der in der Veränderung seiner Intensität dem Wechsel der Jahreszeiten vergleichbar ist. Es ist die Intensität der Millionen, die mit dir zugleich im Leben der Gegenwart sind. Und ist diese Gemeinschaft nur eine scheinbare – nicht zuletzt durch dein eigenes Versäumnis und deine Schuld, so wird es an dir sein, sich dagegen zu wehren und deinen Lebenswillen zu einer wahren Gemeinschaft zur Geltung zu bringen.

Du wirst es erkennen, das Geborgensein, das zu suchen jeder Mensch zeit seines Lebens unterwegs ist, kannst du nur in einer Harmonie finden, die dich trägt, schützt und vervollkommnet, statt dich zu zerbrechen. Der Chor hat sich aufgelöst in eine Vielfalt von Klagelauten. Nicht jedem mag es gegeben sein, rechtzeitig diese Gefahr zu erkennen, die eines Tages ihn niederstampfen wird, nicht jeder kann sich rechtzeitig dagegen wehren und nicht jeder bringt die Kraft auf, ein Beispiel zu geben des Widerstandes und des Opfers. Doch schwingt auch in der leisesten Klage etwas von dieser unverlierbaren Lebensintensität mit. Der Vogel, der von dem Wanderflug zur Wärme zurückgeblieben ist und eines Tages in der kalten Nebeldämmerung des Frühmorgens erstarrt zu Boden fällt – mit einem letzten schwachen Zirpen –, steht trotzdem unserem Herzen nahe; wir messen nicht die eigene Schuld und ziehen durch die große Aufrechnung einen dicken Strich. Der letzte Klagelaut gehört bereits dem neuen Leben.

So hat sich dieses Jahr ohne Gnade vollendet, im Ablauf eines unerbittlichen Schicksals. Gewogen und für zu leicht befunden? Ich bestreite unseren Schicksalsdeutern das Recht, nach schweren oder leichteren Bedingungen zu messen, solange nicht der primitivste Maßstab zugrunde gelegt ist, derjenige der allgemeinen Menschlichkeit, der menschlichen Fehler und Schwächen dieser Gegenwart und unserer eigenen Unzulänglichkeit. Ich fürchte, es ist mir nicht gelungen, bei dem Leser Sympathie zu erwecken für ein Leben, das nach außen so ohne jeden Heroismus scheint. Darum gerade habe ich hier dieses aufgeschrieben. Viele sind am Leben geblieben, die das gleiche Schicksal tragen. Früher oder später wird dieser Bruch und diese Wunde aus Unentschiedenheit und Gleichgültigkeit sich öffnen und zu einer Krise führen, die, rechtzeitig erkannt, wieder geheilt werden kann, wenn der Rückhalt an alle, die guten Willens sind, nicht aufgegeben wird. Für diese Dagny wird es dann leichter sein, vor dem Urteil der Leser zu bestehen, denn sie hatte nicht diesen Halt, in sich nicht und noch weniger bei den anderen, die ihr nahe gestanden sind, und niemand hat sie an der Hand genommen und geführt, vielleicht ist das trotzdem nicht entscheidend.

Die Beurteilung der Menschen in dieser Zeit wird von anderen Voraussetzungen ausgehen müssen. Haben wir nicht schon ein wenig verlernt, das zum Ausdruck zu bringen, was wir von der Existenz hier auf Erden erwarten? Nur das kleine Glück für den Hausgebrauch? Sind nicht Wissenschaft und Technik daran gewesen, die Bedingungen unseres Daseins auf eine sicherere Grundlage zu stellen? Der Rückfall ist nicht seit gestern, und ich möchte behaupten, dass der Nazismus kein Zufall ist; er ist eine Begleiterscheinung und er ist nicht auf ein Volk oder Land beschränkt. Er macht offenbar, dass der Mensch noch in Angst und Schrecken befangen ist vor sich selbst. Die Jugend, die in den beiden Jahrzehnten zwischen den Kriegen aufgewachsen ist, sagt nicht mehr, was sie wirklich will, was sie erwartet, und wie sie gedenkt, sich das Dasein einzurichten; die alten Leute wissen es nicht. Dieser Verschlossenheit sind entwachsen viele Fehldeutungen, das überwuchernde Missvergnügen und die Unsicherheit. Viele Stimmen sind laut, aber sie bleiben in dem allgemeinen Durcheinander unverständlich. Fangen wir von vorn an, um den Verfall aufzuhalten.

Das Leben dieses Mädchens, das ich versucht habe aufzuzeichnen, ist ein doppeltes gewesen, eins nach innen und eins nach außen. Das Letzte ist belanglos, alltäglich und kaum der besonderen Erwähnung wert. Es dient nur dazu, auf jenes Innenleben hinzuweisen, dem wir nur zögernd folgen können, da es sich keinen sichtbaren Ausdruck schafft, es ist das Brandmal einer ganzen Generation. Wer vermag zu sagen, ob es so schwach gewesen ist, wie es erscheint? – Ohne Leidenschaften, ohne Selbsterziehung, ohne Einsicht, ohne Zutrauen und ohne Liebe – unter der Oberfläche der Erstarrung und der Gleichgültigkeit zur Umwelt poltert es dumpf wie ein fernes Gewitter; in Wirklichkeit wissen wir darüber nichts. Das ist nicht zuletzt auch unsere Schuld.

Wie geht das Leben zu Ende? Wir wissen es nicht. Ich vermute, dass die Sterbende sich anschickt, einen steilen Berg in die Höhe zu gehen und allmählich zu laufen gezwungen ist, bis sie durch die enge und immer enger werdende Toröffnung sich hindurchwindet, durchbricht – zum Licht oder in die Dunkelheit? Wir wissen es nicht.

Ja, ja – es geht noch ein kleines Stück weiter. Der Herr Professor ist in den frühen Abendstunden erschienen in Begleitung eines Herrn, der am nächsten Morgen das Krankenhaus einer Wehrmachtstelle übergeben wird. Über die weitere Verwendung ist noch keine Bestimmung herausgekommen. Dank der Säumigkeit des Fräulein Doktor ist Dagny die Letzte auf der Liste, die jetzt gestrichen wird.

Als der Professor sich über die Kranke beugt und den Arm hochheben will, liegt Dagny in tiefer Bewusstlosigkeit; die Dosis des Schlafmittels war reichlich bemessen. Er möchte sagen, wenn er Gelegenheit haben würde, den Fall zu dozieren, eigentlich für eine solche Injektion zu viel Aufwand an Zeit und Mühe für eine Kranke, die schon im Sterben liegt. Aber für solche weitergreifenden Erörterungen, die ja nur das Prinzipielle betonen sollen, ist hier nicht der Platz. Eile ist geboten. Es ist geschehen.

Das Fräulein Doktor steht etwas seitwärts an der Türöffnung, völlig unbeteiligt. Als die beiden Herren sich zum Gehen wenden, nickt der Professor zu ihr hin. »Ich sehe Sie ja noch.« Sie nickt. Sie weiß, es ist eine unverschämte Lüge, denn sie muss noch nach einer weiteren Viertelstunde Rundgang machen und die Scheine ausstellen. Dann erst ist ihre Arbeit hier erledigt. Der Professor ist dann längst über alle Berge.

Die beiden Herren gehen schweigend den langen Korridor der Station entlang. Die Situation ist für eine Unterhaltung nicht einladend. Die leeren Säle fangen jeden Ton und blasen ihn förmlich auf. Selbst das Geräusch der Schritte stört.

In dem dunklen Vorraum zur Kanzlei, der nur durch eine Türspalte etwas Licht erhält, stehen ein paar Männer herum, daneben ein alter Mann in Uniform. Es sind Gefangene mit ihrer Bewachung, die schon für den Transport der Abgänge beordert sind. Der Beamte muss jetzt auf die Scheine warten.

Der Frühling lässt auf sich warten. Ein eisiger Wind vom Semmering herunter hat die frühen Blüten wieder geschlossen.

Der Herr Professor verabschiedet sich.

»Haben wir draußen etwas Licht?«

»Wir können in der Toröffnung die rote Lampe einschalten.«

»Bittschön – würden Sie so liebenswürdig sein …«

»Es ist recht kalt geworden.«

»Wie immer um diese Zeit – also dann … Servus.«

»Gute Nacht.«